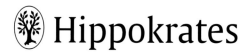

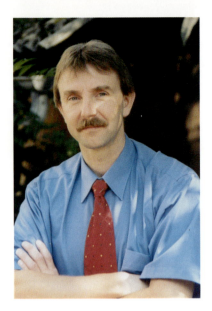

Bernhard Reichert

1979–1981	Berufsausbildung zum Masseur und med. Bademeister
Seit 1988	Referent in der Fort- und Weiterbildung vorwiegend innerhalb der VPT Akademie in Fellbach mit Schwerpunkten der Anatomie und Manuellen Therapie, Referent bei Kongressen und Tagungen, seit Dezember 1999 anerkannter Fachlehrer für Manuelle Therapie (IKK-Bundesverband)
1984–1995	Selbständige Tätigkeit in eigener Praxis für physikalische Therapie
1994–1995	Verkürzte Ausbildung zum Physiotherapeuten
Seit 1994	Lehrkraft an der Physiotherapeutenschule und Fachlicher Leiter der Massageschule der VPT Akademie in Fellbach Lehrtätigkeit insbesondere in Manuelle Therapie, Funktionelle Anatomie und Klassische Massagetherapie
1996–1997	Ausbildung zum Bildungsmanager in der Aus- und Weiterbildung an der Führungsakademie der Fa. orgakom in Waldbronn

Anatomie in vivo

Palpieren & verstehen

Bernhard Reichert

377 Abbildungen

Hippokrates Verlag · Stuttgart

Bibliografische Information Der Deutschen Bibliothek
Die Deutsche Bibliothek verzeichnet diese Publikation in der
Deutschen Nationalbibliographie; detaillierte bibliografische Daten
sind im Internet über http://dnb.ddb.de abrufbar

Anschrift des Verfassers:
Bernhard Reichert
Stiegelstr. 6
71701 Schwieberdingen

Wichtiger Hinweis: Wie jede Wissenschaft ist die Medizin ständigen Entwicklungen unterworfen. Forschung und klinische Erfahrung erweitern unsere Erkenntnisse, insbesondere was Behandlung und medikamentöse Therapie anbelangt. Soweit in diesem Werk eine Dosierung oder eine Applikation erwähnt wird, darf der Leser zwar darauf vertrauen, dass Autoren, Herausgeber und Verlag große Sorgfalt darauf verwandt haben, dass diese Angabe genau **dem Wissensstand bei Fertigstellung des Werkes** entspricht.

Für Angaben über Applikationsformen kann vom Verlag jedoch keine Gewähr übernommen werden. **Jeder Benutzer ist angehalten,** durch sorgfältige Prüfung der Beipackzettel der verwendeten Präparate und gegebenenfalls nach Konsultation eines Spezialisten festzustellen, ob die dort gegebene Empfehlung für Dosierungen oder die Beachtung von Kontraindikationen gegenüber der Angabe in diesem Buch abweicht. Eine solche Prüfung ist besonders wichtig bei selten verwendeten Präparaten oder solchen, die neu auf den Markt gebracht worden sind. **Jede Dosierung oder Applikation erfolgt auf eigene Gefahr des Benutzers.** Autoren und Verlag appellieren an jeden Benutzer, ihm etwa auffallende Ungenauigkeiten dem Verlag mitzuteilen.

© 2003 Hippokrates Verlag in
MVS Medizinverlage Stuttgart GmbH & Co. KG

Unsere Homepage: http://www.hippokrates.de

Printed in Germany 2003

Zeichnungen: Enbé-Design, Stuttgart
Umschlaggestaltung: Thieme Verlagsgruppe
Satz: Fotosatz Sauter GmbH, Donzdorf
Druck: Rondo Druck, Ebersbach

ISBN 3-8304-5231-4   1 2 3 4 5 6

Inhaltsverzeichnis

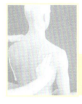

Schulterregion

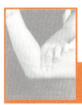

Ellenbogenregion

Hand

Hüft- und Leistenregion

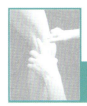

Kniegelenk

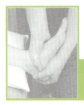

Fuß

Geleitwort

Anatomie (Lehre vom Bau der Körperteile, Kunst des Zergliederns) ist die Basis der Medizin in Ausbildung und praktischer Ausübung für Diagnostik, konservative wie operative Behandlung. Anatomie ist auch Medizingeschichte wie Kunst (Malerei, Plastik, Fotografie), sei es topografisch, funktionell oder pathologisch – so ist die Zahl der Skripten, Bücher und Atlanten Legion.

»Anatomie in vivo« unterscheidet sich von diesen jedoch grundsätzlich und ist eine wertvolle Ergänzung. Das Buch ist nach dem Prinzip »Wissen, Fühlen, Suchen und Therapieren« aufgebaut, dies bedeutet den Weg von der guten Kenntnis der funktionellen Anatomie zum erfolgreichen Therapeuten.

Die 6 wichtigen Extremitätenregionen werden jeweils systematisch mit allen wesentlichen Orientierungspunkten dargestellt, hinzu kommt die gezielte Palpationstechnik und ein abschließender Übungsteil. Die palpatorisch wichtigen Referenzpunkte wie Knochen (Kanten und Vorsprünge), prominente Bereiche von Muskulatur, Sehnen, Bändern, Nerven und Gefäße werden herausgehoben und hiervon diagnostische und therapeutische Möglichkeiten abgeleitet. Die gute Systematik, die fundierten allgemeinen wie ins Detail gehenden wichtigen Unter-

suchungsbefunde (z. B. Feststellen eines Maxi-/Midi-/Mini-Erguss am Kniegelenk) sowie die speziellen Tipps zeigen den Schriftzug des langjährig erfahrenen, anatomischen Lehrers und Prüfers ebenso wie den des fundierten praxisnahen wie bestens theoretisch weitergebildeten Physiotherapeuten.

Es ist eine Freude, in diesem übersichtlich gestalteten, bestens mit kolorierten Abbildungen versehenen Buch zu lesen und zu lernen. Dieses Buch ist nicht nur für den auszubildenden Physiotherapeuten, sowie den praktisch in der Massage, Sportphysiotherapie oder Krankengymnastik Tätigen, sondern auch für Manualmediziner und Schmerztherapeuten von großem Wert. Manuelle Medizin bedeutet engen anatomischen Kontakt zwischen Patient, Therapeut und Arzt in den unterschiedlichen Phasen von der Diagnostik bis zur Therapie.

Es ist mir ein Bedürfnis, diesem Buch – Anatomie auf neuen Wegen – großen Erfolg zu wünschen.

Professor Dr. med. habil. Dr. h.c. mult. K. Steinbrück
Chefarzt der Sportklinik Stuttgart
Ärztlicher Direktor der VPT-Akademie

Zum Buch

Zur Entstehung

Das vorliegende Buch ist das Ergebnis einer langjährigen Beschäftigung mit der Lehre der Anatomie sowie der praktischen Umsetzung in Befund und Therapie. Das geübte Anwenden einer gezielten Palpation ist der Schlüssel zu vielen lokalen Anwendungen, von der Physikalischen Therapie bis hin zur lokalen Injektion.

Aus der Erkenntnis, dass man Anatomie erst wirklich dann gut begreift, wenn man das theoretische Wissen durch das »Anfassen« der Struktur ergänzt, entwickelte sich der für mich zentrale Stellenwert der Anatomie in vivo.

Eine weitere Erkenntnis war, dass erfahrene Therapeuten und auch Ärzte selbst nach vielen Berufsjahren noch Mühe haben können, bestimmte anatomische Gebilde gezielt aufzusuchen. Die Tätigkeit in der beruflichen Fortbildung hat mir gezeigt, dass erst die lokale Orientierung die nötige Sicherheit bringt, spezifische manuelle Techniken anzuwenden.

Umso erfreulicher sind die Erfahrungen in der Vermittlung der Anatomie in vivo. Das Auffinden der gesuchten Strukturen, das Spüren unterschiedlicher Gewebswiderstände und das Erkennen von Details macht Schülern und Kursteilnehmern wirklich Spaß. Plötzlich werden Zusammenhänge klar und ein dreidimensionales Betrachten des Bewegungsapparates beginnt.

Sich Techniken der gezielten Palpation anzueignen, ist für Ärzte und Therapeuten nicht schwer, da anatomisches Hintergrundwissen und die manuellen Fertigkeiten vorhanden sind.

Wirklich wichtig sind nur wenige Fragen:
- Wo in etwa muss die gesuchte Struktur liegen?
- Welche Technik ist geeignet, um diese sicher aufzusuchen?
- Welche Kontur und Konsistenz kann man erwarten? Was ist normal und sind Varianten häufig?
- Welche Tricks kann man benutzen, um sich Sicherheit über die exakte Lokalisation zu verschaffen?

Anwendbarkeit der Anatomie in vivo

Anatomie in vivo hat unbestritten einen hohen Stellenwert. Die Umsetzung in Befund und Behandlung zeigt sich an mehreren Beispielen:

Im **Rahmen der Befunderhebung** versucht man, eine lädierte Struktur genau zu finden bzw. sie durch Druck oder quere Friktion auf Schmerzhaftigkeit zu prüfen (provokative Palpation). So genau Befunde auf eine betroffene Sehne oder einen Muskel etc. hinweisen, bleibt es häufig doch der lokalen Palpation vorbehalten, die nötige Sicherheit für das genaue Untersuchungsergebnis zu erbringen.

Bestimmte **manuelle Techniken** können nur dann ihre Wirkung entfalten, wenn sie sehr genau angewandt werden. Die Gelenkspieltests der Manuellen Therapie haben nur dann eine wertvolle Aussage, wenn sich die Bewegung der Gelenkpartner exakt an den anatomischen Gegebenheiten orientiert. In den meisten Fällen ist der Gelenkspalt die maßgebliche Größe. Somit entscheidet häufig das lokale Aufsuchen bestimmter Knochenpunkte und das Ertasten des Gelenkspaltverlaufes über die richtige Ausführung des Tests. Mobilisationen mit Manueller Therapie, die diese anatomischen Größen nicht berücksichtigen, bewirken entweder zu wenig oder schaden den Gelenkflächen.

Die Palpation **peripherer Nerven** hat ebenfalls ihren Stellenwert in der Anatomie in vivo. Ihre »palpatorische Existenz« ist allerdings häufig wenig bekannt. Dabei sind einige periphere Nerven des Armes und des Beines recht dicke Strukturen und an einigen Stellen sehr leicht zu finden.

Ein weiterer Transfer zur Therapie stellt die **Querfriktion nach Dr. Cyriax** dar. Hier handelt es sich um eine manuelle, rhythmische Querreibung von Weichteilstrukturen, die vor allem zur Schmerzlinderung eingesetzt wird.

Querfriktionen können zum einen zur Bestätigung eines Befundes provokativ eingesetzt werden, dienen aber auch der Therapie u.a. bei Tendopathien, Insertionstendopathien und Tendovaginitiden. Häufig sind die Grifftechniken zur Lokalisierung der Struktur im Rahmen der Anatomie in vivo und die therapeutisch eingesetzten Techniken identisch. Die Unterschiede bestehen in Dauer und Intensität.

Auswahl der Strukturen

Die Anatomie in vivo konzentriert sich daher in diesem Buch auf die wichtigsten Stellen des Bewegungsapparates, die Beschwerden an Arm oder Bein hervorrufen kön-

Übersicht

- Zur Entstehung
- Anwendbarkeit der Anatomie in vivo
- Auswahl der Strukturen
- Zielgruppe
- Was kann dieses Buch leisten?

nen. Dies sind häufig irritierte Gelenke, gereizte Sehnen, deren Insertionen und Sehnenscheiden. Weiterhin sind Muskelbäuche, Bursen und Ligamente das Ziel der bewussten Lokalisierung.

Die Auswahl stellt die wichtigsten und am häufigsten betroffenen Stellen dar, an denen Untersuchungs- und Behandlungstechniken in der täglichen Praxis angewendet werden.

Die Anleitungen orientieren sich an »normalen«, das heißt, an nicht pathologisch veränderten Strukturen des Bewegungsapparates. Um krankhafte Veränderungen erkennen zu können, muss man sich in der Palpation des Normalen gut auskennen.

Die Reihenfolge der Kapitel Schulter, Ellenbogen, Hand, Hüfte/Leiste, Knie, Fuß soll keine Wertung der Wichtigkeit eines Gelenkbereiches darstellen. Es wird mit der oberen Extremität rumpfnah begonnen.

Um den Lernenden nicht zu irritieren haben Autor und Verlag in diesem Werk die Schreibweise der Nomina anatomica auch in der eingedeutschten resp. Kurzform beibehalten. Ist – als Beispiel – der Processus coracoideus thematisiert, so wird im Folgenden vom »Coracoideus« berichtet. Das ist eben so gängig wie nach den Regeln des Medizin-Duden falsch; letzterer (und die Bearbeitungsregeln des Verlages!) verlangt: »Korakoideus«.

Zielgruppe

Dieses Buch richtet sich an diejenigen, die sich mit der Befundung und Behandlung von Störungen und Erkrankungen des Bewegungsapparates befassen.

So sollte es erfahrenen Schülern in der Ausbildung der physiotherapeutischen Berufe, Teilnehmern von verschiedenen Fortbildungskursen, interessierten Medizinstudenten und Ärzten sowie dem erfahrenen Therapeuten möglich sein, sich anhand dieses Buches am Bewegungsapparat orientieren zu können.

Was kann dieses Buch leisten?

- Auffrischen des topographischen und funktionellen Wissens,
- Trainieren der Palpationstechniken,
- Vermittlung der zu erwartenden Gewebswiderstände,
- palpatorische Differenzierung verschiedener Gewebetypen,
- Sicherheit im gezielten Auffinden wichtiger Strukturen,
- zur Erfahrung im Umgang mit der Anatomie am lebenden Körper beitragen.

Grundlagen

Warum ist Anatomie in vivo notwendig?

Das Bedürfnis, für Befund und Therapie wichtige anatomische Details am lebenden Körper aufzufinden, besteht schon seit Beginn der Berufsausbildung der Masseure bzw. Physiotherapeuten und im medizinischen Studium. Die Vermittlung der Kenntnisse über Lage, Aussehen und Funktion einer Struktur am Bewegungsapparat geschieht in Berufausbildung und Studium derjenigen, die in medizinischen Berufen tätig sein werden, überwiegend verbal, unterstützt mit zweidimensionalen Bildern.

Anatomie zu erlernen, wird durch die ungeheure Flut von Informationen für Auszubildende oder Studenten schnell zur trockenen und abstrakten Materie. Didaktisch geschickte Ausbildung schafft es, die funktionelle Bedeutung der jeweiligen Struktur innerhalb von Bewegungskomplexen oder eines komplizierten Bewegungsablaufs aufzuzeigen und mit einem großen Bildmaterial zumindest eine annähernd dreidimensionale Vorstellung jener Struktur zu erreichen.

Damit sind allerdings die üblichen Möglichkeiten in Material und Zeit innerhalb einer Ausbildung in den medizinischen Assistenzberufen ausgeschöpft.

Meistens fehlt das Wiedererkennen anatomischer Details an einem Präparat, beispielsweise während des Besuches eines pathologischen Institutes innerhalb der beruflichen Aus- bzw. Fortbildung. Der Transfer des theoretischen Wissens an den lebenden Körper gelingt ebenfalls selten. So wird Anatomie in vivo zum beiläufigen Geschehen in Ausbildung und Studium, zum Zufallsereignis in Befund und Behandlung am Patienten, zum Gegenstand eines mühevollen Eigenstudiums oder Inhalt teurer beruflicher Fortbildung.

Die Wahrscheinlichkeit, dass wichtige anatomische Details nicht aufgefunden werden können, ist daher sehr groß, die Fehlerquote in der lokalen Behandlung unweigerlich sehr hoch. Das allerdings können sich weder Mediziner noch Therapeuten wirklich leisten.

Wie wird Anatomie in vivo hier verstanden?

In diesem Buch geht es um klinisch relevante Strukturen des Bewegungsapparates sowie erreichbare Leitungsbahnen (Gefäße und periphere Nerven). Es geht um das systematische Umsetzen des topographisch-anatomischen Wissens in gezielte Palpation am lebenden Körper. Dem

Übersicht

- Warum ist Anatomie in vivo notwendig?
- Wie wird Anatomie in vivo hier verstanden?
- Wo findet Anatomie in vivo ihre Anwendung?
- Praxisbezug
- Voraussetzungen
- Die gezielte Palpation als Entwicklung
- Palpationstechniken und Widerstände
- Hilfestellungen für die Palpation

Therapeuten soll eine schlüssige Systematik an die Hand gegeben werden, um die relevanten Strukturen schnell und sicher aufzufinden. Diese »Werkzeugkiste« an Techniken beinhaltet nicht nur die eigentliche Palpation, sondern auch Hinweise darauf, was man bei der Suche erwarten kann und welche Schwierigkeiten sich entgegenstellen können.

Dabei geht es vor allem nicht um das Neuerfinden von Palpationstechniken, sondern um das Verdeutlichen der Systematik und die ausführliche Dokumentation der Techniken in Wort und Bild. Das umfangreiche Bildmaterial gibt Gelegenheit, die Ausführung der eigenen Technik zu kontrollieren. Die Beschreibungen haben den Anspruch, dass auch ein sehbehinderter Therapeut jede Struktur nach Vorlesen des Textes sicher lokalisieren kann.

Andere Autoren, die sich mit Anatomie in vivo beschäftigen, beziehen
- Oberflächentopographie (Einteilung des Körpers in verschiedene Regionen),
- anthropometrische Methoden (z.B. Längen- und Umfangmessungen) sowie die
- allgemeine bzw. lokale Inspektion von Körperregionen und Strukturen
mit ein.

Hier soll bewusst darauf verzichtet werden und der Begriff der Anatomie in vivo eingegrenzt als Palpationssystematik verstanden werden.

Wo findet Anatomie in vivo ihre Anwendung?

Die gezielte Palpation von Strukturen des Bewegungsapparates findet sich in drei wichtigen Bereichen wieder:
1. Teil des Untersuchungsganges eines Gelenkes oder Wirbelsäulenabschnittes,
2. Orientierung vor dem Einsatz spezieller Untersuchungs- und Behandlungstechniken (z.B. Gelenkspieltests, Gefäßpalpation).

3. Grundlage der lokalen Behandlung von Sehnen, Schleimbeuteln etc. (z.B. Elektrotherapie oder manuelle Querfriktionen),

Teil des Untersuchungsganges eines Gelenkes oder Wirbelsäulenabschnittes

Die etablierte Abfolge innerhalb einer Befundung von Gelenken oder der Wirbelsäule durch Masseure oder Physiotherapeuten hat routinemäßig folgende Abschnitte:

1. Allgemeine Inspektion
2. Anamnese – subjektive Beschwerden
3. Lokale Inspektion
4. Palpation auf Wärme und Schwellung vor der Funktionsprüfung
5. Funktionsprüfung – objektive Symptome (aktive, passive und resistive Bewegungen)
6. Palpation nach der Funktionsprüfung (Wärme, Schwellung, **Detailpalpation**)
7. Ggf. Zusatztests wie Muskelfunktionsprüfungen, Gelenkspieltests, Umfangsmessungen, Stabilitätstests, Extraprovokationstests, Differenzierungstests etc.

Eines der Ziele innerhalb des Untersuchungsganges ist es, bestehende Beschwerden des Patienten mit einem gezielten Test auszulösen, um die lädierte Struktur zu identifizieren. Die Genauigkeit der Tests und die Interpretation möglicher Testergebnisse sind heutzutage recht ausgefeilt. Dennoch gelingt es nicht immer, z.B. eine schmerzhafte Sehne aus einer Muskelsynergie herauszudifferenzieren.

Häufig sind die möglichen schmerzverursachenden Lokalisationen an einer Struktur binnen weniger Zentimeter verteilt. Sie können beispielsweise an der Insertion, an der Sehne bzw. am Muskel-Sehnen-Übergang desselben Muskels lokalisiert sein. In diesen Fällen hilft nur die provozierende Detailpalpation.

Orientierung vor dem Einsatz spezieller Untersuchungs- und Behandlungstechniken

Bestimmte Befund- und Behandlungstechniken erfordern eine vorangehende Orientierung an lokalen Strukturen. So benötigt man beispielsweise eine unterstützende Palpation vor dem Einsatz eines Gelenkspieltests am Gelenk zwischen Talus und Os naviculare. Die sichere Palpation lokalisiert hierbei den Gelenkspalt und gibt damit die Lage der Gelenkpartner und die Richtung für die untersuchende Gleitbewegung an. Gelenkspieltests innerhalb der Manuellen Therapie bekommen erst durch die orientierende Palpation die notwendige Sicherheit.

Grundlage der lokalen Behandlung von Sehnen, Schleimbeuteln etc.

Affektionen der Weichteile des Bewegungsapparates treten meist an räumlich sehr eng umschriebenen Stellen auf. Nur große Traumen oder Entzündungen nehmen einen großen Raum ein. In der Behandlung von Weichteilaffektionen durch Anwendungen der Physikalischen Therapie/Physiotherapie werden auch lokale, thermische, elektrotherapeutische oder mechanische Applikationen eingesetzt. In jedem Fall kann eine lokale Applikation dieser Therapeutika nur dann eine Wirkung entfalten, wenn sie auch die lädierte Struktur treffen.

Sicherheit vermittelt hier nur der routinierte, sichere Einsatz von Palpationstechniken für das Aufsuchen der entsprechenden Stelle.

Praxisbezug

Anatomie in vivo im Sinne der gezielten Palpation ist demnach eine wichtige Säule in der lokalen Untersuchung und Behandlung. Der Transfer zu therapeutischen Situationen wird innerhalb des Buches an verschiedenen Punkten deutlich:

- In der Einleitung zu jedem Kapitel wird auf die möglichen und häufigen Pathologien der jeweiligen Gelenkbereiche eingegangen.
- An mehreren Textstellen wird darauf hingewiesen, dass die Techniken der suchenden Palpation auch gleichzeitig den Techniken in der Therapie entsprechen.
- Jeder besprochene Gelenkbereich enthält abschließend Hinweise und Abbildungen zur manuellen Behandlung in dieser Region. Meistens handelt es sich um Techniken der Querfriktionen nach Cyriax oder manualtherapeutische Gelenkspieltests.

Voraussetzungen

»Was man nicht kennt, spürt man nicht.«

Dieser einfache Spruch zeigt den für die lokale Palpation notwendigen Hintergrund auf, die topographische und morphologische Anatomie. Es hat überhaupt keinen Wert, ein bestimmtes Tuberculum suchen zu wollen, wenn man keine konkrete Vorstellung über dessen Lage, die räumliche Beziehung zu seiner Umgebung und der Gestalt hat.

Genaues anatomisches Wissen über die klinisch relevanten Strukturen stets abrufen zu können, ist aber ein schwieriges Unterfangen. Sein Erwerb erfordert viel Zeit und Motivation in der Beschäftigung mit dieser sehr umfangreichen Materie.

Daher sollen der Besprechung eines jeden Gelenkbereiches zwei kleine theoretische Abschnitte vorausgehen:
- Die funktionelle Bedeutung des Gelenkbereiches und der einzelnen Anteile.
  Dies stimmt auf den zu besprechenden Gelenkbereich ein und weist auf den derzeitigen Kenntnisstand über das faszinierende Zusammenspiel der einzelnen Strukturen hin.
- Notwendige topographische Vorkenntnisse. Dies soll kein anatomisches Lehrbuch werden. Dennoch ist es sehr nützlich, wenn man sich vor der gezielten Suche einzelner Strukturen die topographischen Beziehungen nochmals vor Augen hält. Daher wird in Text und Abbildung auf die für die Palpation wichtigen Details hingewiesen.

Die gezielte Palpation als Entwicklung

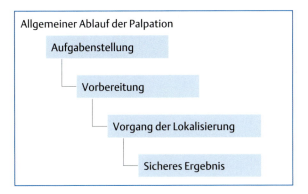

Allgemeiner Ablauf der Palpation

Aufgabenstellung

Vorbereitung

Vorgang der Lokalisierung

Sicheres Ergebnis

Aufgabenstellung

Die Aufgabe der gezielten Palpation detaillierter Strukturen ist aus bereits erwähnten Gründen die lokale Orientierung innerhalb der Untersuchung und Behandlung.

Vorbereitung

Die Vorbereitung beinhaltet das Einnehmen einer bestimmten Ausgangsstellung des Probanden bzw. Patienten und des Therapeuten. Sollte man sich der Anatomie in vivo noch ungeübt nähern, empfiehlt es sich, die beschriebenen Ausgangsstellungen unbedingt einzuhalten. Mit etwas mehr Erfahrung in der Lokalisierung der jeweiligen Strukturen sollten zur Übung andere, schwierigere Ausgangsstellungen eingenommen werden.

Vorgang der Lokalisierung

Er beginnt meist im »sicheren Terrain«. Die Beschreibungen zum Aufsuchen der jeweiligen Strukturen beginnen in der Regel mit der Palpation bekannter bzw. gut erreichbarer Knochen. Von da aus werden schwierigere ossäre, ligamentäre und muskuläre Details »erobert«.
Die Palpation bedient sich immer adäquater Techniken, d.h., jede Struktur ist mit einer bestimmten Technik am besten zu spüren.

Das sichere Ergebnis

Dass man die gesuchte Struktur auch tatsächlich gefunden hat, kann man dann mit bestimmten Tricks (Anspannenlassen von Muskeln, passives Bewegen der Gelenke etc.) bestätigen. Ein didaktisches Mittel zum Erreichen der Sicherheit ist das Aufmalen der Struktur bzw. deren Begrenzungen. Es zwingt den Palpierenden, sich mit seinem Befund festzulegen, zu dokumentieren, dass sich nach seiner Palpation und Zeichnung die gesuchte Struktur auch wirklich dort befindet. Dies wird um so spannender, wenn man sich in einer kleinen Lerngruppe auf die taktile Suche begibt und die Ergebnisse der Palpation gegenseitig prüft.

Alle Autoren, die eine gezielte Palpation beschreiben, berichten von der Notwendigkeit der Erfahrung.
Letztlich stellt der Anteil Erfahrung den entscheidenden potenzierenden Faktor zum Erreichen der notwendigen Sicherheit.

> *Summenformel der Anatomie in vivo*
> **Topographie × Technik × Erfahrung**

Die Erfahrung spiegelt sich zunächst in einer schnellen und sicheren Lokalisierung der gesuchten Struktur in jedweder Ausgangsstellung wider.
Die Notwendigkeit, Erfahrungen mit der gezielten Palpation zu sammeln, ergibt sich auch aus einem weiteren Grund.
Das anatomische Bildmaterial, das in der Ausbildung und Fortbildung zur Verfügung steht, ist größtenteils gezeichnet und damit das virtuelle Abbild einer Idealvorstellung, also der angenommene Durchschnitt. Damit verstößt dieses Bildmaterial gegen eine Grundregel der Anatomie – die Variation. Selbst die Vorstellung der anatomischen Norm kann nicht einheitlich sein, sondern muss interindividuelle (zwischen zwei Personen) bzw. intraindividuelle (links-rechts) Abweichungen in Lage und Form beinhalten.
Bestimmte Strukturen sind in Lage und Form recht konstant, demnach ohne große Variationen auffindbar, andere sind variantenreich. Um Varianten erkennen zu können, braucht man Erfahrung.

Palpationstechniken und Widerstände

Zentrale Aspekte der Durchführung

- Einsatz der geeigneten Palpationstechnik
- Erwartungen über die Konsistenz
- Differenzierung der Widerstände der palpierten Strukturen

Die Notwendigkeit topographischer und morphologischer Hintergrundkenntnisse sowie der Erfahrung im Umgang mit gezielter Palpation wurde bereits diskutiert. Jede Struktur erfordert eine bestimmte Palpationstechnik und eine bestehende Vorstellung, wie sich die gesuchte Struktur »anfühlen« sollte. So setzt man, beispielsweise zur genauen Bestimmung einer knöchernen Kante eine Palpation rechtwinklig zur gesuchten Kante ein und erwartet ein hartes Widerlager – eine harte Konsistenz. Um Strukturen sicher zu bestimmen bzw. ihre Lage und Form gegenüber den umliegenden Geweben abzugrenzen, benötigt man Fertigkeiten, um die verschiedenen typischen Konsistenzen der jeweiligen Gewebe voneinander zu differenzieren.

Palpationsdruck

Generell orientiert man sich in der Wahl des Palpationsdrucks bei Anwendung der jeweiligen Technik eher nach unten. Allgemein kann man sagen, dass man

so viel wie nötig und so wenig wie möglich

Druck einsetzt.

Grundsätzlich zu behaupten, dass man immer mit geringem Druck palpiert, ist definitiv falsch. Der einzusetzende Druck orientiert sich

- an der zu erwartenden **Konsistenz der gesuchten Struktur**. Sucht man beispielsweise eine knöcherne Kante oder Erhebung, kann man davon ausgehen, dass sie bei direktem Druck mit einem harten Widerstand antwortet. Hier palpiert man eher mit mehr Druck, um diesen harten Gegendruck auch zu spüren. Ein weiches Gewebe wird man mit reduziertem Druck aufsuchen. Drückt man hier zu stark, ist man nicht in der Lage die hohe Elastizität dieses Gewebes wahrzunehmen.
- an der **Festigkeit und Dicke des darüber liegenden Gewebes**. Tief liegende Knochenpunkte, die von einer kräftigen muskulären Schicht oder Fettgewebe überdeckt werden, können mit einer leichten Palpation nicht erreicht werden.

Es wird die Aufgabe des Buches sein, die gesuchte Struktur, die zu erwartende Konsistenz, die adäquate Technik mit dem passenden Palpationsdruck zu verbinden.

Palpation von Knochenkanten

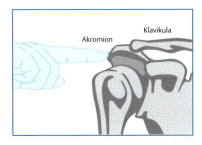

Beispiele: Spina scapulae, Akromionrand, Gelenklinie des Handgelenkes, verschiedene Gelenkspalte.

Technik: Rechtwinklige Palpation mit der Fingerspitze gegen die Knochenkante.

Erwartung: Harte Konsistenz und eine klare Grenze.

Kommentar: Mit dieser Technik lassen sich die äußeren Begrenzungen, die exakten Ränder einer knöchernen Struktur sehr genau darstellen. Daher ist es wichtig, den palpierenden Finger immer exakt *gegen* die Kante einzustellen. Jede andere Technik ist nicht zuverlässig genug. Dies ist insbesondere beim Aufsuchen der Gelenkpartner kleinerer Gelenke und zur Darstellung des Gelenkspaltes zu beachten.

Tipp: Die harte Konsistenz und die eindeutige Palpation einer knöchernen Kante lässt sich am besten spüren, wenn man die Palpation in weicherem Gewebe beginnt und sich in kleineren Schritten auf die Knochenkante zubewegt.
Mit zunehmender Spannung der darüber liegenden Gewebe sind alle knöchernen Konturen erschwert zu lokalisieren. Schwellungen und knöcherne Deformationen im Rahmen einer Arthrose verändern die zu erwartende Konsistenz und Kontur der jeweiligen Struktur.

Palpation von knöchernen Erhebungen

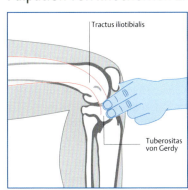

Beispiele: Epicondylus medialis humeri, Tuberculum von Lister, Spina iliaca anterior superior, Tuberositas tibiae, Tuberositas von Gerdy.

Technik: Runde und flächige Palpation mit der Fingerbeere, wenig Druck ausüben.

Erwartung: Erkennbare Erhebung gegenüber der umliegenden Knochenfläche, die Struktur selbst setzt der Palpation einen harten Widerstand entgegen

Kommentar: Tubercula, eine Tuberositas etc. sind meist deutliche Erhöhungen gegenüber der Umgebung, die klar abgrenzbar sind. Eine flächige Bewegung des palpierenden Fingers erlaubt die Wahrnehmung der Form. Mit zu viel Druck gelingt die Palpation nur erschwert, da die Unterschiede in Form und Konsistenz nicht mehr gut wahrgenommen werden können.

Tipp: Die Vorstellung über die Form der knöchernen Erhebung bekommt man aus der morphologischen Anatomie.

Palpation von Muskelbäuchen

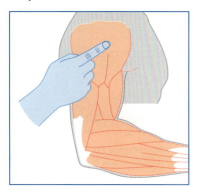

Beispiele: M. infraspinatus, M. deltoideus.

Technik: Flächige Palpation mit der Fingerbeere, wenig Druck, langsame Ausführung.

Erwartung: Weiche Konsistenz, leicht nachgebendes Gewebe, lässt häufig das Erspüren tiefer liegender Strukturen zu.

Kommentar: Mit einer oder mehreren Fingerbeeren kann man die Muskeln flächig auspalpieren. Der Druck sollte direkt gegen die Muskulatur gerichtet sein. Nur mit einer langsamen Durchführung ist man auch in der Lage, die weiche und elastische Konsistenz des Gewebes zu erfahren.

Tipp: Die Konsistenz ist direkt abhängig von der Stärke bzw. Spannung der umhüllenden Faszie des Muskels bzw. des Extremitätenabschnittes.
Sie ist z. B. auf der ulnaren Seite des Unterarmes, an der Wade oder der Innenseite des Oberschenkels sehr weich. Hier geben die Muskeln auf die direkte Palpation einfach nach und vermitteln auch einen besonders weichen, elastischen Eindruck. An der Außenseite des Oberschenkels beispielsweise sowie an der Vorderseite des Unterschenkels sind die Faszien jedoch sehr fest. Auch normotone Muskeln geben der Palpation hier einen deutlich festeren Widerstand. Man sollte sich hier nicht leicht zur Aussage eines Hypertonus dieser Muskeln verleiten lassen.

Palpation von Muskelrändern

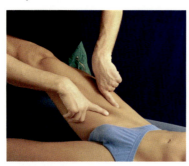

Beispiele: M. sartorius, M. adductor longus.

Technik: Eine Muskelbegrenzung wird unter Anspannung des Muskels ertastet. Dabei kann der palpierende Finger mit allen Varianten eingesetzt werden (Fingerspitze, Fingerbeere, Fingerseite) und sollte möglichst gegen den Muskelrand gestellt werden. Ein gefundener Muskelrand wird kontinuierlich verfolgt.

Erwartung: Unter Anspannen zeigen sich die Muskelränder mit einer festen Konsistenz und einer einheitlichen und glatten Kontur. Über größere bzw. kleinere Lücken sind sie von den umliegenden Muskeln abzugrenzen.

Kommentar: Mehrere benachbarte Muskeln und deren Begrenzungen können nicht ohne selektive Muskelaktivität identifiziert bzw. voneinander differenziert werden. Ausgenommen sind hier austrainierte Muskeln bei geringem Körperfettanteil sowie ein erhabenes Muskelrelief bei bestehendem Muskelhartspann.

Tipp: Eine schnelle Identifizierung eines Muskels und seiner Ränder gelingt in schwierigen Situationen mit einer alternierenden Muskelanspannung. Hier bringt der Patient einen schnellen Wechsel zwischen An- und Entspannung des Muskels ein. Damit dies gelingt, gibt man dem Patienten oder Probanden eindeutige Bewegungsaufträge. Manchmal bietet sich die reziproke Hemmung als hilfreiches Mittel an, um benachbarte Muskeln »auszuschalten«.
Häufig lassen sich die Muskelränder weiterlaufend als Sehne bis zur knöchernen Insertion verfolgen.

Palpation von Sehnen

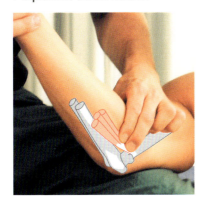

Beispiele: Sehnen der Extensorenfächer der Hand, Flexoren von Hand und Finger, Sehne des M. biceps brachii, Sehnen der Fuß- und Zehenflexoren, Sehnen der ischiokruralen Muskelgruppe

Technik: Die eingesetzte Technik wird vom Schwierigkeitsgrad des Auffindens und dem Ziel der Palpation abhängig gemacht.
→ Schwierig zu lokalisierende Sehne: mit der Fingerbeere flach und direkt auf die vermutete Stelle, anschl. die Muskulatur alternierend anspannen lassen.
→ Einfach zu lokalisierende Sehne: mit der Fingerspitze gegen den Rand der Sehne, ggf. muss noch der Muskel angespannt werden.
→ Zur Schmerzprovokation: Querfriktion mit der beschwerten Fingerbeere und sehr hohem Druck auf der vermutlich lädierten Stelle.

Erwartung: Feste und, unter muskulärer Anspannung, sehr feste Konsistenz; auch unter hoher Spannung bleibt eine Sehne immer noch etwas elastisch;
meist runde Struktur mit klar abgrenzbarer Kontur.

Kommentar: Sehnen und deren Insertionen gehören zu den häufigsten Weichteilstrukturen des Bewegungsapparates mit lokalen Läsionen. Ihre genauen Lokalisationen und Identifikationen gehören zum zentralen Thema des Buches. Daher muss man sich mit unterschiedlichen Techniken diesem straffen Bindegewebe nähern können.

Tipp: Wird eine Querfriktion nach Cyriax'schem Modell zur Schmerzprovokation bzw. zur Behandlung eingesetzt, sollte die Sehne nicht unter dem friktionierenden Finger wegrutschen. Damit sie stabil genug bleibt, wird der Muskel in eine verlängerte Position eingestellt und damit die Sehne gespannt.

Palpation von Ligamenten

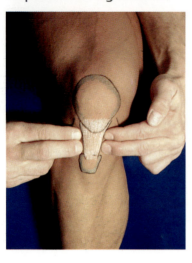

Beispiele: Lig. collaterale mediale oder Lig. patellae am Kniegelenk, Lig. talofibulare am oberen Sprunggelenk (OSG).

Technik: → Einfach zu lokalisierendes Band: mit der Fingerspitze gegen den Rand des Ligaments.
→ Zur Schmerzprovokation: Querfriktion mit der beschwerten Fingerbeere und sehr hohem Druck auf der vermutlich lädierten Stelle.

Erwartung: Feste, bei Dehnung sehr feste Konsistenz; auch unter hoher Spannung bleibt ein Ligament immer noch etwas elastisch; selten klar abgrenzbare Konturen zur weiteren Kapsel.

Kommentar: Ein weiteres straffes Bindegewebe sind die Kapselverstärkungsbänder. Im Gegensatz zu den Sehnen lassen sich die meisten Ligamente nicht so einfach von der unverstärkten Kapsel oder anderen Geweben abgrenzen. Als Bestandteil der Membrana fibrosa der Gelenkkapsel zeigen sie nur sehr selten klare Ränder. Ausnahmen sind beispielsweise das Lig. patellae und das laterale Kollateralband des Kniegelenkes. Sonst muss man schon den jeweiligen Verlauf kennen und die zugehörigen knöchernen Fixpunkte ausfindig machen.

Tipp: Vorspannen, muskuläre Anspannung hilft meist nicht.
Will man provozierende oder therapierende Querfriktionen auf einem Ligament einsetzen, muss auch hier die jeweilige Struktur stabil unter dem Finger bleiben und darf nicht darunter wegrutschen. Daher wird das Gelenk in eine Position gebracht, die das Ligament strafft. Bei Patienten mit frisch überdehnten oder teilrupturierten Bändern erfolgt diese Voreinstellung natürlich mit der nötigen Sorgfalt, d. h. langsam und schmerzfrei. Muskuläre Aktivität, um das Ligament für die Palpation stabil genug zu machen, hilft meist nicht.

Palpation von Kapseln

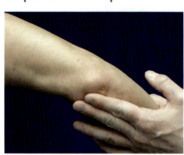

Beispiele: Test auf Maxi-Erguss am Kniegelenk, Erguss am Ellenbogengelenk

Technik: Die Palpation wird flächig und langsam mit den Fingerbeeren direkt auf der Kapsel ausgeübt. Dabei wird mehrfach wiederholt mit geringem Druck gearbeitet.

Erwartung: Man erwartet eine sehr weiche Konsistenz und eine Fluktuation der Synovia in der geschwollenen Kapsel.

Kommentar: Neben der Suche nach Läsionen an einem verletzten kapselverstärkenden Ligament ist die Bestätigung einer kapsulären Schwellung ein weiterer wichtiger Anlass der Gelenkkapselpalpation.

Wie bereits erwähnt, setzt man eine flächige und langsame Technik ein, wenn man, so wie hier, eine weiche Konsistenz erwartet. Das Ergebnis dieser Palpation, das Feststellen einer Schwellung, muss mit einem Befund der lokalen Inspektion zusammenpassen. Meistens ist die Palpation auf Wärme ebenfalls positiv.

Tipp: Am Kniegelenk gibt es eine dreiteilig abgestufte Palpation einer kapsulären Schwellung.

Palpation von Bursen

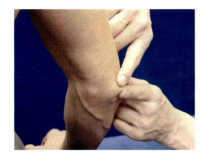

Beispiele: Bursa olecrani.

Technik: Die Palpation wird flächig und langsam mit den Fingerbeeren direkt auf der Bursa ausgeübt. Dabei wird mehrfach wiederholt mit geringem Druck gearbeitet.

Erwartung: Man erwartet eine sehr weiche Konsistenz und eine Fluktuation der Flüssigkeit in der geschwollenen Bursa.

Kommentar: Der Anlass, die Fluktuation in einem Schleimbeutel spüren zu wollen, ist ein lokaler Schmerz. Dieser entsteht bei Tests der Basisprüfung eines Gelenkes, wobei Kompression auf die Bursa entsteht. Ein weiterer Anlass ist eine gut erkennbare lokale Schwellung.

Tipp: Bei oberflächlich liegenden Bursen kann man die lokale Schwellung sehr gut sehen. Führt man die Palpation mit zwei Fingerbeeren durch, die abwechselnd den Druck ausüben, kann man das Hin- und Herfließen der Flüssigkeit sehr gut spüren.

Muskuläre oder sehnige Strukturen, die über die betroffene Bursa ziehen, sollten während der Palpation weder angespannt noch gedehnt sein. Die Palpation durch diese Gewebe hindurch verändert natürlich die Konsistenz. Unter Umständen ist diese nun nicht mehr sehr weich und eine Fluktuation ist dann nicht mehr zu ertasten. Die Technik dient dann nur noch der Schmerzprovokation bei vermuteten Bursitiden.

Palpation von peripheren Nerven

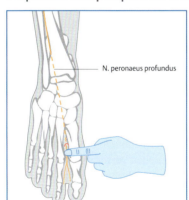

N. peronaeus profundus

Beispiele: N. medianus, N. ulnaris, N. tibialis, N. peronaeus communis.

Technik: Mit der Fingerspitze wird quer zum Verlauf der gesuchten neuralen Struktur palpiert. Wird der Nerv vorher auf Spannung gebracht, kann man über ihn darüber gleiten, wie bei einer gespannten Gitarrensaite, die man anzupft. Nicht zu geringen Druck anbringen und nicht zu langsam durchführen.

Erwartung: Unter Vorspannung und bei direktem Druck auf den Nerv findet man eine sehr feste und elastische Konsistenz.

Kommentar: Periphere Nervenkompressionen werden in der Untersuchung von Patienten immer häufiger erkannt. Manchmal erwecken sie den Anschein der Läsion eines Muskels oder einer Sehne. Beispielsweise imponiert eine Reizung des N. ulnaris wie ein sog. »Golfarmsyndrom«, eine Irritation des N. radialis wie eine Sehnenscheidenentzündung im Fach I der Extensorensehnen. Neben weiteren hinführenden Symptomen ist eine gute palpatorische Ausdifferenzierung sehr hilfreich.
Manchmal werden Sehnen und Ligamente in ihrem Verlauf von peripheren Nerven begleitet oder überquert. Wenn therapeutisch eingesetzte Querfriktionen mit dem Ziel, Schmerzen an einer lädierten Sehne oder einem betroffenen Band zu lindern, auf einen peripheren Nerv appliziert werden, können sinnlose und unangenehme Reizungen des Nervs verursacht werden. Daher ist die lokale Palpation zur eindeutigen Orientierung wiederum sehr hilfreich.

Tipp: – Ohne ein Vorspannen der peripheren Nerven ist das Ertasten und Lokalisieren meist nicht möglich.
– Wichtige periphere Nerven für die obere bzw. untere Extremität sind – besonders rumpfnah – recht dick.
– Direkter Druck und kurzfristige quere Auslenkung in seinem Verlauf wird von einem Nerv recht gut vertragen. Hier braucht man keine besonders große Vorsicht walten zu lassen. Erst Dehnungen über die physiologische Grenze hinaus, wiederholte Friktionen oder lang anhaltender Druck werden nicht toleriert. Empfindliche Personen melden Kribbelgefühle, falls die Vorspannung eines Nervs unangenehm sein sollte.
– Hat man das typische »Anzupfen« eines Nervs einmal gespürt, wird man dieses Gefühl bei jedem anderen Nerv wieder erkennen. Es ist mit keinem anderen Ergebnis der Palpation vergleichbar.

Palpation von Gefäßen (Arterien)

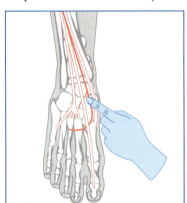

Beispiele: A. brachialis, A. femoralis, A. tibialis anterior

Technik: Zum Einsatz kommt eine Fingerbeere, die flächig und mit sehr geringem Druck auf die Stelle der vermuteten Arterie gelegt wird.

Erwartung: Bei dieser Lokalisierung geht es nicht um das Ausfindigmachen von Konturen oder das Unterscheiden von bestimmten Konsistenzen. Auch dient diese Technik nicht der Schmerzprovokation innerhalb einer Befunderhebung. Hier geht es um das Wahrnehmen einer Pulsation, einem »Anklopfen« der Arterie gegen die Fingerbeere. Dies gelingt nur, wenn die tastende Fingerbeere mit geringem Druck aufgelegt wird. Ist der eingesetzte Druck zu hoch, können die Rezeptoren der Fingerbeere die Pulsation von der Konsistenz der umgebenden Weichteile nicht mehr unterscheiden. Bei kleineren Arterien kann ein zu hoch angebrachter Druck das Gefäß abdrücken und so das Erspüren der Pulsation erschweren.

Kommentar: Kenntnisse über Lage und Verlauf der Gefäße dienen in der Untersuchung von internistischen Patienten der palpatorischen Bewertung der peripheren arteriellen Versorgung von Arm und Bein. Weiterhin wird in der Durchführung manueller Anwendungen auf Kompression neuraler Strukturen und auch der Gefäße nach Möglichkeit verzichtet.

Tipp: Während der Palpation der Arterien sollte nach Möglichkeit das darüber liegende Gewebe entspannt sein. Dazu fordert man den Patienten auf, möglichst zu entspannen, und stellt die Gelenke in Winkelstellungen ein, sodass die umgebenden Weichteile an Spannung verlieren. So palpiert man die A. brachialis am medialen Oberarm bei leicht flektiertem Ellenbogengelenk. Wenn es schwierig sein sollte, die Pulsation eines Gefäßes zu finden, kann man die eingesetzte Fläche erweitern und eins/zwei Fingerbeeren hinzunehmen. In jedem Fall sollte man sich zur Palpation genügend Zeit nehmen, da sich das Gefühl der Pulsation nicht sofort einstellt.

Hilfestellungen für die Palpation

Leitstrukturen

Manchmal ist das genaue Auffinden einer anatomischen Struktur durch direkte Palpation nicht oder nur erschwert möglich. Dann benutzt man gerne andere anatomische Strukturen, die den palpierenden Finger zur gesuchten Stelle führen.

Leitstrukturen können Sehnen sein, die die Lage einer Struktur verdeutlichen. Ränder von Muskeln oder bestimmte knöcherne Punkte (sog. Referenzpunkte) geben eine bestimmte Orientierung an.

Beispiele:
- Die Sehne des M. sternocleidomastoideus führt den palpierenden Finger zum Gelenkspalt des SC-Gelenkes.
- Die Sehne des M. palmaris longus verdeutlicht die Lage des N. medianus am Unterarm.
- Das Os scaphoideum erreicht man in der Tabatière, die von zwei Sehnen gebildet wird.
- Der Gelenkspalt des distalen Radioulnargelenkes liegt direkt unter der Sehne des M. extensor digitorum minimi.
- Die Spitze der Patella liegt immer in Höhe des Kniegelenkspaltes.
- Der N. peronaeus communis liegt in der Kniekehle ca. 1 cm neben der Sehne des M. biceps femoris.

Verbindungslinien

Eine weitere Möglichkeit eine sichere Lokalisierung ohne direkte Palpation durchzuführen ist die Zuordnung durch Verbindungslinien zweier sicherer knöcherner Punkte.

Beispiele:
- Die palpatorische Unterscheidung der einzelnen Handwurzelknochen untereinander ist durch eine direkte Palpation nur schwer oder gar nicht möglich. Hier sind Verbindungslinien sehr hilfreich. Dorsal kann man beispielsweise sicher annehmen, dass der Gelenkspalt zwischen dem Scaphoid und dem Lunatum auf der Hälfte der Verbindungslinie zwischen dem Caput ulnae und dem Tuberculum von Lister liegt. Dies hört sich im ersten Moment immer noch reichlich kompliziert an. Wenn man aber diese knöchernen Punkte sicher findet, ist das Benutzen der Verbindungslinien leicht.
- Der N. ischiadicus liegt auf der Hälfte der Verbindungslinie zwischen der Spitze des Tuber ischiadicum und der Spitze des Trochanter major.

Gelegentlich wird es notwenig sein, zur Lokalisierung der gesuchten Strukturen Hilfe in Form von Leitstrukturen und räumlichen Zuordnungen in Anspruch zu nehmen.

Tricks zur Bestätigung einer Palpation

- Wenn man sich des Palpationsergebnisses nicht sicher ist, nicht weiß, ob man die gesuchte Struktur auch wirklich gefunden hat, kann man verschiedene Tricks benutzen, um die Lokalisation zu bestätigen:
- Das erfolgreiche Aufsuchen eines Gelenkspaltes bestätigt man am Geschicktesten mit einer passiven Bewegung eines Gelenkpartners.
- Die Palpation einer knöchernen Insertion, einer Sehne oder eines Muskelbauches erleichtert man mit muskulärer Anspannung in mehreren, kurzen Wiederholungen.
- Meint man, einen peripheren Nerv zu spüren, kann man über verschiedene Gelenkeinstellungen den Nerv auf Spannung bringen bzw. entspannen.
- Palpable Ligamente kann man durch eine ausgiebige Gelenkbewegung straffen.

Diese Tricks verursachen demnach einen Wechsel der gespürten Widerstände, die exakt nur auf die gesuchte Struktur hindeuten. Ziel der routinierten Palpation muss es aber sein, all die gewünschten Lokalisationen auch ohne diese Hilfen zu finden. Am Patienten lassen sich manche Tricks nicht umsetzen. So lässt sich bei einem schmerzhaft geschwollenen Gelenk u.U. eine Bewegung zur Bestätigung des gesuchten Gelenkspaltes nicht einsetzen, ohne dem Patienten noch mehr Beschwerden zu verursachen.

Zeichnungen

Anatomische Strukturen anzuzeichnen, ist keine Pflicht. In der Arbeit am Patienten wird dies eher vermieden. Zur Übung am Probanden ist das Kennzeichen der Lage bzw. des Verlaufs einer Struktur sehr hilfreich. Zum einen verdeutlicht eine Zeichnung die Anordnung verschiedener anatomischer Gebilde und schult das räumliche Vorstellungsvermögen.

Zum anderen verpflichtet eine Zeichnung, die ggf. von jemandem nachgeprüft werden kann, zur sicheren Festlegung. Bei der Anfertigung einer Zeichnung heißt es »Hand aufs Herz«.

In diesem Buch wurden Zeichnungen der Strukturen auf der Haut infolge der Palpation durchgeführt. Knöcherne Kanten, Ränder von Muskeln und Sehnen etc. sind so dargestellt, wie sie am Probanden gespürt werden. Sie dienen der besseren Vorstellung über die Lage der jeweiligen Struktur.

Das Anzeichnen einer anatomischen Konstruktion ist das Übertragen einer palpierten dreidimensionalen Struktur auf die zweidimensionale Haut. Daher erscheint eine Zeichnung immer etwas ausgiebiger und breiter, als die palpierte Struktur tatsächlich ist.

Übungs-ASTEn

Für das Einüben der palpatorischen Fertigkeiten ist es meist erforderlich, die Techniken zunächst an einem Probanden und in für die Palpation geeigneten Ausgangsstellungen (ASTEn) durchzuführen. Auch dies entspricht nicht immer der Anwendungsmöglichkeit am Patient, ist aber für das Trainieren zulässig.

Ist die Handhabung der empfohlenen Techniken in den Übungs-ASTEn recht sicher, sollte man den Probanden in schwierigere und realitätsnahe Lagerungen bringen und die Lokalisierung erneut versuchen.

Schulterregion

1 Einleitung

Bedeutung der Schulterregion

Die Schulterregion wird hier unter biomechanischen und funktionellen Gesichtspunkten betrachtet.

Die Schulterregion, oder auch »Hals-Schulter-Arm«-(HSA-)Region genannt, gehört zu den größten Bewegungskomplexen des Bewegungsapparates.

Sie umfasst

- das Schultergelenk,
- alle knöchernen Anteile und Gelenke des Schultergürtels,
- den zerviko-thorakalen Übergang mit den kranialen Rippengelenken,
- die Muskel- und Gefäßversorgung sowie die Innervation.

Das oberste funktionelle Prinzip ist die Bewegung des Armes in einem möglichst großen Radius und ihm eine mobile und stabile Basis zu verleihen. Die endgradige Armhebung gilt neben dem Mechanismus der Fortbewegung als komplexeste Bewegung unseres Körpers.

Das diffizile Zusammenspiel der einzelnen Anteile der Schulterregion birgt demnach auch vielfältige Störmöglichkeiten. In jeder beweglichen Verbindung der HSA-Region kann der Grund für eine eingeschränkte Armhebung liegen.

Die Zahl der möglichen Ursachen für einen Schulter-/ Armschmerz ist vergleichsweise hoch. Neben projizierten und fortgeleiteten Schmerzen aus der Halswirbelsäule (HWS) und dem Thoracic outlet reicht die Palette möglicher Ursachen über Arthritiden bis hin zu Weichteilläsionen.

Daher sieht sich der Therapeut bei »Schulter-Patienten« häufig in der zwingenden Situation, **eine umfangreiche Befunderhebung** aller HSA-Anteile durchführen zu müssen, deren Interpretation nicht selten schwierig ist.

Häufige therapeutische Tätigkeiten
in dieser Region, die Palpationskenntnisse erfordern:

- Gelenkspieltests und Techniken der Manuellen Therapie (z. B. glenohumeral, akromioklavikular und sternoklavikular),
- lokale Querfriktionen nach Cyriax, z. B. an den Insertionen der Rotatorenmanschettenmuskeln,
- lokale Applikationen von Elektro- und Thermotherapie an Muskulatur und Gelenkstrukturen.

Notwendige anatomische Vorkenntnisse

Lage und Form der Gelenkpartner aller »Schultergelenke« sowie Lage, Verlauf und Insertionen der klinisch wichtigen Muskeln, z. B. des M. supraspinatus und anderer, müssen bekannt sein. Da die klinisch wichtigen Strukturen gerade am Glenohumeralgelenk recht eng beieinander liegen, ist hier ein gutes räumliches Vorstellungsvermögen von Vorteil. Insbesondere Kenntnisse über die Form der Spina scapulae und des Akromions, Dimensionen der Klavikula sowie Lage der Gelenkspalte sind wichtig (s. ◧ **1** bis **3**).

Kurzbeschreibung des Palpationsganges

■ ASTE

Das detaillierte Aufsuchen der wichtigsten Strukturen des Schultergürtels erfolgt in einer Übungs-ASTE. Das ist der aufrechte Sitz mit entspannt hängenden Armen. Die Anteile der Hals-Schulter-Arm-Region befinden sich in dieser Ausgangsstellung im Allgemeinen in einer neutralen Position und alle Strukturen sind gut zugänglich.

■ Strukturen

Die Auswahl der aufzusuchenden Strukturen orientiert sich an den Erfordernissen der praktischen Arbeit am Patienten mit Beschwerden am Bewegungsapparat, wobei sehr lokale Techniken diagnostisch und therapeutisch zum Einsatz kommen.

■ Ablauf

Wir beginnen dorsal an der Skapula, orientieren uns in Richtung Schultereckgelenk, wenden uns dann der Region des Sternoklavikulargelenkes (SC-Gelenk) zu, um dann an der ventro-lateralen Seite den Palpationsgang zu beenden.

Diese Reihenfolge hat sich aus den Erfahrungen der Fortbildungskurse entwickelt und ist eine reine didaktische Empfehlung. Selbstverständlich kann der Therapeut jederzeit an einer beliebigen Stelle die Palpation beginnen.

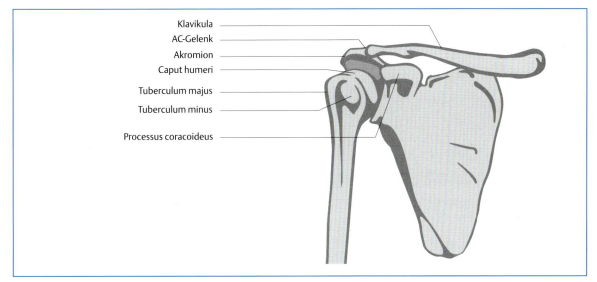

Angulus superior
Akromion
Caput humeri
Tuberculum majus
Spina scapulae
Margo medialis scapulae
Angulus inferior

◉ 1 Topographische Übersicht in der Ansicht von dorsal

Klavikula
AC-Gelenk
Akromion
Caput humeri
Tuberculum majus
Tuberculum minus
Processus coracoideus

◉ 2 Topographische Übersicht in der Ansicht von ventral

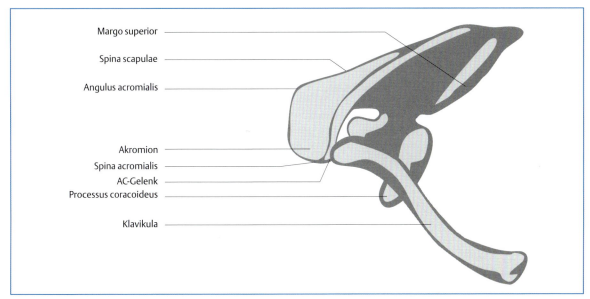

Margo superior
Spina scapulae
Angulus acromialis
Akromion
Spina acromialis
AC-Gelenk
Processus coracoideus
Klavikula

◉ 3 Topographische Übersicht in der Ansicht von kranial

2 Allgemeine Orientierung dorsal

Übersicht

- Topographische Lage der Skapula
- Margo medialis scapulae

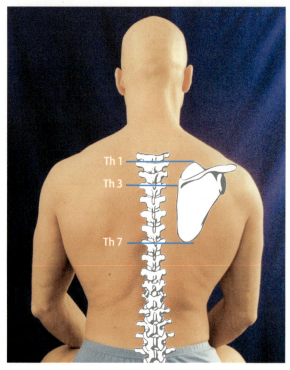

4 ASTE für die Palpation dorsal

5 Lage der Skapula zur Wirbelsäule

ASTE

Der Proband sitzt aufrecht auf einem Stuhl oder auf einer Therapiebank, sodass die Schulterregion mühelos erreicht werden kann.

Die dorsale Orientierung dieser Region beginnt mit der allgemeinen Betrachtung der topographischen Lage der Skapula im Verhältnis zur Wirbelsäule und zum Thorax und prüft weiterhin die Position der meist gut erkennbaren Knochenpunkte (Angulus inferior und Akromion).

Topographische Lage der Skapula

Nach Winkel und Kapandji liegt der Angulus superior in Höhe des Proc. spinosus von Th 1 und in Höhe der zweiten Rippe. Der palpatorisch deutlich lokalisierbare Angulus inferior liegt in gleicher Höhe wie Proc. spinosus Th 7 bzw. Rippe 7. Die dreieckförmige Basis der Spina scapulae ist in Höhe Proc. spinosus von Th 3 zu suchen.

■ Tipp

Diese recht konstant beschriebenen Zuordnungen gelten aber nur für die ASTE Sitz bei ruhender Schulter. Wechselt der Patient z.B. in eine Seitenlage, ist diese Zuordnung nicht mehr sicher, da sich die Lage der Skapula ändert (z.B. mehr Elevation oder Abduktion).

Margo medialis scapulae

Bei Arminnenrotation folgt die Skapula mit einem Weg-klappen der Margo medialis. Diese normale Unterstüt-zung der Armbewegung sollte nicht als pathologisch betrachtet werden. Lediglich Zeitpunkt und Ausmaß die-ser Bewegung lassen Rückschlüsse auf die Innenrota-tionsfähigkeit des Schultergelenkes zu.

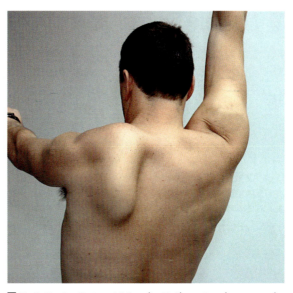

◙ 7   Patient mit einer Läsion des N. thoracicus longus und Parese des M. serratus anterior auf der linken Seite.

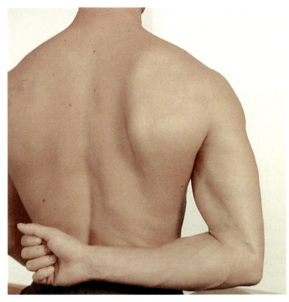

◙ 6   Bewegung der Skapula bei Arminnenrotation

Weitere wichtige knöcherne Referenzpunkte

Angulus inferior, Angulus superior, Spina scapulae, das Akromion mit seinen begrenzenden Kanten und Win-keln. Diese werden nachfolgend palpatorisch aufgesucht.

Die Margo medialis ist meist nur dann sichtbar, wenn die Stabilisation der Skapula gegen den Thorax durch eine muskuläre Schwäche der Mm. rhomboidei sowie des M. serratus anterior vermindert ist. Eine deutliche Schwäche oder Lähmung dieser Muskel bewirkt ein Wegkippen der Skapula, das als Scapula alata bekannt ist.

3 Lokale Palpation dorsal

Kurzfassung des Palpationsganges

Nach der einführenden Orientierung an der Schulterrückseite werden zunächst einige wichtige knöcherne Strukturen aufgesucht. Man beginnt zunächst medial und palpiert über die Spina scapulae zur lateralen Schulterregion. Hier interessieren vor allem die verschiedenen Anteile des Akromions. Sie führen uns zu zwei klinisch sehr wichtige Strukturen, den Mm. supra- und infraspinatus.

ASTE

Die ASTE des Patienten ist die gleiche wie im vorhergehenden Abschnitt.

Angulus inferior scapulae

Er ist ein wichtiger Referenzpunkt zur Beurteilung der Skapulabewegungen. Während einer Armhebung dient

Übersicht

- Angulus inferior scapulae
- Margo medialis scapulae
- Angulus superior scapulae
- Spina scapulae – untere Kante
- Angulus acromialis
- Akromion
- Spina scapulae – obere Kante
- M. supraspinatus – Muskelbauch
- M. infraspinatus – Sehne und Insertion

er dem Betrachter als Orientierung zur Beurteilung des Ausmaßes der Skapulamitbewegung bei Abduktion und Außenrotation.

■ Technik

Um die Skapularotation zu beurteilen, palpiert man den Angulus inferior zunächst in der Ruhestellung der Skapula. Anschließend fordert man den Patienten zu einer Armhebung auf. Dabei ist es für die Skapulabewegung prinzipiell unerheblich, ob diese über Flexion oder Abduktion erfolgt. Am Ende der Armhebung realisiert man erneut palpatorisch die Lage des Winkels und beurteilt das Ausmaß der Bewegung, auch im Vergleich zur anderen Seite. Die exakte Lokalisation wird hier ggf. durch einen kräftigen M. latissimus dorsi erschwert.

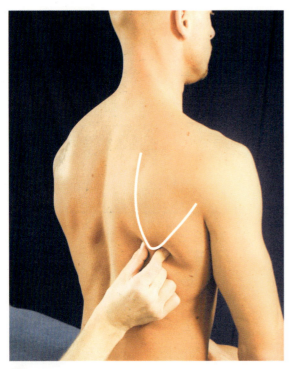

8 Position des Angulus inferior in Ruhe

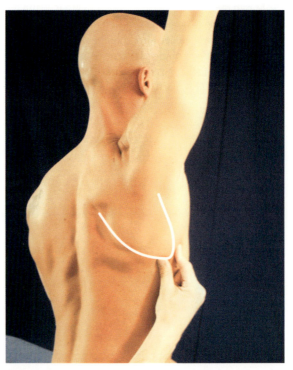

9 Position des Angulus inferior bei endgradiger Armhebung

Nicht nur das Bewegungsausmaß ist für die Analyse der Skapulabewegung interessant. Ungleichmäßige oder gar ruckartige Bewegungen des Angulus inferior während der unterstützenden Mitbewegung bei einer Armelevation lassen auf eine schlechte Koordination bzw. mangelnde Kraft des M. serratus anterior schließen. Eine mangelnde Unterstützung der Armhebung durch die Skapula ruft nicht nur eine verminderte Gesamtbewegung hervor, sondern kann auch die Ursache für eine chronische Bursitis subacromialis-subdeltoidea sein.

Margo medialis scapulae

Sie wird mit einer rechtwinkligen Palpationstechnik lokalisiert und von kaudal nach kranial verfolgt. Hier bietet sich dem Übenden die erste Möglichkeit, diese Technik bewusst einzusetzen und zwischen der weichen und elastischen Konsistenz der Muskulatur und dem harten Widerstand einer Knochenkante zu unterscheiden.

■ Technik

Die palpierenden Fingerkuppen stoßen von medial gegen die Kante. Die Lokalisation der Kante ist im unteren Bereich einfach, da es hier vergleichsweise wenig Muskeln gibt, die den Zugang erschweren. Verfolgt man die Kante nach kranial, wird die Palpation schwierig.

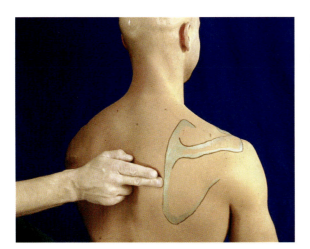

☯ 10   Palpation Margo medialis

■ Tipp

Sollten schwierige Bedingungen das Aufsuchen der Kante stark behindern, kann zur Hilfestellung der Arm in Innenrotation geführt und dadurch ein Wegklappen der Margo medialis bewirkt werden (s. auch ☯ 6). Das Ziel der Palpationsübung sollte dennoch das Ausfindigmachen dieser Knochenkante bei jeder Schulter und bei unterschiedlichen Gewebsbedingungen sein.

Angulus superior scapulae

Der Angulus superior liegt in Höhe der zweiten Rippe und das ist meist weiter kranial als vermutet.

■ Technik

Hierzu palpiert man mit der suchenden Hand von kranial. Der Finger wird in Verlängerung der Margo medialis am Hinterrand des Muskelbauches der absteigenden Portion des M. trapezius platziert.

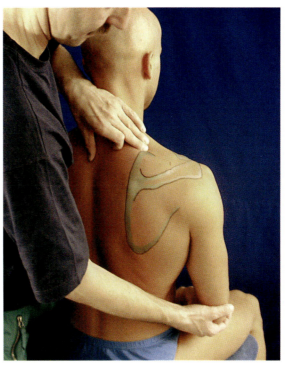

☯ 11   Palpation Angulus superior

■ **Tipp**

Der Angulus superior ist sehr schwierig zu ertasten. Der M. trapezius und der inserierende M. levator scapulae zeigen hier häufig einen hohen Tonus, sodass der Unterschied zwischen dem Muskeltonus und dem Angulus schwierig wird. Daher kann man – in jeder ASTE – eine passive Bewegung der Schulter in Elevation benutzen. Über den hängenden Arm bringt man mittels eines axialen Schubes eine Schulterelevation ein. Der Angulus superior zeigt sich mit einem Druck gegen den palpierenden Finger.

Spina scapulae – untere Kante

Sie ist eine weitere wichtige knöcherne Referenzgröße der dorsalen Palpation. Von hier aus hat der Therapeut den sicheren Zugang nach lateral sowie zu den Bäuchen klinisch auffälliger Muskeln (Mm. supra- und infraspinatus). Der Verlauf der Spina scapulae zeigt die Richtung der Öffnung der Schultergelenkspfanne (Cavitas glenoidalis). In der Manuellen Therapie bedeutet dies die Traktionsrichtung für das Glenohumeralgelenk. Daher sollte der Manualtherapeut vor einer Traktion des Gelenkes die Richtung durch Palpation der Spina scapulae realisieren. Dies ist in jeder ASTE des Patienten möglich.

■ **Technik**

Die Palpation der unteren bzw. oberen Kante der Spina scapulae erfolgt mit der bereits bekannten rechtwinkligen Technik. Da die Mm. supra- und infraspinatus nicht selten einen recht hohen Tonus haben, ist das genaue Aufsuchen etwas schwieriger als an der Margo medialis.

Die Palpation der unteren Kante erfolgt von medial nach lateral. Der Verlauf der Spina ist geschwungen und wellenförmig. Dies entsteht durch den Zug der muskulären Ansätze, z. B. des aufsteigenden Teils des Trapezius-Muskels.

Zur genauen Lokalisation gibt man etwas Druck mit den Fingerbeeren gegen den elastischen Widerstand von Haut und Muskulatur und bewegt den palpierenden Finger nach kranial, bis die Fingerbeeren gegen einen harten Gegendruck stoßen.

Unterhalb der Spina scapulae befindet sich der Muskelbauch des M. infraspinatus.

Angulus acromialis

■ **Technik**

Am lateralen Ende der unteren Kante gelangt man an eine Struktur, die beim hängenden Arm deutlich prominent ist: den Angulus acromialis. An dieser Stelle geht die Spina in das Akromion über.

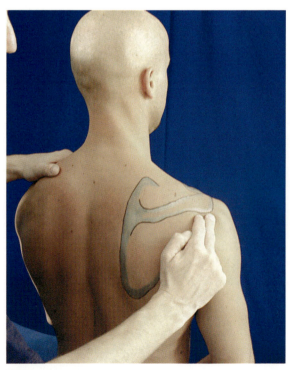

◙ 12   Palpation der unteren Kante der Spina scapulae

◙ 13   Palpation des Angulus acromialis

Akromion

Die knöcherne Schulterhöhe ist ebenfalls ein wichtiger Referenzpunkt, dessen Höhe in dorsaler Betrachtung bei ruhender Schulter Auskunft über einen möglichen »Schulterhochstand« geben kann. Während einer Armhebung dient es dem Betrachter als Orientierung zur Beurteilung des Ausmaßes und der Geschwindigkeit der Schultermitbewegung in Richtung Elevation und, von der Seite betrachtet, in Richtung Retraktion.

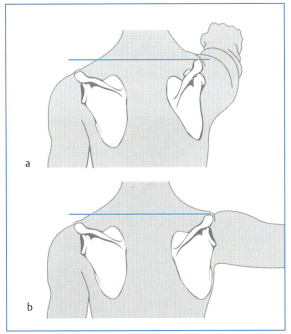

◙ 14 Bewegung des Acromions bei Armhebung über Flexion bzw. Abduktion

■ Tipp

Die laterale Kante des Akromions hat eine allgemeine Ausrichtung nach anterior, medial und etwas nach superior. Verlauf und Dimension des Akromions sind stark intra- und interindividuell verschieden und erfordern eine genaue Palpation, die später beschrieben wird.

Spina scapulae – obere Kante

Beim nächsten Schritt der Palpation verfolgt man die superiore Kante der Spina scapulae von medial nach lateral, bis diese Kante auf den hinteren Rand der Klavikula stößt. Man wird feststellen, dass die Spina deutlich dicker ist, als man sich dies zunächst vorstellt. Projiziert man die Kanten durch ein Anmalen auf die Haut, so sind diese nahezu parallel zueinander, erscheinen sehr breit und haben sicher einen Abstand von 2–3 cm.

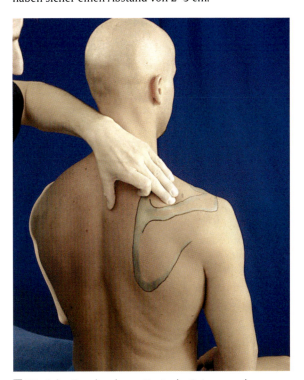

◙ 15 Palpation der oberen Kante der Spina scapulae

■ Technik

Die Palpation erfolgt mit der gleichen Technik, wie zuvor an der unteren Kante beschrieben.
Man kann die Spina von der Basis bis zum Akromion verfolgen. Die Palpation endet lateral, indem die Fingerkuppe gegen einen weiteren harten Widerstand stößt. Dies ist die hintere Kante der Klavikula. Beide Knochenkanten (obere Kante der Spina scapulae und hintere Begrenzung der Klavikula) laufen zusammen und verjüngen sich zu dem sog. »hinteren V« (s. S. 29, ◙ 27).

M. supraspinatus – Muskelbauch

Zwischen der oberen Kante der Spina scapulae und dem deszendierenden Anteil des M. trapezius liegt der Muskelbauch des M. supraspinatus in seiner knöchernen Grube. Zwischen dem Angulus superior und dem »hinteren V« ist sein Muskelbauch bzw. der Muskel-Sehnen-Übergang palpabel.

Dieser funktionell und klinisch so bedeutende Muskel dieser Region zeigt Beschwerdebilder in seinem Muskelbauch sowie an seiner Insertion am Tuberculum majus.

■ ASTE

Zum Auffinden des Muskelbauches muss der Patient keine besondere Position einnehmen. Er bleibt im aufrechten Sitz, seine Schulter sollte von lateral gut zu erreichen sein.

Da der Muskelbauch des M. supraspinatus tief in der Fossa supraspinata liegt und nur an seiner schmalen Oberfläche direkt erreichbar ist, muss man eine Technik benutzen, die räumlich eng begrenzt appliziert wird, aber intensiv genug ist, die betroffenen Stellen zu erreichen.

Die Palpation wird in Form einer Querfriktion durchgeführt. Diese Technik setzt man hier bei einer Befunderhebung ein, um Beschwerden dieser Struktur zu bestätigen. Des Weiteren benutzt man sie, neben anderen Verfahren, zur Behandlung einer Tendopathie im Muskel-Sehnen-Übergang bzw. einer Verletzung im Muskelbauch.

■ Technik

Die adäquate Technik ist der Einsatz des beschwerten Mittelfingers, der parallel zu den Muskelfasern von lateral her aufgesetzt wird. Die Querfriktion erfolgt durch eine druckbetonte Pronation von dorsal nach ventral. Diese Technik kann auf dem Muskel in seiner gesamten Ausdehnung, zwischen dem Angulus superior der Skapula und dem »hinteren V« eingesetzt werden.

Lateral geht der Muskel in die Sehne über, deren klinisch interessante Insertion am Tuberculum majus in Neutralposition des Armes unzugänglich unterhalb des Akromions liegt. Auf diese Lokalisation wird im Kapitel »Lokale Palpation ventro-lateral« eingegangen.

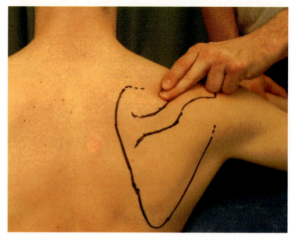

◙ 16 Querfriktion des Muskelbauches des M. supraspinatus, Phase 1

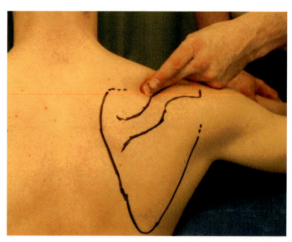

◙ 17 Querfriktion des Muskelbauches des M. supraspinatus, Phase 2

M. infraspinatus – Sehne und Insertion

■ ASTE

Eine wesentlich aufwendigere Ausgangsstellung muss ein Patient einnehmen, um die Sehne des M. infraspinatus sowie dessen Insertion zugänglich zu machen. Der Proband befindet sich in Bauchlage, ganz nahe an der Bankkante der zu palpierenden Seite.

Er stützt sich auf seine Unterarme und bekommt zum Schutz gegen eine unangenehme Hyperlordose eine Unterlage unter den Bauch. Durch diese ASTE entstehen ca. 80° Flexion im Schultergelenk.

Zusätzlich wird das Gelenk in eine leichte Adduktion (Ellenbogen ca. eine handbreit entfernt von der Bankkante) und Außenrotation (die Hand hält sich an der Kante fest) gebracht.

Durch die Flexion wird der sonst unter dem Akromion unzugängliche Anteil des Tuberculum majus nach dorsal herausgedreht.

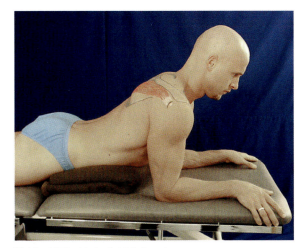

◎ 18   ASTE – Technik M. infraspinatus

Die Sehne des M. infraspinatus gerät durch die Adduktion in Spannung und erlangt eine festere Konsistenz.
Dies begünstigt während der Palpation die Abgrenzung der Sehne gegenüber umliegenden Strukturen. Während der Anwendung der Technik als therapeutische Querfriktion bleibt die Sehne stabil unter dem behandelnden Finger und weicht nicht aus.

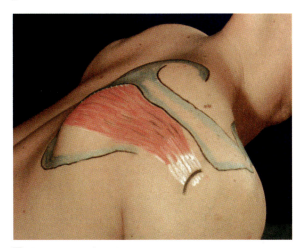

◎ 19   Lage M. infraspinatus

■ Alternative ASTEn

Da die übliche Lagerung des Patienten trotz lumbaler Unterstützung unangenehm für HWS und LWS sein kann, benutzen viele Masseure und Physiotherapeuten andere Lagerungen.

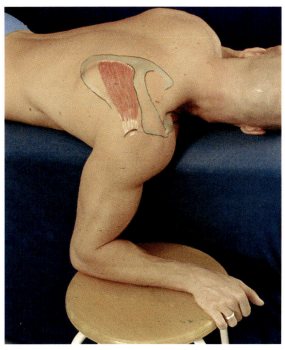

◎ 20   Alternative ASTE

1. Der Patient legt sich vollständig auf den Bauch (kein Unterarmstütz auf der Bank). Der Arm der betroffenen Seite hängt seitlich an der Bankkante herunter und wird mit dem Unterarm auf einen Hocker abgelegt. Nun kann man versuchen, das Schultergelenk wieder in etwas Adduktion und Außenrotation einzustellen.
2. Der Arm wird in beschriebener Weise eingestellt und auf einem abgesenkten Kopfteil gelagert. Der Patient sitzt dabei vor der Kopfseite der Bank auf einem Hocker (ohne Abbildung).

■ Tipp

Alle alternativen Positionen sind angenehmer für den Patienten, der Lokalisation von Sehne und Insertion sind sie nicht besonders förderlich. Sie haben den Nachteil, dass der Humerus zu wenig axialen Druck erhält, um einen straffenden Schub gegen die Sehne auszuüben. Unter dem palpierenden Finger stellt sich die Sehne weniger fest dar und ist schwerer gegenüber dem umliegenden Gewebe und der knöchernen Insertion abzugrenzen. Während der Querfriktion gibt sie unter dem Druck deutlich nach.

■ Technik

Als Startpunkt der Palpation dient der bereits bekannte hintere Winkel des Akromions (Angulus acromialis, s. ☻ 13). Die Lokalisation der breiten Sehne des M. infraspinatus ist ca. 2 cm von dem Angulus acromialis in Richtung Axilla zu suchen. Die Sehne stellt sich dem palpierenden Finger als flache, fest gespannte Struktur dar, die der queren Palpation einen festen, aber noch elastischen Widerstand gibt. Die Sehne kann nun nach lateral in Richtung Humerus verfolgt werden, bis der Palpation ein harter Widerstand entgegengebracht wird. An dieser Stelle befindet sich der teno-ossale Übergang, die Infraspinatus-Insertion.

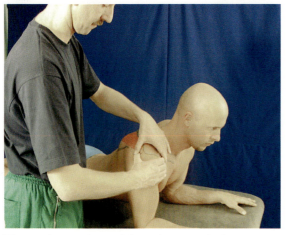

☻ 21   Palpation als Querfriktion, hier: 1. Technikvariante

Technik – 1. Variante

Die zur Schmerzprovokation bzw. Behandlung eingesetzte Querfriktion kann grundsätzlich mit zwei verschiedenen Varianten ausgeführt werden.

Zur ersten Variante steht der Therapeut auf der zu behandelnden Seite und platziert seine aufeinandergelegten Daumen **auf der Sehne**. Die Finger halten sich ventral am Korakoid fest. Die Daumen werden mit Hautkontakt und nahezu drucklos auf der Linie Axilla–Angulus acromialis nach unten geführt. Der Druck wird in die Tiefe aufgebaut und die Daumen werden mit diesem Druck die Linie entlang nach oben geführt. Dabei beschreiben beide Unterarme eine leicht supinierende Bewegung.

Soll **die Insertion** behandelt werden, muss der Druck des friktionierenden Daumens nicht nur in die Tiefe, sondern auch nach lateral gegen den Humerus ausgeübt werden.

Technik – 2. Variante

Alternativ kann der Therapeut kopfwärts stehen. Die Daumen werden jetzt zur Stabilisation des Griffes gegen das Korakoid gestützt.

Nun arbeiten die Zeigefinger, die sich selbst beschwerend auf die Sehne legen. Wieder geht der drucklose Anteil der Technik entlang der beschriebenen Linie nach unten und der palpatorisch bzw. therapeutisch wirksame Teil der Technik mit Druck nach oben.

Die Hauptbewegung hierbei ist die Extension im Handgelenk. Da dieses Vorgehen weniger anstrengend ist, sollte man dies einer Technik durch Fingerbeugung vorziehen.

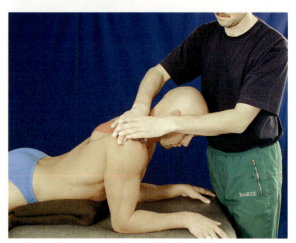

☻ 22   2. Technikvariante

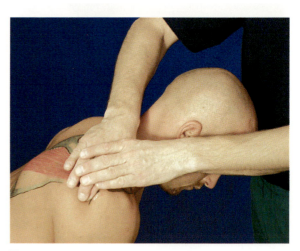

☻ 23   2. Technikvariante – Detailansicht

4 Lokale Palpation lateral

Kurzfassung des Palpationsganges

Wir befinden uns hier in einem weiteren Bereich wichtiger knöcherner Referenzpunkte, die uns den Zugang zu einigen klinisch auffälligen Strukturen verschaffen. Im Mittelpunkt dieses Palpationsganges steht das AC-Gelenk, dessen anteriorer und posteriorer Zugang verdeutlicht wird. Die genaue Lage des Gelenkes mit Palpation der Kapsel und Darstellung verschafft Sicherheit in der Lokalisierung sowie dem diagnostischen und therapeutischen Umgang mit dem Schultereckgelenk.

ASTE

Der Proband sitzt mit entspanntem Schultergürtel auf einem Stuhl oder auf einer Therapiebank. Die laterale Schulterregion sollte mühelos erreicht werden können. Diese ASTE soll zunächst dem einfachen Üben der Palpation dienen. Verschiedene Untersuchungs- und Behandlungstechniken erfordern eine Rücken-, Seit- bzw. Bauchlage. Daher sollte das sichere Aufsuchen wichtiger Strukturen auch in diesen ASTEn möglich werden.

Ausgangspositionen für Fortgeschrittene
Lokalisationen von Schmerzen am Schultergürtel bzw. Behandlung des AC-Gelenkes erfolgen nicht nur aus der sitzenden Position des Patienten heraus. Daher ist es sinnvoll, die Palpationen in anderen ASTEn zu wiederholen. Kenntnisse dieser Art kommen bei der Anwendung manualtherapeutischer Behandlung zur Geltung. Hierbei muss der Therapeut in der Lage sein, diesen kleinen Gelenkspalt in ungewöhnlichen ASTEn und ggf. auch ohne Augenkontrolle zu finden.
Nach etwas Übung ist das Aufsuchen des AC-Gelenkspaltes in sitzender Position – wie oben beschrieben – nicht sehr schwierig. Ist man sich dieser Technik sicher geworden, kann man andere ASTEn wählen, um den Palpationsgang zu wiederholen:
- Palpation des ACG in Seitenlage,
- Palpation des ACG in Rückenlage,
- jeweils bei ruhender Schulter und bei voller Armhebung.

Bei Armhebung verändert sich die räumliche Ausrichtung des Gelenkspaltes dramatisch. Zeigt dieser bei ruhender Schulter deutlich von posterior nach anterior, so ist er bei

Übersicht über die zu palpierenden Strukturen

- Lateraler Rand des Akromions
- Vordere Spitze des Akromions (Spina acromialis)
- AC-Gelenk – vorderer Zugang (sog. »vorderes V«)
- AC-Gelenk – hinterer Zugang (sog. »hinteres V«)
- Kapsel des AC-Gelenkes

Armhebung infolge der begleitenden Skapularotation eher in Richtung Kinnwinkel ausgerichtet.
Die laterale Palpation wird fortgesetzt, wenn die allgemeine und spezielle Orientierung ventraler Strukturen bekannt ist.

Lateraler Rand des Akromions

Vom Angulus acromialis ausgehend, versucht man, den Rand des Akromions nach anterior zu verfolgen. Die genaue Palpation ist nicht einfach, da dieser Rand immer wellig und gezackt ist und eine stark variierende Ausrichtung hat.

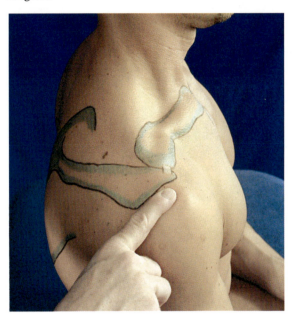

◑ 24 Palpation Akromionrand

■ Technik

Die eingesetzte Technik ist wiederum eine rechtwinklige Palpation. Hierzu kann erneut die Fingerkuppe oder alternativ auch die gesamte Länge des palpierenden Fingers gegen die Kante gesetzt werden.

Spina acromialis

Das Verfolgen des Akromionrandes endet in der anterioren Begrenzung, der Spina des Akromions. Dies ist eine kleine rundliche Spitze und ein wichtiger Referenzpunkt in der ventro-lateralen Orientierung an der Schulter.

Von hier aus erobert sich der Therapeut den vorderen Zugang zum AC-Gelenk und mit einer Voreinstellung des Armes den sicheren Zugang zur Insertion des M. supraspinatus.

■ Tipp

Das Ertasten des Akromionrandes und der vorderen Spitze kann sich der Therapeut erleichtern, wenn er durch einen Zug am Oberarm nach inferior das Caput humeri vom Rand des Akromions oder von der Spina entfernt.

Hierdurch wird die Palpation dieser Strukturen und das Abgrenzen gegenüber dem Humeruskopf sicherer.

Der Akromionrand dient Manualtherapeuten als Orientierung, um eine Gleittechnik des Humeruskopfes nach inferior zu kontrollieren.

☉ 25 Palpation Akromionrand – mit inferiorem Zug am Humerus

AC-Gelenk – vorderer Zugang

Die weitere Palpation folgt der Spina acromialis weiter nach medial. Hier wird zuerst eine kleine Einkerbung und anschließend wieder ein knöcherner Widerstand spürbar. Nun stößt die Fingerkuppe gegen die Klavikula, die Fingerbeere liegt auf dem so genannten »vorderen V«. Die Spitze dieser V-förmigen Einkerbung zeigt meist direkt nach posterior. Hier endet der vordere Anteil der AC-Gelenkkapsel.

■ Tipp

Die Schwierigkeit der Lokalisierung besteht darin, dass die Spina acromialis nicht genau erspürt wird und der palpierende Finger der Kontur nach medial nicht konsequent folgt. Häufigster Fehler: Das »vordere V« wird zu weit nach medial vermutet. Als erfolgreiche Palpationstechnik erweist sich das Auflegen des Zeigefingers mit der ulnaren Kante, sodass die Fingerbeere die Spitze dieser Spina tastet und die Fingerkuppe die Einkerbung, die das »V« markiert.

AC-Gelenk – hinterer Zugang

Der vordere Zugang wurde bereits lokalisiert. Zur Markierung des weiteren Verlaufs benötigen wir das sog. »hintere V«. Zuvor wurde bereits das Ertasten und Verfolgen der kranialen Kante der Spina scapulae und des posterioren Randes der Klavikula nach lateral beschrieben. Man wird feststellen, dass die Ausmaße des lateralen Endes der Klavikula deutlich größer sind, als man sie sich im Allgemeinen aus der topographischen Anatomie vorstellt. Zudem stört der häufig erhebliche Tonus des M. trapezius pars descendens den Zugang zur hinteren Kante.

■ Technik
Schritt 1: hinterer Rand der Klavikula

Man beginnt die Palpation weiter medial, damit man den hinteren Rand gut spüren und dann nach lateral konsequent verfolgen kann (rechtwinklige Palpationstechnik). Zur Senkung der Trapezius-Spannung wird der Kopf zur gleichen Seite geneigt und zur Gegenseite rotiert und der Muskel damit angenähert. Somit wird die Palpation einfacher.

■ Technik
Schritt 2: »hinteres V«

Als »hinteres V« wird die Stelle bezeichnet, an welcher die beiden palpierten Ränder (Oberkante der Spina scapulae und Klavikula-Hinterkante) zusammenlaufen. Die Spitze dieses »V« zeigt nach antero-lateral.

Will man diese Stelle exakt lokalisieren, variiert man die Technik, indem ein Finger steil zwischen die Begrenzungen von Spina scapulae und Klavikula aufgestellt wird.

Das »hintere V« befindet sich genau dort, wo beide Kanten keinen fest-elastischen Eindruck in der Tiefe mehr zulassen.

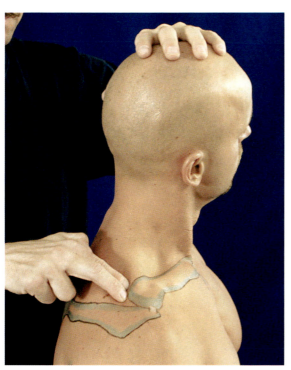

◉ 26 Palpation hinterer Rand der Klavikula

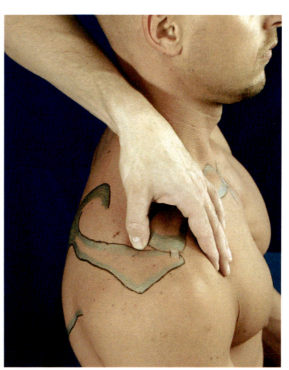

◉ 27 Palpation »hinteres V«

■ Tipp

Eine weitere sichere Möglichkeit, den hinteren Rand zu finden, ist die Palpation von der oberen Kante der Spina scapulae nach ventral. Die nächste knöcherne Struktur mit knallhartem Widerstand muss die Klavikula sein.

Verfolgt man den vorderen Rand der Klavikula von medial nach lateral bis zum »vorderen V«, so stellt sich die gesamte Dimension der lateralen Klavikula dar.
Die Ausdehnung wird häufig unterschätzt.

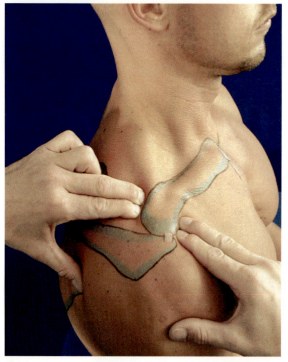

◎ 28 Vordere und hintere Begrenzung der Klavikula

AC-Gelenk

Die allgemeine **Ausrichtung des Gelenkspaltes** des AC-Gelenkes ergibt sich aus der Verbindung der Spitzen beider »V's«. Von dieser Verbindungslinie ist alleine der vordere Anteil (ca. 0,5–1 cm vom »vorderen V« nach dorsal) eine Orientierung zur Lokalisation des Gelenkes. Die allgemeine Ausrichtung des AC-Gelenkspaltes ist demnach nach anterior und häufig etwas nach lateral (s. ◎ 29).

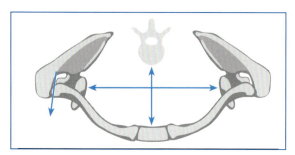

◎ 29 Gelenkspaltausrichtung AC-Gelenk bei normaler Thoraxform

Es gilt zu bedenken, dass auch hier intra- und interindividuelle Varianten in der Ausrichtung dieses Gelenkspaltes sehr wahrscheinlich sind. Wie stark die Ausrichtung variiert, hängt auch stark von der Haltung, der jeweiligen Thoraxform und der damit verbundenen Schultergürtelstellung ab. Bei betont kyphotischem Rücken hängt der Schultergürtel eher in Protraktion, und die Ausrichtung des AC-Gelenkspaltes zeigt weiter nach antero-medial mit einer deutlichen Neigung (s. ◎ 30).
Bei steilgestellter BWS (Flachrückentyp) orientieren sich die Scapulae weiter nach medial zur Wirbelsäule. Die Position des Schultergürtels weicht auch hier gegenüber einer »normalen« ab. Der Schultergürtel erscheint retrahiert, der AC-Gelenkspalt ordnet sich eher in der Sagittalebene ein (s. ◎ 31).

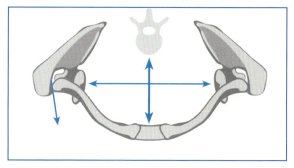

◎ 30 Gelenkspaltausrichtung AC-Gelenk bei Rundrücken

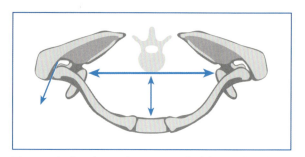

◎ 31 Gelenkspaltausrichtung AC-Gelenk bei Flachrücken

Die oben beschriebene Vorgehensweise zum Aufsuchen des AC-Gelenkspaltes dient der schnellen Orientierung und kann palpatorisch noch spezifischer durchgeführt werden.

■ Technik
AC-Gelenkkapsel

Man beginnt zunächst mit der Palpation des posterioren Randes der Klavikula und verfolgt ihre Konvexität konsequent am lateralen Ende nach anterior.

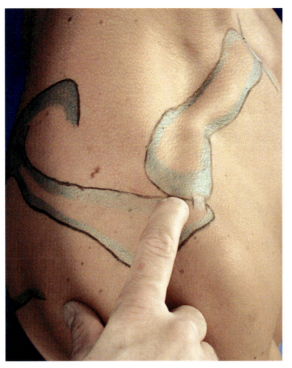

◙ 33   Detailansicht der Technik

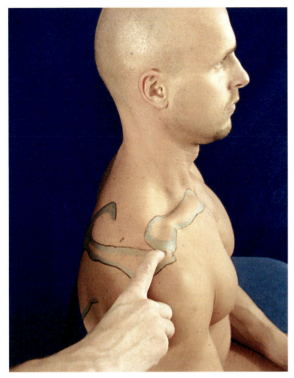

◙ 32   Palpation AC-Gelenk

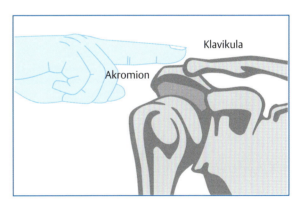

◙ 34   Position des palpierenden Fingers

Benutzt man die Technik der rechtwinkligen Palpation mit der Fingerkuppe gegen den Klavikularand, so erspürt der Finger zunächst eine deutliche Stufe (Fingerbeere auf dem Akromion und Fingerspitze gegen das Schlüsselbein).

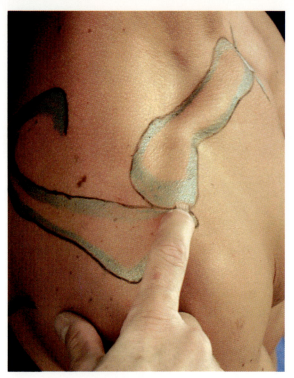

35 Palpation AC-Gelenkkapsel

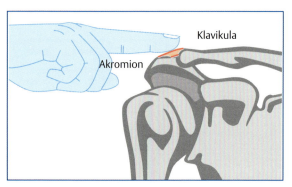

36 Position des palpierenden Fingers

Der palpierende Finger befindet sich direkt über dem Gelenkspalt des AC-Gelenkes, wenn sich dieser Rand nicht mehr stufig, sondern schräg abgeflacht anfühlt. Diese schräge »Rampe« ergibt sich durch das Auffüllen der »Stufe« mit der Kapsel und deren Verstärkungen.

Therapeutische Hinweise

Wir befinden uns hier in einem weiteren Bereich wichtiger knöcherner Referenzpunkte, die uns den Zugang zu einigen klinisch auffälligen Strukturen verschaffen:

- Der **Angulus acromialis** dient als weiterer Ausgangspunkt für die Darstellung des Akromions und für einen sicheren Zugang zu den antero-lateralen Strukturen.
- Der **laterale Rand des Akromions** dient zur Differenzierung zwischen Skapula und Humeruskopf (wichtig für Techniken der Manuellen Therapie).
- Von der **Spina acromialis** aus lokalisiert man die klinisch interessanteste Stelle, die Supraspinatus-Insertion, sowie den vorderen Zugang zum Sternoklavikulargelenk (SCG).
- Das Bestimmen der allgemeinen Ausrichtung sowie die genaue Lokalisation des **AC-Gelenkes** dient zum erfolgreichen Durchführen gelenkspezifischer Techniken aus der Manuellen Therapie und dem Einsatz Cyriax'scher Querfriktionen auf die Gelenkkapsel.

Bei leichten Arthritiden des AC-Gelenkes haben sich lokale Querfriktionen nach Dr. Cyriax auf der Gelenkkapsel bewährt.

Neben dieser therapeutischen Umsetzung der lokalen Palpation ist das Aufsuchen des Gelenkes eine wichtige Basis für Gelenkspieltests und gelenkspezifische Behandlungen des AC-Gelenkes aus dem Spektrum der Manuellen Therapie. Sie werden meist parallel des Gelenkspaltes eingesetzt. Die Kenntnis über seine Ausrichtung gewährleistet aussagekräftige Tests und gelenkschonende Mobilisation.

5 Allgemeine Orientierung ventral

Für die gute Orientierung vor weiterer spezieller Palpation bestimmter Strukturen kann der Betrachter die ventrale Schulterregion zunächst grob unterteilen.

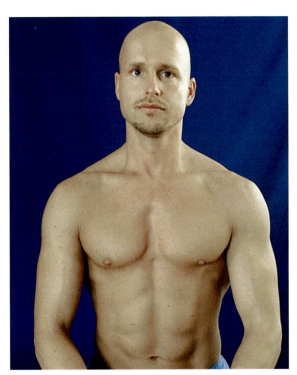

◉ 37   ASTE – Palpation ventral

ASTE

Der Patient oder Proband sitzt aufrecht mit ruhendem, entspanntem Schultergürtel. Der Untersucher steht zunächst vor dem Probanden.

Fossa supra- und infraclavicularis

Der geschwungene Verlauf der Klavikula unterteilt diese Region in Vertiefungen der Oberfläche oberhalb und unterhalb der Klavikula (Fossa supra- bzw. infraclavicularis). Der nach anterior konvex geschwungene Teil der Klavikula begrenzt die supraklavikulare Fossa von unten, der nach posterior geschwungene Anteil die infraklavikulare Vertiefung von oben. Die Begrenzungen der Fossa supra-

Übersicht über die zu palpierenden Strukturen

- M. sternocleidomastoideus
- Mediales Ende der Clavicula
- Gelenkspalt des Sternoklavikulargelenkes (SC-Gelenk, SCG)
- Fossa infraclavicularis
- Processus coracoideus

und infraclavicularis lassen sich mit Muskelaktivität sehr gut darstellen.

Man lässt den Probanden aus der Nullposition eine leichte Armhebung einbringen. Dies aktiviert vor allem den Deltamuskel. Von hier aus soll er (ggf. gegen einen leichten Widerstand) horizontal adduzieren.

Nun wird zusätzlich der M. pectoralis major aktiviert. Beide muskulären Begrenzungen der Fossa infraclavicularis werden deutlich.

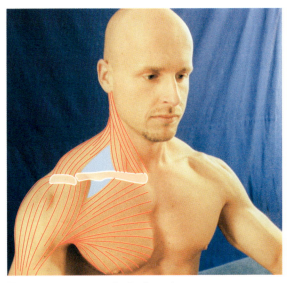

◉ 38   Fossa supra- und infraclavicularis

Die **Fossa supraclavicularis** wird von folgenden Strukturen begrenzt:

- untere Grenze   = posteriorer Rand der Klavikula
- mediale Grenze   = klavikularer Anteil
                                    des M. sternocleidomastoideus
                                    und Skalenus-Muskeln
- posteriore Grenze = deszendierender Anteil
                                    des M. trapezius.

Im Boden dieser Grube befindet sich die erste Rippe, der Durchtritt von Vena und Arteria subclavia durch die vordere und der Durchtritt des Plexus brachialis durch die hintere Skalenuslücke sowie dessen Verlauf bis zum Unterqueren der Klavikula.

Die **Fossa infraclavicularis** wird von folgenden Strukturen begrenzt:

- obere Grenze = inferiorer Rand der Klavikula
- mediale Grenze = lateraler Rand des M. pectoralis major pars clavicularis
- laterale Grenze = medialer Rand des M. deltoideus pars clavicularis.

Diese Vertiefung wird auch als deltoideopektorale Rinne oder Trigonum clavipectorale bezeichnet. Im Boden dieser Grube, medial der vorderen Deltamuskelfasern, befinden sich die Gefäße, die in Richtung Oberarm ziehen: Arteria und Vena subclavia, bei anderen Autoren auch als Arteria und Vena thoracoacromialis bezeichnet.

6 Lokale Palpation ventral

Übersicht über die zu palpierenden Strukturen

- M. sternocleidomastoideus
- Mediales Ende der Klavikula
- Gelenkspalt des Sternoklavikulargelenkes (SC-Gelenk, SCG)
- Fossa infraclavicularis
- Processus coracoideus

Kurzfassung des Palpationsganges

Das weitere Aufsuchen bestimmter Strukturen am ventralen Schultergürtelbereich orientiert sich stark nach medial und dient vor allem der sicheren Lokalisierung des SC-Gelenkes. Anschließend wird die ventro-laterale Region zugänglich gemacht. Hierzu ist das genaue Aufsuchen der Fossa infraclavicularis und des Proc. coracoideus wichtig.

ASTE

Der Proband sitzt auf einem Stuhl oder einer Therapieliege (s. ◙ 37), der Therapeut steht hinter ihm.

M. sternocleidomastoideus

Zunächst stellt man den sternalen Anteil des M. sternocleidomastoideus durch eine aktive Rotation des Kopfes zur Gegenseite dar.

Gibt man dem Probanden unter Aktivität des M. sternocleidomastoideus einen leichten Widerstand in Seitneigung zur gleichen Seite, so projiziert sich der klavikuläre Anteil des Muskels heraus. Ihn kann man bis zur Insertion am medialen Drittel der Klavikula verfolgen.

Zur Erinnerung: Dieser Muskel begrenzt die Fossa supraclavicularis medial und die vordere Skalenuslücke ventral.

Mediales Ende der Klavikula

Der Muskelstrang des sternalen Anteils und seine Sehne werden von lateral palpiert und konsequent bis zur Insertion am Manubrium sterni verfolgt.

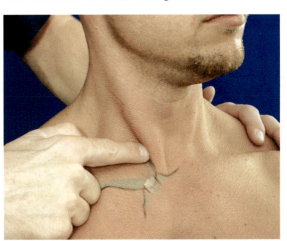

◙ 40 Palpation des M. sternocleidomastoideus

Die Insertion liegt direkt medial des Gelenkspaltes des SC-Gelenkes. Kurz vor der sternalen Insertion spürt man lateral der Sehne eine deutlich knöcherne Struktur: dies ist der obere Anteil des medialen Klavikulaendes.
Etwa die Hälfte des breiter werdenden Klavikulaendes befindet sich in der Ruhestellung des Schultergürtels (bei normal hängender Schulter) oberhalb des SC-Gelenkspaltes (s. ◙ 41).

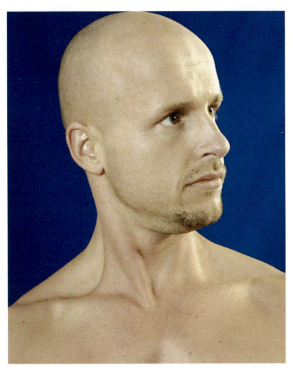

◙ 39 Aktivität des M. sternocleidomastoideus rechts

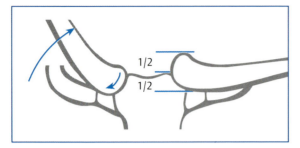

41 Dimension des medialen Klavikulaendes

■ **Tipp**

Die Lokalisierung des Gelenkes kann bei Patienten mit Beschwerden am SC-Gelenk durch Aufquellung der Kapsel erheblich behindert werden. Daher kann man die Lokalisation mittels aktiver Schultergürtelbewegung bestätigen. Am besten eignet sich hierzu eine passive Elevation der Schulter über ein Anheben des Armes.

Diese Gelenkflächenanteile nehmen erst bei Elevation der Schulter Kontakt mit der sternalen Gelenkfläche auf. Die Erklärung hierfür ist das Gleiten der Klavikula nach inferior bei Schulterelevation infolge der hier geltenden Konvex-Regel aus der Gelenkmechanik.

Gelenkspalt des SC-Gelenkes

Der eigentliche Gelenkspalt des SCG befindet sich also etwas weiter inferior. Seine Ausrichtung kann man mit superior-medial nach inferior-lateral beschreiben.

■ **Technik**

Die Sehne des M. sternocleidomastoideus wird konsequent bis auf das Manubrium sterni weiterverfolgt. Die palpierende Fingerbeere richtet sich jetzt nach lateral aus.

Stößt der palpierende Finger gegen das mediale Ende der Klavikula, so liegt der Gelenkspalt direkt unter der Fingerbeere.

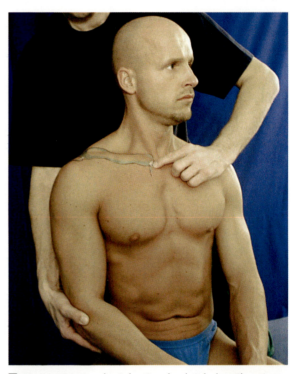

43 Bestätigung der Palpation durch Schulter-Elevation

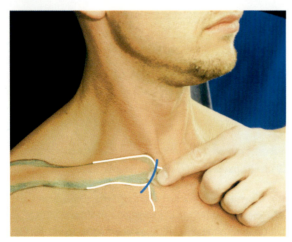

42 Palpation des SC-Gelenkspaltes

Fossa infraclavicularis

Vom medialen Ende der Klavikula und dem SC-Gelenk ausgehend, orientiert man sich am unteren Rand des Schlüsselbeins entlang nach lateral. Die genaue Lokalisation der Kante wird häufig durch die fleischige Insertion des klavikulären Anteils des M. pectoralis major erschwert. Nach etwa der Hälfte ihres Verlaufes von medial nach lateral kehrt sich der nach vorne konvexe Bogen dieses Röhrenknochens in einen nach hinten konvexen Bogen um.

Weiter nach lateral bildet die Klavikula die obere Begrenzung der Fossa infraclavicularis oder auch Trigonum clavipectorale (s. S. 34). Die weiteren Begrenzungen sind die Muskelränder des Delta- bzw. Pektoralismuskels mit ihren jeweiligen klavikulären Portionen (s. auch ☎ 38).

Die Fossa infraclavicularis ist der letzte Bereich der ventralen Palpation und gleichzeitig der Zugang zu den ventro-lateralen Strukturen mit großer klinischer Relevanz.

Wie bereits beschrieben, ist diese Grube in Armflexion und mit muskulärer Aktivität in Adduktion besonders einfach darzustellen. Sie wird nach lateral in der Tiefe direkt vom Proc. coracoideus knöchern begrenzt. Um diesen prominenten Fortsatz zu finden, empfiehlt sich folgendes Vorgehen.

Processus coracoideus

■ ASTE

Der Proband sitzt auf einem Stuhl oder einer Therapieliege, der Therapeut steht hinter ihm. Der Arm liegt dem Körper an, der Unterarm auf dem Oberschenkel, sodass der Unterarm um ca. 30° aus der Sagittalebene nach medial zeigt. Dies entspricht der physiologischen Nullstellung des Schultergelenkes.

Die Fossa infraclavicularis wird bei leicht eleviertem Arm durch eine transversale Adduktion gegen Widerstand deutlich dargestellt.

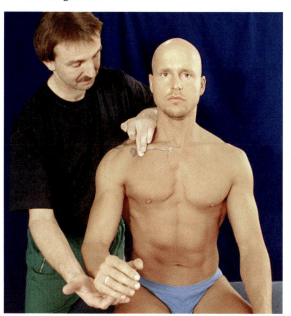

◙ 44 Darstellung der Fossa infraclavicularis

■ Technik

Zu dieser Lokalisation palpiert die linke Hand des Therapeuten, die rechte führt den rechten Arm des Patienten, um das Schultergelenk in die jeweilige Position einzustellen bzw. diverse Widerstände zu geben (◙ 44).

Der palpierende Finger (hier wird der Mittelfinger bevorzugt, ◙ 45) legt sich unter dieser Anspannung in die Fossa und bleibt zunächst dort, auch wenn der Arm wieder in die physiologische Nullposition zurückgeführt und entspannt wird. Nun betont man den Druck des Mittelfingers nach lateral und spürt sofort das knöcherne Widerlager der lateralen Begrenzung des Proc. coracoideus.

Diese Lokalisation eröffnet den Zugang zu weiteren lateral liegenden Strukturen, die im folgenden Kapitel beschrieben werden.

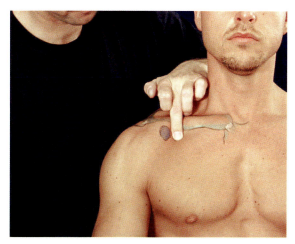

◙ 45 Palpation des Proc. coracoideus – mediale Begrenzung

Therapeutische Hinweise

● Das genaue Aufsuchen des SC-Gelenkspaltes ist sehr hilfreich zum Erspüren einer Separation der Gelenkpartner, wenn hier Traktionstechiken der Manuellen Therapie eingebracht werden.

● Im SCG sind häufig degenerative Gelenkprozesse mit Phasen aktivierter Arthrose und schmerzhaften, entzündlichen Perioden festzustellen.

● Die exakte Orientierung ventral und lateral an der Schulter erleichtert den genauen Zugang zum Humerus mit Tuberculum minus und Sulcus intertubercularis.

7 Lokale Palpation ventro-lateral

Kurzfassung des Palpationsganges

Es handelt sich hier um räumlich eng aneinander liegende Strukturen, deren Differenzierung teilweise recht schwierig ist und häufig nur mit Unterstützung durch Bewegung von Gelenkpartnern gelingt.

Die palpierende Hand bewegt sich folgerichtig von medial nach lateral und findet nahezu nach jedem Zentimeter eine neue Struktur.

Der Zugang gelingt über die Lokalisation der Fossa infraclavicularis und des Processus coracoideus, wie oben beschrieben. Siehe auch die Beschreibungen zur ◨ 38.

ASTE

Der Proband sitzt auf einem Stuhl oder einer Therapieliege, der Therapeut steht hinter ihm. Der Arm liegt dem Körper an, der Unterarm auf dem Oberschenkel, sodass der Unterarm um ca. 30° aus der Sagittalebene nach medial zeigt. Dies entspricht der physiologischen Nullstellung des Schultergelenkes.

Zu dieser Übung (durchgehend dargestellt ist die Palpation der rechten Seite) palpiert die linke Hand des Therapeuten, die rechte führt den rechten Arm des Patienten, um Bewegungen in das Schultergelenk einzubringen, die das Auffinden der gesuchten Strukturen erleichtern sollen.

■ Alternative ASTEn

Sind die Strukturen der lateralen Schulterregion mit diesen Übungen sicher aufzufinden, sollte man die Palpation aus anderen und schwierigen ASTEn ausprobieren, z.B. Rückenlage des Patienten, Elevation des Armes.

Umrandung des Processus coracoideus

■ Technik

Der palpierende Finger (hier der Mittelfinger) liegt in der Fossa infraclavicularis und gibt Druck nach lateral, worauf **die laterale Begrenzung** des Proc. coracoideus als knöchernes Widerlager durch harten Gegendruck zu spüren ist.

Übersicht über die zu palpierenden Strukturen

- Umrandung des Processus coracoideus
- Sehne des M. subscapularis
- Tuberculum minus humeri
- Sulcus intertubercularis und Tuberculum majus humeri
- Stellung der Cavitas glenoidalis
- M. supraspinatus – Insertion

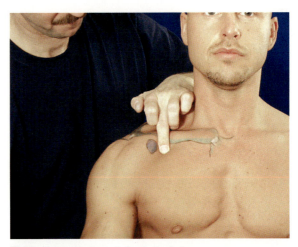

◨ **46** Palpation Fossa infraclavicularis

Legt man den Zeigefinger der palpierenden Hand direkt neben den Mittelfinger, liegt dessen Fingerbeere **direkt auf dem Korakoid**.

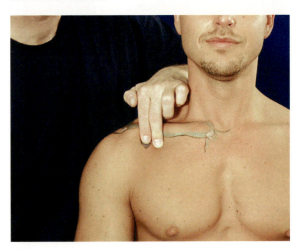

◨ **47** Palpation Proc. coracoideus

Die Palpation wird weiter nach lateral geführt. Der Mittelfinger der linken Hand bleibt in der Fossa infraclavicularis.

Der Zeigefinger wird mit mäßigem Druck um etwa eine Fingerbreite weiter nach lateral geführt. Hier ist jetzt eine deutliche Einziehung spürbar, die zwischen dem **lateralen Rand des Korakoids** und dem Tuberculum minus humeri liegt.

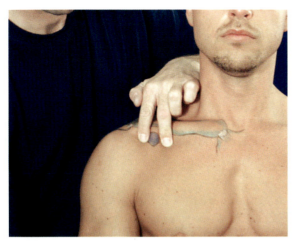

☑ 48 Proc. coracoideus – mediale und laterale Begrenzung

Im Folgenden kann man die **Spitze des Processus coracoideus** von allen Seiten begrenzen: von superior, inferior und lateral. Es fällt auf, dass der Proc. coracoideus eine erstaunlich große Struktur ist.

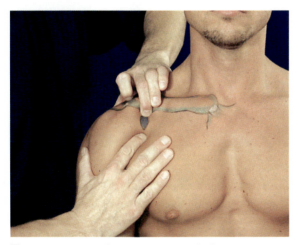

☑ 49 Proc. coracoideus – superiore und inferiore Begrenzung

■ Tipp

Die Palpation kann hier auf empfindliche Strukturen treffen. Eine vorsichtige Intensität ist hier anzuraten.

Zur Erinnerung: Am Korakoid inserieren vier ligamentäre und drei muskuläre Strukturen, die an der Bildung des Schulterdaches beteiligt sind. Es ist eine Umschaltstelle der Kräfte, die das Schultereckgelenk stabilisieren und den Schultergürtel nach ventral ziehen können.

Der untere Aspekt des Korakoids spielt eine wichtige Rolle in der Darstellung der räumlichen Ausrichtung der Cavitas glenoidale (s. auch ☑ 55 und 56).

Anmerkungen und Übungen zum Proc. coracoideus

Das Korakoid verändert die Lage im Bezug zur Klavikula bei Bewegungen des Armes, besonders bei einer Elevation über Flexion. Damit der Therapeut eine Vorstellung über die Lage des Korakoids bei dieser Bewegung bekommt, ist nachfolgende Übung empfehlenswert.

Die rechte Hand palpiert mit einem Finger das Korakoid zwischen seiner oberen Begrenzung und der Klavikula. Die andere Hand bringt eine passive Elevation über Flexion ein. Im Verlaufe dieser Bewegung, und zwar mit zunehmender Skapularotation, wird deutlich, dass sich die Spitze des Korakoids der Unterkante der Klavikula nähert. Die Gegenprobe, mit einer Extension des Armes, zeigt eine Entfernung des Korakoids bezüglich der Klavikula. Doch dies ist nicht so eindrucksvoll zu spüren, da die begleitenden Skapulabewegungen deutlich geringer sind als bei der Elevation über Flexion. Zudem spannen sich hierbei die Fasern der klavikularen Deltamuskelportion und wirken sich störend auf die Palpation aus.

Jetzt wird auch die kinetische Rolle der Ligg. coracoclavicularia deutlich, die meist nur in Verbindung mit der Stabilisierung des AC-Gelenkes betrachtet werden. Die eingebrachten passiven Bewegungen des Armes spannen die Weichteile um das Schultergelenk, die Skapula folgt der Bewegung. Zunächst bewegt sich die Skapula gegenüber der Klavikula im AC-Gelenk, bis die Bänder des Gelenkes auf Spannung kommen und die Klavikula rotatorisch in Bewegung setzen. Diese kurze Latenzzeit registriert der palpierende Finger am Korakoid.

Bei der Elevation des Armes neigt sich der Proc. coracoideus nach hinten und oben, spannt das Lig. conoideum und bewirkt die Rückwärtsdrehung der Klavikula. Die Vorwärtsdrehung wird bei der entsprechenden Extension des Schultergelenkes durch selektives Spannen des Lig. trapezoideum unterstützt.

Sehne des M. subscapularis

■ ASTE

Die ASTE für den weiteren Palpationsgang ist wie bei der Lokalisierung des Korakoids, s. ☑ 44.

■ Technik

Eine deutliche Einziehung, die den lateralen Rand des Korakoids markiert, liegt spürbar unter dem Zeigefinger. Direkt lateral davon muss das Tuberculum minus humeri liegen.

Die Lokalisation wird durch leichte passive Innen- und Außenrotation des hängenden Armes bestätigt. Dabei bewegt sich nur das Tub. minus unter dem Zeigefinger, das Korakoid verständlicherweise nicht.

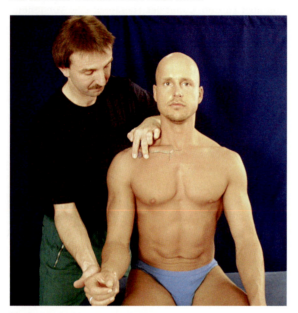

📷 50 Aufsuchen des Tub. minus

Wird der Arm in endgradige Außenrotation gebracht, spannt sich die breite Sehne des M. subscapularis und drückt den palpierenden Finger nach vorne an die Oberfläche. Verstärkt der palpierende Zeigefinger den Druck gegen die gespannte Sehne, so antwortet diese mit einer sehr festen und etwas elastischen Konsistenz.

Tuberculum minus humeri

Die Umrisse des Tub. minus zeigen eine tropfenförmige Gestalt in umgekehrter Form. Es läuft mit seiner Spitze nach inferior in eine Insertionsleiste, die Crista tuberculi minoris, aus. Es wird lateral vom Sulcus intertubercularis begrenzt.

■ Hinweis zur Anatomie

Das Tub. minus wird in der gesamten Ausdehnung vom M. subscapularis als Insertion belegt. Von hier aus ziehen oberflächlich liegende Fasern als transversales Band über

den Sulcus intertubercularis und sichern die Lage der langen Sehne des M. biceps brachii in der Rinne.

Die Insertion der Subskapularissehne kann sich infolge Überlastung schmerzhaft entzündlich zeigen. Sie kann aber auch unter dem Schulterdach eingeklemmt werden und dann einen schmerzhaften Bogen während der Armhebung verursachen.

An der distal folgenden Crista tuberculi minoris inserieren der M. latissimus dorsi und der M. teres major.

Sulcus intertubercularis und Tuberculum majus humeri

■ Technik
1. Variante

Der Sulcus ist palpabel, indem der spürende Zeigefinger über das Tub. minus hinweg weiter nach lateral gebracht wird. Unter ständiger leichter passiver Innen-/Außenrotation des Armes kann bestätigt werden, dass sich die schmale Vertiefung des Sulcus unter dem Finger hin- und her dreht, wobei dessen Ränder (Tub. majus und minus)

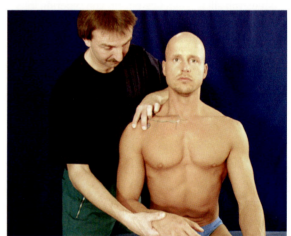

📷 51 Palpation – Sulcus intertubercularis

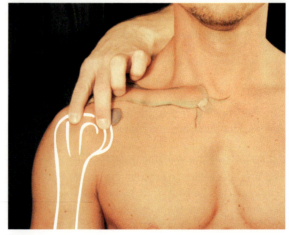

📷 52 Detailansicht

zu spüren sind. Diese Methode kann durch voluminöse Deltamuskelportionen erschwert werden.

■ **Technik**
2. Variante

Falls die beschriebene direkte Form, den Sulcus aufzusuchen, nicht gleich glückt, kann man auf eine indirekte Methode zurückgreifen. Bei aktiver Abduktion des Armes innerhalb der Ebene der Skapula liegt der Sulcus direkt unter einer Muskellücke des Deltamuskels.

Man lässt den Arm des Probanden aktiv in Abduktion in der Skapula-Ebene halten, sodass die Muskellücke zwischen den akromialen und klavikularen Portionen des

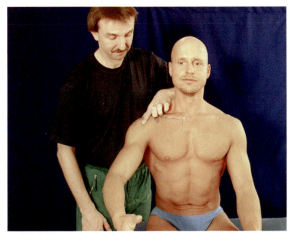

◎ 53   Aufsuchen der Deltalücke

Deltamuskels deutlich wird.

In den Längsverlauf der Muskellücke wird der palpierende Finger gelegt.

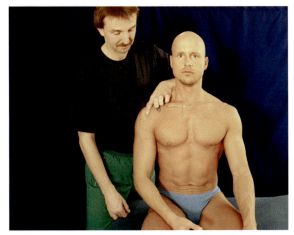

◎ 54   Palpation des Sulcus intertubercularis

Bei der Palpation auf der rechten Seite ist dies der linke Zeigefinger.

In dieser Position befindet sich der Sulcus direkt unter der Muskellücke.

Der Zeigefinger bleibt in der Muskellücke, während der Arm zurück in die Ausgangssituation (die physiologische Nullstellung des Schultergelenkes) geführt wird.

Nun liegt der palpierende Finger mit großer Wahrscheinlichkeit über dem Sulcus. Mit erneuter leichter Bewegung des Armes im Schultergelenk wird die Lokalisation des Sulcus intertubercularis unter dem Zeigefinger bestätigt.

■ **Therapeutischer Hinweis**

Bekannte Beschwerdebilder von Weichteilerkrankungen an der Schulter sind Sehnenscheidenaffektionen der langen Bizepssehne im Sulcus intertubercularis. Diese werden regelmäßig mit lokalen Anwendungen aus der physikalischen Therapie, so auch mit Cyriax'scher Querfriktion behandelt. Nur die genaue Palpation sichert hier den Behandlungserfolg.

Daher sollte das Auffinden des Sulcus intertubercularis auch in anderen ASTEn des Patienten trainiert werden.

Cavitas glenoidalis

Alle nötigen Strukturen sind jetzt bekannt, um die räumliche Ausrichtung der Schultergelenkpfanne komplett zu beschreiben. Ihre räumliche Lage resultiert aus der Anpassung der Skapula an die Form des Thorax. Die Cavitas glenoidalis öffnet sich im Allgemeinen nach lateral, anterior und etwas superior, in direkter Verlängerung der Spina scapulae.

Die Anwinkelung aus der Frontalebene nach anterior um ca. 20–30° ist sehr direkt von der individuellen Thoraxform abhängig. Bei Flachrückentypen orientiert sie sich mehr nach lateral, bei Rundrückentypen eher nach ventral. Diese Ausrichtung kann sich aber auch in verschiedenen ASTEn ändern. So kann eine Bauch-, Seiten- oder Rückenlage des Patienten die Lage der Skapula zum Thorax und damit die räumliche Ausrichtung der Cavitas glenoidalis verändern.

Daher braucht der Therapeut zuverlässige Orientierungspunkte, um die genaue Ausrichtung der Gelenkpfanne zu ermitteln. Dies kann allein durch eine Verbindungslinie definiert werden, deren Eckpunkte jetzt zu lokalisieren sind: Angulus acromialis und unterer Aspekt des Processus coracoideus.

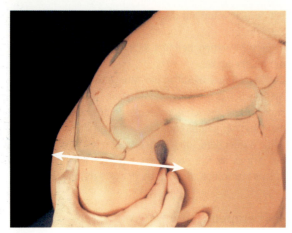

☯ 55 Ausrichtung der Cavitas glenoidalis –
Ansicht von oben

■ Technik

Hierzu postiert man den Daumen der rechten Hand auf
den hinteren Winkel des Akromions (Angulus acromialis)

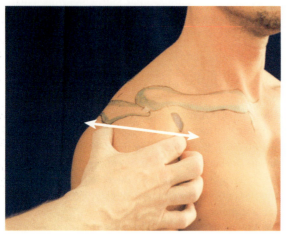

☯ 56 Ausrichtung der Cavitas glenoidalis –
Ansicht von der Seite

und den Zeigefinger auf den unteren Aspekt des Korakoids. Hieraus ergibt sich die bestimmende Verbindungslinie.
Diese verläuft, von oben betrachtet, von postero-lateral
nach antero-medial.
Von der Seite betrachtet, verläuft sie nach anterior leicht
abschüssig.
Dies verdeutlicht die Anwinkelung der Cavitas glenoidalis in der Sagittalebene.

■ Alternative ASTEn

Nachdem bei ruhender Schulter die Ausrichtung der
Pfanne recht einfach nachzuvollziehen ist, sollte die Verbindungslinie in anderen Lagerungen des Patienten

sowie in anderen Armstellungen, z.B. voller Armelevation geübt werden. Jedes Mal sollte der Therapeut
versuchen, sich die Lage der Cavitas glenoidalis räumlich
vorzustellen.

Therapeutischer Hinweis

Diese genaue Darstellung der Cavitas-glenoidalis-Ebene
ist für Manualtherapeuten in der Durchführung von
Gelenkspieltests und manualtherapeutischen Gleittechniken sehr wichtig. Eine Gleittechnik nach anterior auf
der Gelenkpfanne bedeutet demnach ein räumliches Aus-
richten nach anterior, medial und etwas inferior. Testet
man nicht genau parallel, erhält der prüfende Therapeut
keine aussagekräftigen Ergebnisse.
Bei der Gleitmobilisation des Humerus nach posterior
bemerkt man häufig, dass die Gleitrichtung nicht weit
genug nach lateral eingestellt ist und empfindliche Strukturen, wie z.B. das Labrum glenoidale, durch Kompression gefährdet werden.

M. supraspinatus – Insertion

Äußere Anteile des Tuberculum majus sind im Sitz lateral
des Sulcus intertubercularis palpabel (s. auch ☯ 52), aber
hier befinden sich klinisch wenig interessante Anteile.
Wichtige Insertionsgebiete der Mm. supraspinatus und
infraspinatus liegen bei Einstellen des Armes in der physiologischen Nullposition unerreichbar unterhalb des
Akromions.

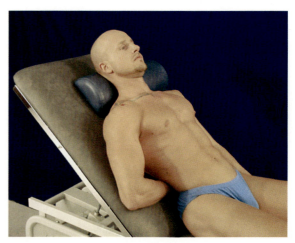

☯ 57 ASTE – Palpation der Insertion des M. supraspinatus

■ ASTE

Um die Insertion des M. supraspinatus zugänglich zu machen, muss man die vordere Facette des Tub. majus nach anterior hervorholen. Hierzu führt man den Arm des Probanden in eine Extension, leichte Abduktion und deutliche Innenrotation, sodass sein Handrücken mit der LWS Kontakt aufnimmt.

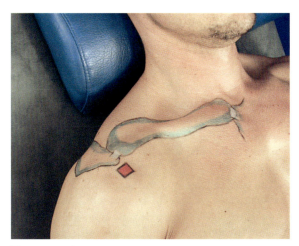

◯ 58 Lage der M. supraspinatus – Insertion

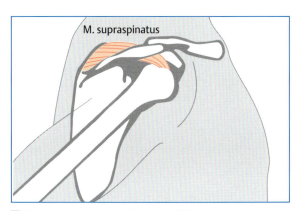

◯ 59 Lage der Insertion in dieser ASTE

Hierzu wird der Patient mit dem Oberkörper in eine schräge Lage (ca 60° gegenüber der Rückenlage aufgerichtet), gegen das Fußteil der Therapieliege anlehnend, gelagert.

Nun liegt die ca. 1 cm² große klinisch wichtige Insertionsstelle direkt anterior der Spina acromialis auf einem kleinen knöchernen horizontalen Plateau auf dem Humerus.

■ Technik

Zum Auffinden der Insertion verfolgt man den Rand des Akromions vom hinteren Winkel bis zur vorderen Spitze (s. S. 28; auch Beschreibungen zur ◯ 25). Der palpierende Zeigefinger sollte jetzt so liegen, dass die Fingerbeere auf dem knöchernen, ca. 1 cm² großen Plateau liegt und der Rand des Zeigefingers gegen die Spitze stößt.

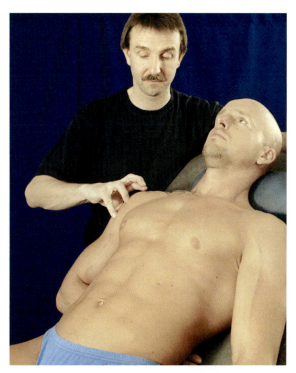

◯ 60 ASTE von Patient und Therapeut, Handhaltung

Führt man den palpierenden Finger etwas weiter nach anterior bzw. nach medial, so rutscht er vom Plateau ab. Nur direkt vor der Akromionspitze ist die Lokalisation richtig.

■ Therapeutische Hinweise

Wird diese Palpation im Rahmen einer Befunderhebung zur Schmerzprovokation bzw. bei der Behandlung einer Insertionstendopathie eingesetzt, führt man eine quere Friktion i.S. der Cyriax'schen Lehre aus. Der Zeigefinger wird mit Hautkontakt und minimalem Druck etwas nach medial geführt. Hier baut er Druck in die Tiefe gegen das Plateau auf und wird nach lateral ohne Reibung über die Haut gezogen. Zur Schmerzprovokation wird recht viel Druck aufgebaut, zur Behandlung dosiert man die Technik, die im Sekundentakt durchgeführt wird, eher subklinisch.

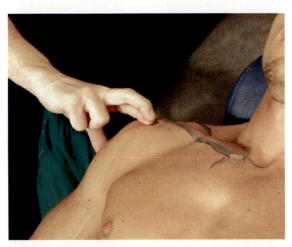

◉ 61   Technik – Querfriktion des M. supraspinatus

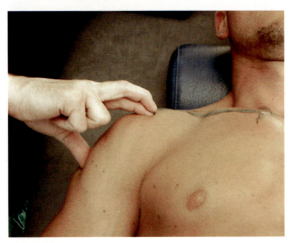

◉ 62   Alternative Ansicht

Es sollte dem Therapeuten immer klar sein, dass der palpierende Finger nie direkt auf der Insertion liegen kann. Derbe Faserbündel des Deltamuskels und die Bursa subacromialis-subdeltoidea liegen noch darüber. Auch diese Strukturen können entzündlich und schmerzhaft sein.

Die Sicherheit, dass eine schmerzhafte Palpation dieser Stelle auch auf eine Supraspinatus-Insertionstendopathie hinweist, erhält der Therapeut nur durch entsprechende Befunde aus der Funktionsprüfung des Schultergelenkes.

■ Tipps

- Die Akromionspitze ist manchmal schwer zu finden. Die ASTE des Patienten entspricht jetzt nicht dem aufrechten Sitz und die vorderen Anteile des Deltamuskels, durch die hindurch palpiert werden muss, sind gedehnt. Hier empfiehlt es sich, erst diese Spitze aufzusuchen und anschließend den Arm zu positionieren.
- Um die Palpationstechnik ergonomisch geschickt einzusetzen, empfiehlt es sich, die Therapieliege möglichst hoch einzustellen und kranial der Schulter des Patienten zu stehen.

8 Übungsteil

Wenn Sie das Kapitel durchgearbeitet haben, fällt Ihnen die Beantwortung folgender Fragen leicht:

■ Welche Strukturen bilden die Fossa infraclavicularis?

■ Welcher Muskel dient als Leitmuskel zum Aufsuchen des SC-Gelenkspaltes?

■ Wie kann man sich helfen, wenn man den Sulcus intertubercularis finden will?

■ Die vordere Spitze des Akromions ist ein wichtiger Referenzpunkt. Welche Strukturen kann man von hier aus erreichen?

■ An welchem knöchernen Referenzpunkt muss man sich orientieren, will man die Sehne des M. infraspinatus aufsuchen?

■ Welche Ausrichtung hat der Gelenkspalt des SC-Gelenkes?

■ Welche Bewegung der Skapula lässt sich am Angulus inferior beurteilen?

■ Wodurch lässt sich der Rand des Akromions noch besser von dem Humeruskopf unterscheiden?

■ Wie macht man sich die klinisch wichtige Insertionsstelle des M. supraspinatus am Tuberculum majus zugänglich?

■ Wie ist die allgemeine räumliche Ausrichtung der Cavitas glenoidalis?

Ellenbogenregion

1 Einleitung

Bedeutung der Region aus funktionellen und anatomischen Gesichtspunkten

Das Mittelgelenk der oberen Extremität (Art. cubiti) dient funktionell zur Verlängerung bzw. Verkürzung der Distanz zwischen Hand und dem Körper bzw. Gesicht. Weiterhin ist die Rotation der Hand auf dem Niveau des Unterarmes angesiedelt. Dies ist funktionell und letztlich auch anatomisch der bedeutendste Unterschied zum Mittelgelenk der unteren Extremität, dem Kniegelenk.

Das Hauptgelenk für die Führung der Flexion und Extension ist das Humeroulnargelenk (Art. humeroulnaris – HUG). Das wichtigste Gelenk für die Steuerung der Umwendebewegungen der Hand ist das proximale Radioulnargelenk (Art. radioulnaris proximalis – PRUG). Die Art. humeroradialis (HRG) ist funktionell lediglich ein Adapter zwischen dem Zentrum der Flexion/Extension im HUG und den Umwendebewegungen Pronation/Supination im PRUG.

Alle drei Gelenke befinden sich innerhalb einer Kapsel, die sowohl genügend Freiheit für die sehr ausgiebigen Bewegungen in Flexion/Extension gewährleistet als auch die seitliche Stabilität in extendierter Stellung garantiert. Weiterhin hat sie die Aufgabe, den Radius an der Ulna zu halten.

Für Masseure und Physiotherapeuten, die die Gelenkpartner im Komplex des Ellenbogengelenkes aufsuchen wollen, ergibt sich die Schwierigkeit, dass knöcherne Strukturen hauptsächlich lateral und posterior erreichbar sind und die Gelenkspalte bis auf wenige Ausnahmen unter den ausgeprägten Weichteilen verborgen liegt. Daher wird es notwendig sein, zur Lokalisation der Gelenke Hilfe in Form von Leitmuskeln und räumlichen Zuordnungen in Anspruch zu nehmen. Will man z. B. den Radius anterior erreichen, muss man sich am medialen Rand des M. brachioradialis orientieren und von hier aus in die Tiefe palpieren.

Die Lokalisierung der Gelenkpartner und die räumliche Vorstellung über die Stellung der Gelenkflächen entscheidet darüber, wie genau ein Therapeut seine Hände platzieren kann, um z. B. Gelenkspieltest aus der Manuellen Therapie anzuwenden.

Neben der komplizierten knöchernen Situation zeichnet sich das Ellenbogengelenk durch eine Anlage von vielen, teils schlanken Muskeln aus, die sich in einen Strecker und mehr als 12 Flexoren unterteilen lassen. Gerade die Synergisten für die Flexion sind es, die mit Überlastungssyndromen der Sehnen und Insertionen symptomatisch auffällig werden und den Therapeuten vor die Aufgabe stellen, die genaue Stelle der Läsion zu entdecken.

Der Ursprung dieser Synergisten befindet sich an den Epikondylen des Humerus bzw. in deren unmittelbarer Umgebung. Ihre Hauptfunktionen betreffen vor allem die Bewegung von Hand und Fingern.

Häufige therapeutische Tätigkeiten
in dieser Region, die Palpationskenntnisse erfordern

Die Palette der Techniken zur Befundung und Behandlung des Ellenbogengelenkes ist vielfältig und reicht vom Messen des Blutdrucks, Prüfen von Reflexen an Bizeps und Trizeps über elektro- und kryotherapeutische Anwendungen bis hin zu lokalen Querfriktionen und Techniken der Manuellen Therapie an den einzelnen Gelenkabschnitten.

Notwendige Vorkenntnisse (topographisch und morphologisch)

Will man in der Fort- und Weiterbildung auf die anatomischen Vorkenntnisse zurückgreifen, macht man gerade bei dem Thema Ellenbogengelenk die Erfahrung, dass bildliche Vorstellungen über Knochenkonstellationen, Gelenkflächen und Muskelanlagen eher nebulös als konkret abzurufen sind.

Das Erkennen und Differenzieren tief liegender Strukturen mittels gezielter Palpation kann nur dann wertvoll sein, wenn man die Zusammenhänge zu bestehenden topographischen Vorkenntnissen herstellen kann. Daher benötigt der suchende Therapeut eine räumliche Vorstellung der Knochenpartner, die an der Konstruktion der Art. cubiti beteiligt sind. Eine bildliche Vorstellung mit den Bezeichnungen der wichtigsten Strukturen aus verschiedenen Perspektiven ist notwendig.

Da Weichteilläsionen zu den häufigsten Beschwerdebildern der physiotherapeutischen Praxis im Bereich des Ellenbogengelenkes gehören, werden vor allem Name und Lage der Muskeln benötigt, die an den Epikondylen entspringen.

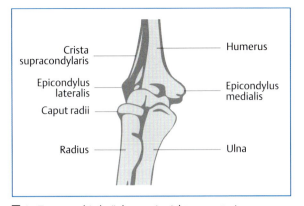

Crista supracondylaris
Epicondylus lateralis
Caput radii
Radius
Humerus
Epicondylus medialis
Ulna

◙ 1   Topographie knöchern – Ansicht von anterior

Humerus
Caput radii
Ulna
Radius
Crista supracondylaris
Capitulum humeri
Olekranon

◙ 2   Topographie knöchern – Ansicht von lateral (radial)

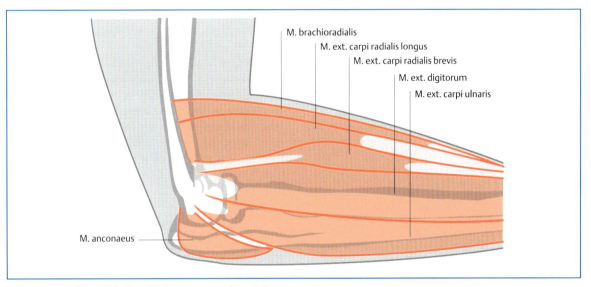

M. brachioradialis
M. ext. carpi radialis longus
M. ext. carpi radialis brevis
M. ext. digitorum
M. ext. carpi ulnaris
M. anconaeus

◙ 3   Topographie muskulär – Ansicht von lateral (radial)

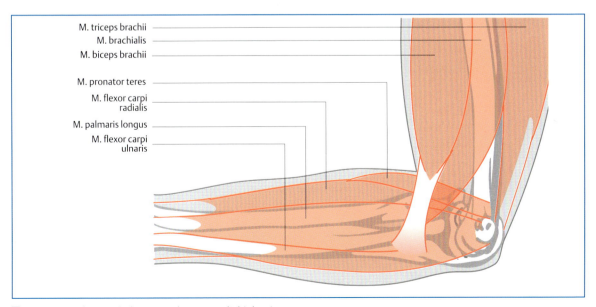

M. triceps brachii
M. brachialis
M. biceps brachii
M. pronator teres
M. flexor carpi radialis
M. palmaris longus
M. flexor carpi ulnaris

◙ 4   Topographie muskulär – Ansicht von medial (ulnar)

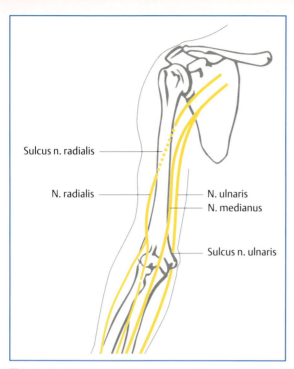

Sulcus n. radialis

N. radialis

N. ulnaris

N. medianus

Sulcus n. ulnaris

◉ 5 Verlauf der wichtigsten peripheren Nerven des Armes

Nerven und Gefäße spielen in der therapeutischen Betrachtung einer Gelenkregion eine eher untergeordnete Rolle. Man sollte sich aber vergegenwärtigen, dass alle drei Hauptnerven für die Innervation von Unterarm und Hand das Ellenbogengelenk passieren müssen. Jeder von ihnen durchläuft dabei eine muskuläre Passage, die sich zu einem Engpass entwickeln und Kompression auf den Nerv ausüben kann.

Der **Nervus radialis** durchläuft posterior am Humerus den Sulcus nervi radialis, überquert das Ellenbogengelenk auf der Vorderseite und tritt durch zwei muskuläre Anteile des M. supinator.

Auf der medialen Seite hat der M. biceps brachii eine Weichteilrinne, den Sulcus bicipitalis, in welcher Gefäße und der **N. medianus** verlaufen. Letzterer passiert das Ellenbogengelenk mittelständig in der Ellenbeuge und durchdringt anschließend zwei Bäuche des M. pronator teres.

Der Sulcus nervi ulnaris ist die bekannteste Nervenpassage am Ellenbogen. Der **N. ulnaris** ist der Einzige der großen peripheren Nerven am Arm, der den Ellenbogen auf der Rückseite überquert. Weitgehend unbekannt sind mögliche Kompressionen des Nervs im weiteren Verlauf durch die Faszie des Unterarmes und im nachfolgenden Muskelbauch (M. flexor carpi ulnaris).

2 Allgemeine Orientierung anterior

Begrenzungen der Fossa cubitalis

Die Ellenbogenbeuge ist dreieckförmig. Sie wird
- proximal von dem Muskelbauch und den Sehnen der Mm. biceps brachii und brachialis (1)
- lateral von dem M. brachioradialis (2)
- medial von dem M. pronator teres (3) umrandet.

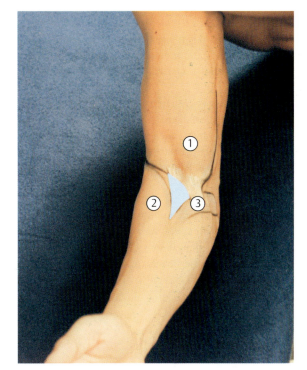

◘ 6   Lage der Fossa cubitalis

3 Lokale Palpation anterior

Kurzfassung des Palpationsganges

Die Lokalisation der verschiedenen Strukturen, die an der Ausformung der Ellenbogenbeuge beteiligt sind, erschließt man sich durch einen Palpationsbeginn an der medialen Seite des Humerus.

Die Strukturen an der inneren Oberarmseite kann man in zwei Richtungen verfolgen:
- Zunächst wird man ihnen nach distal und anterior in die Ellenbogenbeuge nachspüren.
- Später wird die Palpation nach distal und medial beschrieben.

Wir starten daher medial und suchen hier vor allem ein Nerven- und Gefäßbündel, welches uns zur Vorderseite des Ellenbogengelenkes führt.
Schließlich werden die einzelnen Strukturen in der Ellenbogenbeuge voneinander differenziert.

ASTE

Zu Übungszwecken eignet sich folgende ASTE: Der Patient sitzt auf einem Hocker vor der Therapieliege, auf der der Therapeut Platz nimmt. Der Ellenbogen stützt sich dabei auf dem Oberschenkel des Therapeuten ab. Das Ellenbogengelenk ist flektiert und in Mittelstellung der Pronation/Supination eingestellt. Die Ellenbeuge sollte dabei immer nach oben zeigen. So ist der Oberarm rotationsneutral gelagert.
Diese ungewöhnliche ASTE bietet mehrere Vorteile für eine Palpation am medialen Humerus und an der Ellenbogenbeuge:
- Die zu palpierenden Bereiche sind frei zugänglich
- Das Ellenbogengelenk ist gut in verschiedenen Positionen einstellbar.

Letzteres ist von Vorteil, wenn man Bewegungen in dem Gelenk benötigt, um die Palpation zu bestätigen oder um bestimmte Muskeln bzw. Nerven durch Verlängerung vorzuspannen.

Übersicht über die zu palpierenden Strukturen

- Humerus – medialer Schaft
- Muskelbauch und Sehnen des M. biceps brachii
- Nerven- und Gefäßbündel
- M. pronator teres
- M. brachioradialis
- Proximales Radioulnargelenk

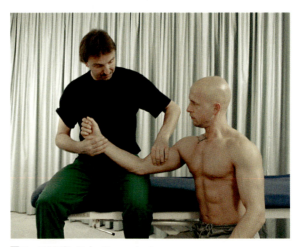

📷 7 ASTE für Palpation anterior

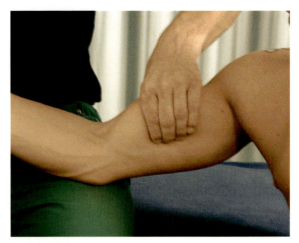

📷 8 Detailansicht

Alternative ASTEn

Natürlich können auch andere Positionen und Grifftechniken benutzt werden, um die nachfolgend aufgelisteten Strukturen zu erreichen. So kann der Übende selbst mit der freien Hand den Ellenbogenbereich erreichen.

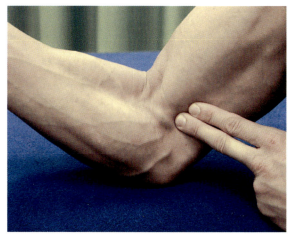

◧ 9   Palpation des eigenen Armes – zu Übungszwecken

Humerus – medialer Schaft

■ Technik

Der Humerus lässt sich in weiten Teilen auf der medialen bzw. lateralen Seite zwischen den vorne liegenden Ellenbogenflexoren und dem M. triceps brachii erreichen. Auf der medialen Seite gelingt dies, wenn man das Flexorenpaket mit der flachen Hand etwas anhebt und die Fingerbeeren auflegt. Siehe Technik der ◧ 7, 8 und 10.
Schnell stößt die flächige Palpation auf den Humerusschaft, der von einigen dünnen, längs verlaufenden Strukturen begleitet wird. Die Technik der Palpation wird quer zum Humerus, also anterior-posterior ausgeführt. Die weiche Struktur, auf die man in der posterioren Richtung stößt, ist der M. triceps brachii, der zur Beugerseite durch ein sehr festes Septum intermusculare abgeteilt ist.

■ Tipp

Da diese Strukturen von Nerven und Gefäßen begleitet werden, sollte die Palpation wirklich flächig und dosiert durchgeführt werden. Humerus und das Nerven-Gefäß-Bündel sind hier bei nahezu jedem Oberarm entlang seiner kompletten Ausdehnung von Axilla bis Epicondylus medialis einfach zu erreichen.

Muskelbauch und Sehnen des M. biceps brachii

Die Konturen des Bizeps sind unter Aktivität im Allgemeinen recht gut zu spüren. Der mediale Rand führt uns zu dem Nerven- und Gefäßbündel sowie zu bestimmten Strukturen der Ellenbogenbeuge.

■ Technik
Lacertus fibrosus

Man sucht unter anhaltender Aktivität der Beuger den Muskel-Sehnen-Übergang des M. biceps brachii (1). Der Muskelbauch verjüngt sich nach distal. Von medial angehakt, stellt sich die Sehne als eine breite, derbe Platte dar (Lacertus fibrosus oder Aponeurosis bicipitalis). Der Rand ist sehr scharfkantig, von oben ist die Struktur flach und breit (s. a. ◧ 13).
Sie kann weiter nach distal und medial verfolgt werden, verliert sich dann aber in der Faszie des Unterarmes.

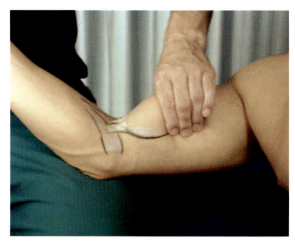

◧ 10   Palpation medialer Humerus

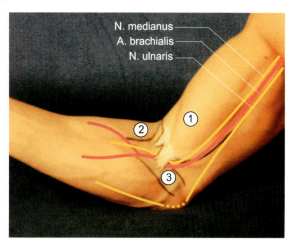

N. medianus
A. brachialis
N. ulnaris

◧ 11   (1) M. biceps brachii, (2) M. brachioradialis, (3) M. pronator teres

■ **Technik**
Bizepssehne

Die Hauptsehne des Bizeps erreicht der Therapeut, wenn er den Bereich des Muskel-Sehnen-Überganges von lateral anhakt. Durch das Einbringen einer kräftigen Isometrie in der beschriebenen Ausgangsstellung und zusätzlicher Supination ist sie deutlicher zu spüren. Verfolgt man sie konsequent nach distal, so führt sie den palpierenden Finger in den Boden der Fossa cubitalis, zur Insertion an der Tuberositas radii. Wendet der Proband unter Beugeraktivität seinen Unterarm in Pronation, »verschwindet« die Sehne, bei erneuter Aktivität in Flexion mit Supination »taucht« sie wieder auf – ist deutlich palpabel.
Die Tuberositas selbst ist tatsächlich zu erreichen und die Lokalisation ist durch passive Pronation und Supination des Unterarmes zu bestätigen.

■ **Tipp**

Die Palpationstechnik von Sehne und Insertion kann man zur provokativen Diagnostik einsetzen, wenn man die Quelle durch Aktivität ausgelöster anteriorer Schmerzen am Ellenbogengelenk sucht.
Der M. brachialis ist am besten direkt medial und lateral des Muskel-Sehnen-Überganges des Bizeps zu erreichen.

Nerven- und Gefäßbündel

Im Bereich des medialen Oberarmes verlaufen zwei wichtige periphere Nerven für die motorische Versorgung von Unterarm und Hand sowie zwei große Gefäße:

● Nervus medianus
● Nervus ulnaris
● Arteria brachialis
● Vena basilica.

V. basilica, in der Tiefe die A. brachialis und der N. medianus bilden ein Nerven- und Gefäßbündel, welches im gesamten Verlauf des Humerus zu palpieren ist. Der N. ulnaris gehört bis zur Mitte des Oberarmes dazu, trennt sich aber weiter distal von den übrigen Strukturen, um posterior und medial das Ellenbogengelenk zu passieren. Die anderen Strukturen (N. medianus und die beiden Gefäße) verlaufen am Oberarm zunächst im Sulcus bicipitalis, um anterior und mittelständig (also durch die Ellenbeuge) über das Ellenbogengelenk zum Unterarm zu ziehen.
Dies sind die längsverlaufenden Strukturen, die bei der queren Palpation des Humerus auf der medialen Seite auffallen.

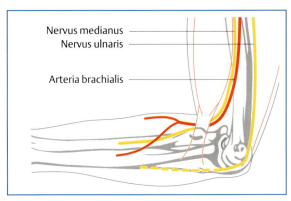

◉ 12 Nerven und Gefäße in der Ansicht von medial (ulnar)

■ **Technik**
Arteria brachialis

Man fordert den Probanden auf, eine mäßig isometrische Aktivität in Flexion und Supination des Ellenbogengelenkes zu halten. Man benutzt die gleiche quere Palpationstechnik wie zuvor am Humerus. Die Lage des Nerven- und Gefäßbündels ist etwas unterhalb der medialen Bizepsbegrenzung. Diese Strukturen liegen dort in einer Weichteilrinne, dem Sulcus bicipitalis. Die palpierenden Fingerbeeren müssen also etwas flektiert werden, um sie dort zu erreichen.
Die Pulsation der A. brachialis ist bei flächigem und gemäßigtem Druck deutlich zu spüren. Sie lässt sich nach distal gut verfolgen. Sie unterquert den Lacertus fibrosus zur Mitte der Ellenbogenbeuge (s. ◉ 13). Hier teilt sie sich dann in die A. radialis und A. ulnaris auf, die erst am distalen Unterarm in Nähe des Handgelenkes wieder zu erreichen sind.
Kurz vor dem Unterqueren des Lacertus fibrosus liegt die Stelle, die vorzugsweise beim Messen des Blutdruckes mithilfe einer Manschette und eines Stethoskopes gewählt wird.

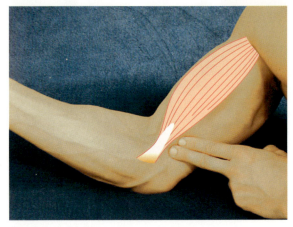

◉ 13 Lacertus fibrosus und A. brachialis – Eigenpalpation

■ Tipp

Wenn man nicht sicher ist, ob man die Arterie erreicht hat, kann man die Palpation bestätigen, indem zunächst der Puls am Handgelenk gesucht und etwas mehr Druck auf die Stelle ausübt wird, an der man die A. brachialis vermutet. Ist die Vermutung richtig, wird der Puls am Handgelenk schwächer. Ausgenommen bei schweren Gefäßerkrankungen, kann man diesen Druck gefahrlos ausüben.

■ Technik

Nervus medianus

Der N. medianus begleitet die Arterie bis kurz vor die Ellenbeuge. Bevor er seinen medianen Verlauf am Unterarm beginnt, durchläuft er den M. pronator teres zwischen seinem ulnaren und humeralen Kopf. Bei stark hypertonen Situationen des Muskels kann es hier zu einer Kompressionsneuropathie des N. medianus kommen.
Bei querer Palpation am Oberarm mit etwas mehr Druck gegen den Humerus rollt der Nerv unter den Fingern hin und her, ein typisches Gefühl bei der Palpation einer neuralen Struktur.

■ Tipp

Die Differenzierung vom parallel verlaufenden Gefäß ist recht einfach. Selbstverständlich pulsiert der Nerv nicht und verändert auch nicht die Qualität des Radialispulses am Handgelenk. Lokalisation und Verlauf eines Nervs lassen sich mit wechselnder Spannung und Entspannung unter fortwährender Palpation bestätigen. Dies kann man recht gefahrlos durchführen, da periphere Nerven kurzfristigen und mäßigen Druck allgemein recht gut vertragen. Hin und wieder löst der Druck ein Kribbelgefühl in der Peripherie aus.
Der N. medianus lässt sich in dieser ASTE durch Streckung des Ellenbogens und ggf. des Handgelenkes spannen. Er wird unter den palpierenden Fingern straffer.

M. pronator teres

Die Begrenzung der Ellenbeuge nach medial wird durch den lateralen Rand des M. pronator teres gebildet. Der Muskel ist uns bei der Palpation des Lacertus fibrosus bereits begegnet. Er entspringt dem Humerus proximal des Epicondylus medialis humeri (s. auch Palpation medial) und kreuzt den proximalen Unterarm hinüber zum Radiusschaft.

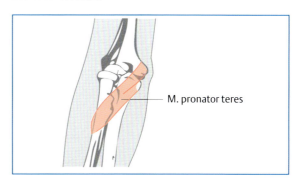

◉ 14   Lage des M. pronator teres – Ansicht von anterior

■ Technik

Seinen lateralen Rand zur Fossa cubitalis hin kann der Therapeut durch die ausgiebige und mit etwas Nachdruck ausgeübte aktive Pronation des Probanden spüren.

M. brachioradialis

Dieser funktionell so wichtige Beuger des Ellenbogens begrenzt mit seinem schlanken Muskelbauch die Fossa cubitalis auf der lateralen Seite. Sein Muskelbauch wird vor allem bei einer Aktivität in Flexion mit einer Neutralstellung für Pronation/Supination deutlich.

■ Technik

Verfolgt man den Muskelbauch nach proximal, so führt er den palpierenden Finger an das distale Drittel des Humerus auf der lateralen Seite. Bei deutlicher isometrischer Anspannung zieht er die Weichteile flach und bildet meist eine gut erkennbare Konkavität an der fleischigen Insertion.

Proximales Radioulnargelenk (PRUG)

In Höhe der Fossa cubitalis markiert der mediale Rand des M. brachioradialis recht genau den Übergang zwischen Caput radii und Ulna.

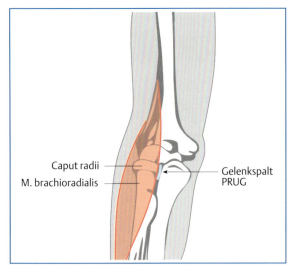

Caput radii
M. brachioradialis
Gelenkspalt PRUG

◉ 15   Lage des Gelenkspaltes – PRUG

■ Technik

Tief in der Fossa cubitalis lässt sich bei Umwendebewegungen des Unterarmes die Bewegung des Radiuskopfes spüren. Jetzt bekommt der Übende einen Eindruck von der Lage des proximalen Radioulnargelenkes: am medialen Rand des M. brachioradialis und in Höhe des Caput radii.

Therapeutische Hinweise

● Das Realisieren des Nerven- und Gefäßbündels auf der medialen Seite des Humerus ist für jeden Therapeuten sehr wichtig. Diejenigen Kollegen, die in der Anatomie-in-vivo-Fortbildung das erste Mal diese Strukturen in Lage und Stärke erfahren, sind ganz überrascht, wie einfach diese zu erreichen und daher auch ggf. zu komprimieren sind.
Ob es sich nun um die Anwendung einer klassischen Massagetherapie, einer Unterwassermassage oder einer Grifftechnik am Oberarm aus der Manuellen Therapie handelt, der mediale Oberarm ist vor jeglichem permanenten Druck oder Zug zu schützen!

● Der N. medianus hat eine Passage durch zwei Schichten des M. pronator teres. Kompressionsneuropathien werden hier, vor allem bei Leistungssportlern (z. B. Badmintonspieler oder Kanuten) gesehen.

● Die Kenntnisse über den Verlauf der Sehnen des M. biceps brachii sind sehr nützlich, um eine Insertionstendopathie oder eine Bursitis an der Insertion zu bestätigen.

● Die Gleitbewegung des Radiuskopfes gegenüber der Ulna bzw. dem Humerus zu diagnostischen oder therapeutischen Zwecken gehören zum Repertoire jedes Manualtherapeuten. Die Kenntnis der Ausdehnung des Radiuskopfes nach medial und seiner Abgrenzung zur Ulna sichern den richtigen Griff.

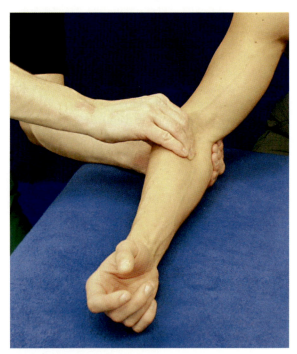

◉ 16   Gelenkspieltest im PRUG

4 Lokale Palpation medial

Kurzfassung des Palpationsganges

Die lokale Palpation medial beginnt erneut am medialen Humerusschaft. Hier wird die letzte neurale Struktur des Nerven- und Gefäßbündels aufgesucht und in ihrem Verlauf zum Unterarm verfolgt.

Nun sind die knöchernen und muskulären Strukturen an der Reihe. Ihre Lokalisation und Differenzierung ist besonders im Rahmen einer medialen Epikondylopathie interessant.

Hoppenfeld benutzt eine einfache und hilfreiche Technik, um sich die Lage derjenigen Muskeln am Unterarm vorzustellen, die am medialen Epikondylus entspringen. Sie wird abschließend vorgestellt.

ASTE

Es wird empfohlen, die ASTE zu Übungszwecken bzw. deren Alternative von der anterioren Palpation zu übernehmen: der Patient sitzt auf einem Hocker vor der Therapieliege, auf der der Therapeut Platz nimmt. Der Ellenbogen stützt sich dabei auf den Oberschenkel des Therapeuten ab. Der Oberarm ist dabei nach vorne angehoben und etwas abduziert. Das Ellenbogengelenk ist flektiert und in Mittelstellung der Pronation/Supination eingestellt.

Übersicht über die zu palpierenden Strukturen

> Die lokale Palpation des medialen Humerus hat folgende Ziele:
> - Humerus – medialer Rand
> - Nervus ulnaris
> - Sulcus nervi ulnaris und Kubitaltunnel
> - Septum intermusculare brachii mediale
> - Crista supracondylaris medialis und Epicondylus medialis humeri
> - Insertionen am Epicondylus medialis (Caput commune, M. pronator teres)
> - Schnellorientierung am Unterarm

Humerus – medialer Rand

Als Ausgangspunkt der medialen Palpation kehren wir zurück zur medialen Seite des Humerusschaftes.

■ Technik

Man versucht, ihn durch die wenigen Weichteile flächig und quer zu spüren. Die Grifftechnik ist bei der lokalen Palpation anterior bereits ausführlich erläutert worden. Es empfiehlt sich lediglich, den Oberarm für einige Techniken von unten her zu umgreifen.

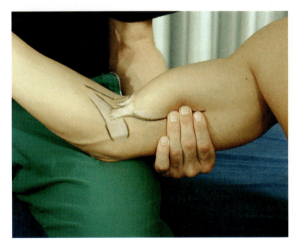

☉ 17 Palpation medialer Humerusschaft

Nervus ulnaris

Der N. ulnaris trennt sich etwa in der Mitte des Oberarms von den anderen Strukturen des Nerven- und Gefäßbündels ab. Er zieht nach posterior, wird vom M. triceps brachii und dem Septum intermusculare begleitet. Er passiert das Ellenbogengelenk posterior im Sulcus nervi ulnaris und verläuft ulnar und parallel zu den Handflexoren zum Unterarm.

■ Technik

Die palpierenden Finger orientieren sich nach distal und posterior in Richtung Epicondylus medialis und haken vorsichtig mit den Fingerkuppen längsverlaufende Strukturen an. Es wird insbesondere in der Nähe der Vorderseite des M. triceps brachii gesucht.

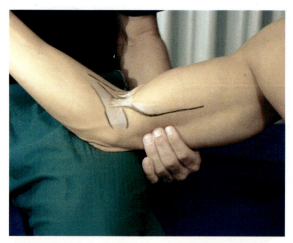

◎ 18 Palpation des N. ulnaris

■ Tipp

Die Sicherheit, dass man den N. ulnaris auch gefunden hat, entwickeln nur geübte Therapeuten. Häufig braucht man einen Trick, um sicher zu werden. Mit passiv eingebrachter Flexion des Ellenbogens und ggf. Extension des Handgelenkes lässt sich der N. ulnaris auf Spannung bringen. Er wird unter der Palpation straffer und rollt wieder in der für periphere Nerven so typischen Art unter den Fingerkuppen hin und her.

Sulcus nervi ulnaris und Kubitaltunnel

Auf der Rückseite des deutlich hervorstehenden Epicondylus medialis ist eine Rinne zu spüren: der Sulcus nervi ulnaris. In dieser liegt der N. ulnaris, von einer kleinen Arterie begleitet.

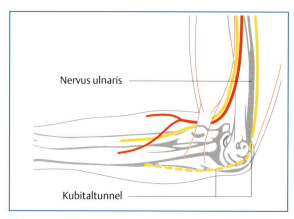

◎ 19 Passage des N. ulnaris im Sulcus bzw. Kubitaltunnel

■ Technik

Der Nerv ist im Sulcus mit einer queren Palpation bei mäßiger Ellenbogenflexion (ca. 40–70°) am deutlichsten zu spüren. Bei mehr Beugung wird er gespannt und drückt den palpierenden Finger aus dem Sulcus heraus. Jetzt wird deutlich, dass man sich den N. ulnaris nur in flektierter Ellenbogenstellung gegen spitze Gegenstände stoßen kann. Habituelle und traumatisch bedingte Luxationen des Nervs an dieser Stelle sind gelegentlich zu beobachten.

Nach proximal kann man ihn wieder bis zum medialen Humerus verfolgen. In dem weiteren Verlauf auf den Unterarm lässt sich der N. ulnaris nicht mehr so einfach erspüren. Etwa 1 cm unterhalb des Caput commune der am Epicondylus medialis inserierenden Muskulatur durchdringt der Nerv die Unterarmfaszie und tritt in den Muskelbauch des M. flexor carpi ulnaris ein. Hier durchläuft er eine Engpassstelle, in welcher er komprimiert werden kann, den sog. Kubitaltunnel. Der Nerv lässt sich ab hier nur noch wenige Zentimeter palpatorisch ausfindig machen.

Aus der topographischen Anatomie kennt man seinen weiteren Verlauf auf der ulnaren Seite des Unterarmes bis neben das Os pisiforme.

Septum intermusculare brachii mediale

Man orientiert sich zurück zum medialen Humerus und beginnt den Palpationsgang erneut nach distal mit einer veränderten Zielsetzung. Der Muskelbauch des Trizeps ist von der Beugerseite durch eine membranartige, bindegewebige Struktur, das Septum intermusculare brachii mediale getrennt. Dies lässt sich eher distal und am medialen Humerus entdecken.

■ Technik

Es wird wieder die quere Palpation bei leichter Aktivität des Trizeps angewandt.

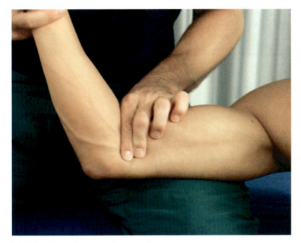

◖ 20   Palpation des Septum intermusculare

Crista supracondylaris medialis und Epicondylus medialis humeri

■ Technik

Bleiben die spürenden Finger in dieser Höhe am Humerus, so wird deutlich, wie sich der Humerus verbreitert und einen scharfen Rand erhält. Diese scharfkantige Crista supracondylaris medialis führt die Palpation auf die Spitze des stark ausgeprägten Epicondylus medialis. Von hier aus starten alle weiteren palpatorischen Eroberungen der Muskelansätze dieser Region.

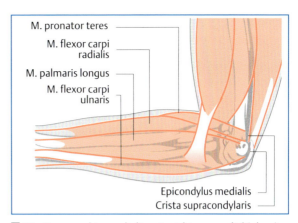

M. pronator teres
M. flexor carpi radialis
M. palmaris longus
M. flexor carpi ulnaris

Epicondylus medialis
Crista supracondylaris

◖ 21   Topographie muskulär – Ansicht von medial (ulnar)

Insertionen am Epicondylus medialis (Caput commune, M. pronator teres)

Von der Spitze des Epicondylus medialis aus starten zwei Palpationen zu den muskulären Insertionen.

■ Technik

M. pronator teres

Rutscht man von der Spitze nach anterior in Richtung Ellenbeuge, erreicht man ein deutliches knöchernes Plateau. Hier liegt die Insertionsstelle des M. pronator teres. Sicherheit über die Lokalisation erhält man, wenn durch pronatorische Aktivität der palpierende Finger von dem Plateau weggedrückt wird. Der M. pronator teres ist selten als Verursacher von Epikondylopathien bekannt. Sein hypertoner Muskelbauch kann auf Dauer die Passage des N. medianus gefährden.

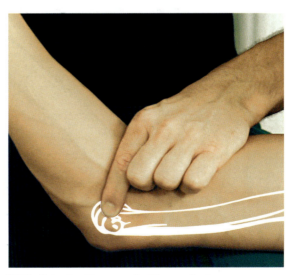

◖ 22   Palpation Ursprung des M. pronator teres

■ Technik

Caput commune

Rutscht man von der Spitze nach distal in Richtung Handgelenk, trifft man auf eine straffe, rundliche und ca. 1 cm breite Struktur, die nach kurzem Verlauf wieder in weicheres Muskelgewebe übergeht. Zu einer gemeinsamen Ursprungssehne (Caput commune) zusammengefasst, konvergieren drei Sehnen zur distalen Spitze des medialen Epikondylus: der radiale und ulnare Handflexor sowie der Spanner der Handaponeurose. In der Tiefe (nicht palpabel) gesellt sich noch der humerale Kopf des superfizialen Fingerbeugers hinzu.

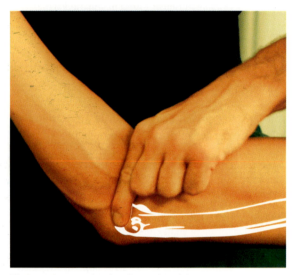

◨ 23   Palpation der distalen Epikondylenspitze

■ Tipp

Die Bestätigung der exakten Lokalisation erhält man durch muskuläre Aktivität. Man lässt etwas in Hand- oder Fingerflexion anspannen und erhält unter der Palpation sofortigen Gegendruck durch Straffung der Sehne.

■ Weitere Techniken

Caput commune

Die Ausdehnung des Caput commune ist über zwei weitere Techniken darstellbar.

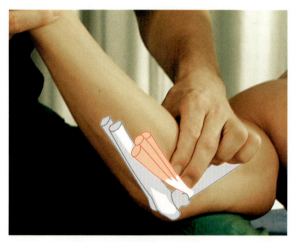

◨ 24   Quere Palpation der Flexorensehne

Zum einen wird eine quere Palpation eingesetzt, mit der die Dicke der Sehne und der Übergang zur Muskulatur erfasst wird.

Um die Region besser erfassen zu können, kann man den Arm des Probanden in der Schulter etwas außenrotieren. Zum anderen kann man die Ausdehnung des Caput commune in dessen Längsverlauf realisieren, wenn es von beiden Seiten mit den Zeigefingern begrenzt wird. Auch hier kann mäßige Aktivität in Finger- oder Handbeugung die Lokalisierung erleichtern.

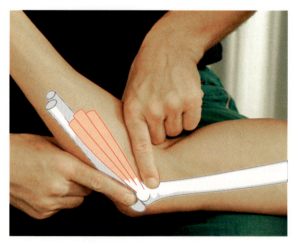

◨ 25   Begrenzungen des Caput commune

Differenzierung innerhalb einer Epikondylopathie

Diese inserierenden muskulären Strukturen sind für die Symptomatik des sog. »Golfarmes« verantwortlich zu machen. Winkel beschreibt hier drei Typen einer Epikondylopathie, die sich vor allem in den verschiedenen Lokalisationen der Läsion innerhalb des zuvor genannten Verlaufes unterscheiden. Die Techniken werden als provokative Diagnostik im Rahmen der Befundung oder zur Behandlung eingesetzt. Das Ziel ist es, zunächst die Stelle mit der stärksten Schmerzangabe des Patienten herauszufinden, um sie anschließend mit entsprechenden Anwendungen der Physikalischen Therapie oder auch queren Friktionen nach Dr. Cyriax zu behandeln.

Typen der medialen Epikondylopathie

Typ I   = Insertion des Caput commune an der distalen Spitze des Epikondylus
Typ II   = Sehne des Caput commune
Typ III   = Muskel-Sehnen-Übergang

■ Technik
Typ I

Will man die Insertion der kräftigen Sehne des Caput commune direkt am Epikondylus erreichen, benutzt man eine Technik, bei der die Fingerbeere gegen die distale Spitze des Epikondylus gerichtet ist. In diesem Fall ist dies die Fingerbeere des Zeigefingers der von proximal kommenden Hand.
Hinzu wählt man eine angenäherte Situation der Flexoren, damit sich die Sehne entspannt und den Weg an die Insertion freigibt. Hierzu bringt man die Hand des Probanden passiv in eine Flexion.

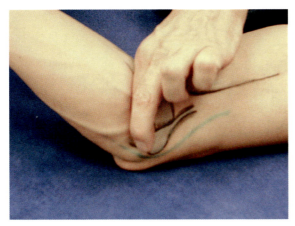

◙ 26   Querfriktion – Typ I

Der beschwerte Zeigefinger wird mit dem seitlichen Rand gegen die Sehne gedrückt, die Fingerbeere richtet sich gegen den Epikondylus und übt Druck aus. Diese Technik wird von posterior nach anterior (in Richtung Ellenbeuge) mit verstärktem Druck gezogen. Liegt hier die Ursache für eine Epikondylopathie, wird der Patient dies mit einer deutlichen Schmerzangabe bestätigen.

■ Technik
Typ II und III

Der Therapeut wendet den Unterarm der palpierenden Hand, sodass die Fingerbeere des beschwerten Zeigefingers nun direkt auf der etwa 1 cm breiten Sehne liegt. Der Druck während der Palpation richtet sich direkt gegen die Sehne, die Bewegungsrichtung bleibt die gleiche.
Will man den Muskel-Sehnen-Übergang erreichen, rutscht der suchende Finger wiederum etwa 1 cm weiter nach distal.
Den Muskel-Sehnen-Übergang (Typ III) kann man durch die Verbreiterung der Struktur und die weichere Konsistenz von der Sehne (Typ II) unterscheiden.

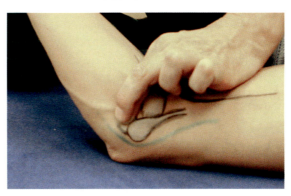

◙ 27   Querfriktion – Typ II

■ Tipp

Damit die Sehne sowie der Muskel-Sehnen-Übergang unter der Palpation nicht in die Tiefe ausweichen, sollte man diese Strukturen vorher etwas auf Spannung bringen. Hierzu bietet sich Extension des Handgelenkes und des Ellenbogens an.

■ Vorsicht ■

Der N. ulnaris verläuft direkt parallel der Insertion, der Sehne und des Muskel-Sehnen-Übergangs in einem Abstand von etwa 1 cm. Die genaue Lokalisation der vorher genannten Strukturen stellt sicher, dass es sich bei einem Patienten mit medialer Schmerzangabe wirklich um eine Epikondylopathie handelt. Nur wenn die Technik genau und nicht mit zu großer Bewegung durchgeführt wird, kann man sicher sein, den Nerv nicht zu treffen.

Schnellorientierung am Unterarm

Wie bereits erwähnt, inserieren am Epicondylus medialis folgende Muskeln:

- M. flexor carpi ulnaris (ulnarer Verlauf zum Handgelenk)
- M. palmaris longus (mittelständiger und oberflächlicher Verlauf zum Handgelenk)
- M. flexor digitorum superficialis caput humerale (mittelständiger und tiefer Verlauf zum Handgelenk)
- M. flexor carpi radialis (verläuft schräg nach radial zum Handgelenk)
- M. pronator teres (verläuft schräg zum Radius),

Einige Sehnen dieser Muskeln begegnen uns bei der Palpation des Handgelenkes wieder. Die genaue Differenzierung der Muskelbäuche am Unterarm durch Palpation ist nicht möglich. Lediglich kann man noch den Pronator vom Caput commune der anderen Muskeln abgrenzen.

■ Technik

Die Lage der Muskeln auf dem Unterarm und ihre Ausrichtung hin zur Hand lässt sich mit einem Trick darstellen, den man vorzugsweise am eigenen Arm ausprobiert.

Der zu palpierende Unterarm wird in mäßiger Flexion des Ellenbogengelenkes eingestellt.
Die linke Hand wird auf den Epicondylus medialis postiert, an welcher Thenar und Hypothenar zusammenlaufen. Die Finger liegen locker gespreizt schräg auf dem Unterarm. Bis auf den Kleinfinger repräsentiert je ein Finger Lage und Verlauf eines der Muskeln, die vom Epikondylus entspringen (siehe ◲ 29).

■ Tipp

Ihre tatsächliche Lage kann man mit Muskelaktivität bestätigen:

- Bei einer kräftigen endgradigen Pronation wird der Muskelbauch des Pronator teres unter dem Daumen der linken Hand deutlich.
- Der Zeigefinger gibt den Verlauf des M. flexor carpi radialis an. Die Sehne wird durch aktive Handflexion nach radial sehr deutlich.
- Der Ringfinger liegt über dem ulnaren Handbeuger. Flexion mit ulnarer Abduktion aktiviert den Muskel.
- In der Mitte der Unterarm-Vorderseite, angegeben durch die Lage des Mittelfingers, liegt der variabel angelegte M. palmaris longus. Weiteres siehe Beschreibung der Palpation der Hand.

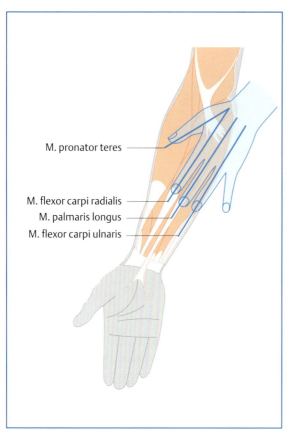

M. pronator teres

M. flexor carpi radialis
M. palmaris longus
M. flexor carpi ulnaris

◲ 28 Muskuläre Topographie am Unterarm – Ansicht von anterior

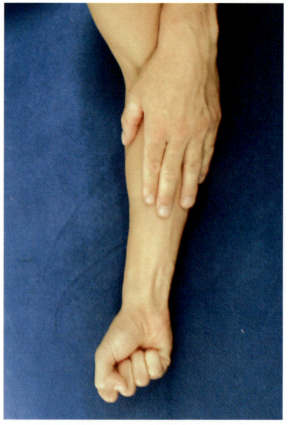

◲ 29 Schnellorientierung am Unterarm

Therapeutische Hinweise

Beschwerden auf der medialen Seite können auf Probleme des Humeroulnargelenkes oder auf Weichteilläsionen der dort inserierenden Muskeln hinweisen. In einer Befunderhebung wird schnell deutlich, mit welcher Art von Pathologie der Therapeut es zu tun hat. Die Differenzierung erfolgt über passive Bewegungsprüfungen bzw. Widerstandstests.

● Weichteilläsionen, die im Volksmund als »Golfarm« bekannt sind, lassen sich durch Aktivität gegen einen möglichst großen Widerstand einfach bestätigen. Das genaue Bestimmen der lädierten Struktur ist letztlich nur mittels einer lokalen Palpation möglich. Immer häufiger werden sog. Kubitaltunnelsyndrome erkannt, die Beschwerden i. S. eines Golfarmes vorgaukeln. Insbesondere bei brennenden und nach distal ausstrahlenden Schmerzen sollte der Therapeut an diese Möglichkeit denken. Die genaue Palpation zeigt die Lage des Nervs im Unterschied zu den muskulären Strukturen.

5 Lokale Palpation lateral

Kurzfassung des Palpationsganges

Wiederum ist der Humerus Ausgangspunkt der gezielten Suche nach wichtigen Strukturen.

Der erste Teil des lateralen Palpationsganges am Ellenbogengelenk gilt vorwiegend den ossären Strukturen des humeroradialen Gelenkes. Anschließend werden die muskulären Strukturen zugänglich gemacht. Hier gilt es, analog zur medialen Seite ein exaktes Ausfindigmachen der Stellen zu ermöglichen, die auf eine Epikondylopathie hinweisen.

ASTE

Es empfiehlt sich, den Arm in deutlicher Abduktion des Schultergelenkes (zwischen 45°–90°) auf einer Therapieliege abzulegen. Das etwa 90° flektierte Ellbogengelenk wird in der Mittelstellung für Pronation und Supination eingestellt. Der Therapeut sitzt lateral davon.

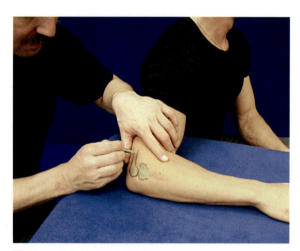

◧ 30   ASTE Palpation lateral

Übersicht über die zu palpierenden Strukturen

Die exakte Palpation ergibt folgende Informationen:

Lokalisation der wichtigsten ossären Strukturen
- Humerus – lateraler Rand
- Septum intermusculare laterale
- Crista supracondylaris lateralis
- Epicondylus und Condylus lateralis
- Gelenkspalt des humeroradialen Gelenkes und Muskelbauch des M. anconaeus
- Caput und Collum radii.

Aufsuchen der Muskeln und ihrer Insertionen
- M. brachioradialis und Nervus radialis
- M. extensor carpi radialis longus
- M. extensor carpi radialis brevis
- M. extensor digitorum communis
- M. extensor carpi ulnaris.

Lokalisation der wichtigsten ossären Strukturen

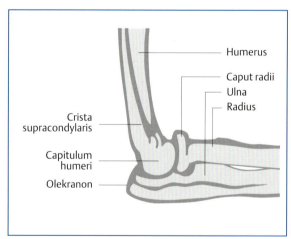

◧ 31   Topographie ossär – Ansicht von lateral (radial)

Humerus – lateraler Rand

Analog zur medialen Seite kann man die Verbreiterung des distalen Humerus auch lateral spüren. Man sucht den Humerus im unteren Drittel des Oberarmes zwischen der Beuger- und der Streckergruppe auf.

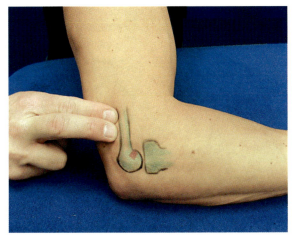

🗘 32   Palpation Humerus lateral

■ Technik

Mit flächiger und querer Palpation werden die Fingerbeeren auf die laterale Seite des Oberarmes gelegt. Das Ziel ist, eine harte Struktur mit runden Konturen zu finden.

Septum intermusculare laterale

Auf der Suche nach dem Humerus können die palpierenden Finger über eine derbe aber noch elastisch nachgebende Schicht rutschen. Hier handelt es sich um das Septum intermusculare laterale.

■ Technik

Es lässt sich besonders gut darstellen, wenn der Proband den Trizeps anspannt und man versucht, von anterior gegen den Muskel zu palpieren. Direkt vor dem Septum ist der Humerus zu palpieren.

Crista supracondylaris lateralis

■ Technik

Dem Rand des Humerus nach distal folgend, geht das eher rundliche Gefühl der Palpation in das Wahrnehmen einer scharfen Kante über. Der palpierende Finger befindet sich über der Crista supracondylaris lateralis. Sie liegt direkt proximal des Epicondylus lateralis. Hier entspringt der M. extensor carpi radialis longus. Direkt proximal davon entspringt der M. brachioradialis.

Epicondylus und Condylus lateralis

■ Technik
Epicondylus lateralis

Man kann die scharfe Knochenkante exakt weiter verfolgen und spüren, wie sie zur Spitze des Epicondylus lateralis ausläuft.
Von dieser Spitze aus in Richtung Ellenbeuge ergibt die flache Palpation den Eindruck eines kleinen flachen Plateaus, das nur wenige Millimeter Durchmesser hat. Hier entspringt der M. extensor carpi radialis brevis. Die exakte Lokalisation wird später beschrieben (s. S. 69).
Von der Spitze aus nach posterior trifft man auf den Muskelbauch des M. anconaeus, der sich bei Aktivität in Extension unter dem Finger anspannt, sowie nachfolgend auf die Ulna mit dem Olekranon.

■ Tipp

Der Epicondylus lateralis humeri ist deutlich flacher dimensioniert als das mediale Pendant. Die laterale Epikondylusspitze fällt dem suchenden Finger daher nicht so direkt auf, ggf. muss man sie richtig suchen. Die geeignete Methode ist das allmähliche und ausdauernde Verfolgen der Crista supracondylaris mit einer queren Palpationstechnik nach distal. Die Crista supracondylaris macht kurz vor der Epikondylusspitze einen kleinen Bogen nach anterior. Das Finden der Spitze ist für die spätere provokative Palpationstechnik eines möglichen Tennisarmes sehr wichtig.
Eine weitere Möglichkeit, die lateralen Knochenstrukturen des Humerus darzustellen, ist das Umranden des Kondylus. Gemeint ist jener Knochenpart, der die Gelenkfläche des humeroradialen Gelenkes, das Capitulum humeri, trägt.

■ Technik
Condylus lateralis

Von der Crista supracondylaris aus orientiert sich die Palpation nach posterior und vollzieht die sehr konvexe Knochenbegrenzung nach distal bis zum Gelenkspalt nach. Von hier aus verfolgt man den Kondylus nach anterior und wieder zurück zum Humerus, wo sich der Kreis schließt.

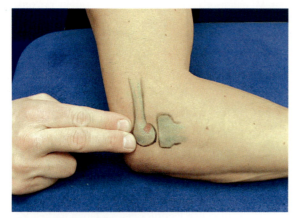

⊙ 33 Palpation des Condylus lateralis

Gelenkspalt des humeroradialen Gelenkes und Muskelbauch des M. anconaeus

Bei einer weiteren, sehr einfachen Möglichkeit, den Gelenkspalt des humeroradialen Gelenkes (HRG) zu finden, beginnt die Palpation an der zuvor lokalisierten Spitze des lateralen Epikondylus.

■ Technik

Von der Epikondylusspitze aus nach distal in Richtung Handgelenk fällt der palpierende Finger in eine Einkerbung. Sie wird auf der einen Seite durch den Kondylus des Humerus, auf der anderen durch die Kante des Radiuskopfes dargestellt. Die Einkerbung ist der Gelenkspalt.

■ 1. Tipp – Bestätigung durch Bewegung

Die richtige Lagebestimmung des Palpationsfingers erhält man mittels einer Bestätigung durch eine passive Umwendebewegung des Unterarmes in Richtung Pronation bzw. Supination. Die Bewegung des Caput radii bestätigt die Lokalisation des Gelenkspaltes.

■ 2. Tipp – die optimale Stelle

Wenn man, wie zuvor beschrieben, von der Spitze des Epikondylus nach distal zum Gelenkspalt des HRG gelangt, so wird an dieser Stelle die Palpation durch die Insertionssehnen etwas erschwert.

Den Gelenkspalt weiter nach posterior verfolgend, ist die Palpation zunächst deutlich einfacher, da hier die Extensoren-Sehnen fehlen und der Gelenkspalt zwischen dem eher geraden Radiuskopf und dem konvexen Kondylus klafft. Dies ist die beste Stelle, um den Gelenkspalt des humeroradialen Gelenkes zu finden (siehe ⊙ 34)!

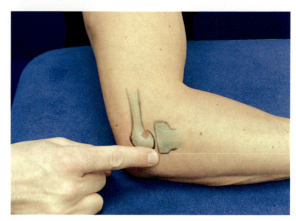

⊙ 34 Palpation Gelenkspalt HRG

■ 3. Tipp – Bewegungspalpation

An dieser Stelle kann man das Verhalten des Gelenkspaltes bei verschiedenen Positionen des Ellenbogengelenkes nachvollziehen. In einer gestreckten Position ist er am deutlichsten zu spüren. Mit zunehmender Flexion schaukelt und gleitet das Radiusköpfchen am Capitulum humeri entlang nach anterior und die Faszie über dem Gelenk strafft sich. Der Gelenkspalt ist nun weniger deutlich zu spüren. Dieses Bewegungsverhalten wird in einigen Schulen der Manuellen Therapie zur »Stellungsdiagnostik des humeroradialen Gelenkes« genutzt.

Caput und Collum radii

Im Folgenden werden die Konturen des proximalen Radius veranschaulicht. Die Lage und vor allem die Ausdehnung des Radiuskopfes wird den Übenden überraschen, wenn er sich das erste Mal der Struktur mit gezielter Wahrnehmung zuwendet.

■ Technik
Caput radii

Ausgehend vom Gelenkspalt, rutscht der palpierende Finger ein wenig weiter nach distal und liegt mit der Fingerbeere direkt auf dem Caput radii, über dem sich noch das Lig. anulare radii befindet.
Unter ausgiebigen Umwendebewegungen kann man spüren, wie sich der Radiuskopf unter dem Finger dreht. Da er einen querovalen Durchmesser hat, spürt man deutlich, dass der Finger bei einer Umwendung aus Supination in Pronation etwas weggedrückt wird.

■ Technik
Collum radii

Weiter nach distal verjüngt sich das Caput zum Collum radii. Dies zeigt sich dadurch, dass die lateralen Konturen des Caput radii in die Tiefe »verschwinden«. Ab hier lässt sich der Radius nicht mehr direkt erreichen, da Weichteile den Zugang verwehren.
Von der lateralen Position des palpierenden Fingers aus spürt man der konvexen Krümmung des Radiuskopfes in Richtung Ellenbeuge nach. Zur Absicherung der Position kann man dabei jeweils nach proximal zum Gelenkspalt und nach distal zum Collum radii abrutschen.

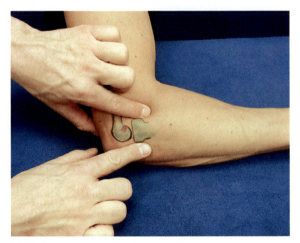

☻ 35 Begrenzungen des Caput radii

■ Tipp

Es ist wichtig, dass man jetzt ganz beharrlich am Caput radii bleibt, bis Weichteile die weitere Palpation behindern. Später wird sich herausstellen, dass es sich hier um den M. extensor carpi radialis longus und den M. brachioradialis handelt. Nun kann man mit den Zeigefingern die vordere und hintere erreichbare Begrenzung des Radiuskopfes umfassen und ihn in seiner ganzen Ausdehnung wahrnehmen (☻ 35). Meist überrascht seine Größe, da er deutlich ausgeprägter ist, als in den anatomischen Abbildungen dargestellt oder an anatomischen Modellen zu erkennen.
Zur Erinnerung: Das Caput radii ist ebenfalls in der Tiefe der Fossa cubitalis erreichbar (s. S. 56, ☻ 15).
Den Radiuskopf in seiner ganzen Ausdehnung und Abgrenzung zum Collum radii erkennen zu können, ist die Basis für Techniken der Manuellen Therapie am humeroradialen und proximalen radioulnaren Gelenk (s. ☻ 16) sowie für das Aufsuchen wichtiger muskulärer Anteile.

Aufsuchen der Muskeln und ihrer Insertionen

Die Insertionen der Muskeln des posterioren Unterarmes in der Region des Epicondylus lateralis zeigen vergleichsweise häufig Pathologien, die im Volksmund als »Tennisarm« bekannt sind. Der Therapeut sollte wissen, dass nur drei der relevanten Muskeln direkt am Epicondylus inserieren. In diesem Bereich bilden sie jedoch eine gemeinsame Sehnenplatte. Die inserierenden Fasern gehen teilweise ineinander über, sodass man auch hier von einem Caput commune sprechen kann. Hier gehen insbesondere der M. extensor carpi radialis brevis und der M. extensor digitorum engmaschige Verbindungen ein.
Weiterhin ist aus der Anatomie an Präparaten bekannt, dass diese Muskeln mit der tiefer liegenden Kapsel des humeroradialen Gelenkes Kontakte haben. Dies führt zu der diagnostischen Schwierigkeit, laterale Beschwerden des Ellenbogengelenkes den Weichteilen bzw. einer Gelenkaffektion sicher zuzuordnen.

Lokalisationen der lateralen Insertionstendopathien

- Tennisarm Typ I – Insertion des M. extensor carpi radialis longus
- Tennisarm Typ II – Insertion des M. extensor carpi radialis brevis
- Tennisarm Typ III – Sehne des M. extensor carpi radialis brevis
- Tennisarm Typ IV – Muskel-Sehnen-Übergang des M. extensor carpi radialis brevis
- Tennisarm Typ V – Insertion des M. extensor digitorum communis

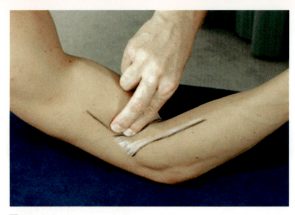

📷 37 Palpation N. radialis

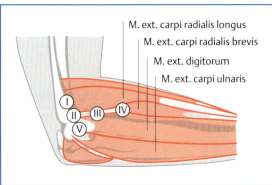

M. ext. carpi radialis longus
M. ext. carpi radialis brevis
M. ext. digitorum
M. ext. carpi ulnaris

📷 36 Lage der Tennisarm-Typen

■ Tipp

Die sichere Lokalisierung des Nervs gelingt mit einer weiteren Technik. Hierzu verfolgt man den medialen Rand des M. brachioradialis nach proximal in Richtung Ursprung. Bei querer Palpation mit leichtem Druck nach posterior gegen den Knochen rollt der Nerv unter dem Finger hin und her.
Sein Ramus superficialis begleitet den Muskel als Führungsstruktur nach distal, etwa eine Handbreite proximal des Handgelenkes durchstößt dieser Ast die Unterarmfaszie, liegt sehr oberflächlich und ist erneut tastbar.

M. brachioradialis und Nervus radialis

Der N. radialis ist der dritte große periphere Armnerv, der das Ellenbogengelenk überquert. Dies gelingt ihm lateral auf der Beugerseite. Die Leitstruktur hierzu ist der M. brachioradialis.

■ Technik

Die weitere Palpation orientiert sich zunächst am distalen Oberarm. Proximal der Crista supracondylaris ist der Humerus als rundlich zu fühlen. Hier, an der Margo lateralis humeri, inseriert der M. brachioradialis fleischig. Bei einer kräftigen Aktivität gegen Widerstand der Flexion des Ellenbogengelenkes tritt der schlanke Muskelbauch deutlich hervor. Man kann ihn bis zu seinem Ursprung verfolgen. Dort drückt er unter Aktivität die Weichteile des Oberarmes zu einer leichten Vertiefung zusammen. Direkt proximal davon, am Übergang zum Rand des Bizeps, ist der N. radialis zu ertasten.

M. extensor carpi radialis longus

Direkt an der Crista supracondylaris inseriert – ebenfalls fleischig – der M. extensor carpi radialis longus. Der kurze, rundliche und meist auffallend ausgeprägte Muskelbauch wird deutlich sichtbar, wenn eine isometrische Aktivität in Extension plus radiale Abduktion im Handgelenk eingebracht wird.

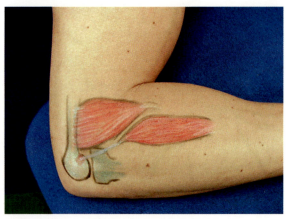

📷 38 Lage der radialen Handextensoren

■ Technik

Der Muskelbauch ist auf zweierlei Weise auffindbar.
1. Zum einen orientiert man sich am Ursprung des M. brachioradialis und tastet hiervon nach distal.
2. Zum anderen palpiert der suchende Finger von der Crista supracondylaris aus nach vorne.

Eine Aktivität des Muskels drückt in jedem Fall den palpierenden Finger nach oben.

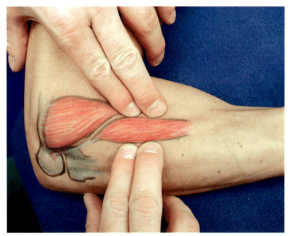

☞ **40** Muskelränder des M. extensor carpi radialis brevis

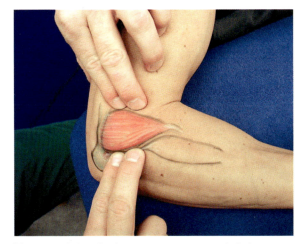

☞ **39** Muskelränder des M. extensor carpi radialis longus

Hat man den Muskel gefunden, lassen sich unter anhaltender Aktivität seine Ränder darstellen.

Die Insertionstendopathie wird nach Winkel als Tennisarm Typ I beschrieben.

M. extensor carpi radialis brevis

Bei beschriebener Ausgangsposition liegt in der direkten Verlängerung des langen radialen Handextensors ein schmaler Muskelbauch.

■ Technik

Unter anhaltender Aktivität kann in dem Übergang zwischen beiden Muskelbäuchen eine seichte Vertiefung erspürt werden. Wurde der Muskel aufgefunden, kann sein Muskelbauch umrandet werden. Nach vorne wird er durch den M. brachioradialis, nach posterior vom M. extensor digitorum begrenzt.

■ Tipp

Die Abgrenzung beider radialer Extensoren zum M. brachioradialis hin ist einfach. Man kann den Befund durch alternierende Aktivität in Flexion des Ellenbogens oder Extension des Handgelenkes bestätigen. Die Abgrenzung nach posterior zum benachbarten Muskel ist weniger deutlich und erfolgt, wie nachfolgend beschrieben, unter Zuhilfenahme der reziproken Hemmung. Die Sehnen von Longus und Brevis laufen parallel zur radialen Seite des Handgelenkes.

Der dargestellte Muskelbauch des M. extensor carpi radialis brevis ist nur sein an der Oberfläche erreichbarer Teil. Der größere Teil liegt tiefer und ist von den benachbarten Muskeln bedeckt.

Dieser Strecker entspringt mit einer Sehne direkt am bereits zuvor beschriebenen kleinen Plateau des Epicondylus lateralis. Sie ist recht lang und verbindet den Ursprung mit dem Muskelbauch.

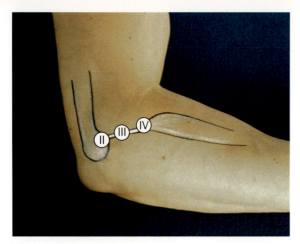

◎ 41   Lage der Tennisarm-Typen II–IV

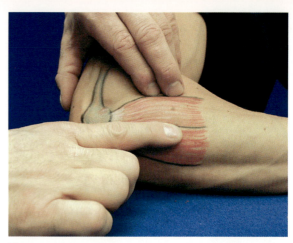

◎ 42   Muskelränder von M. extensor digitorum communis

Nach Winkel werden diesem Muskel drei Tennisarm-
typen zugeordnet
Typ II: Insertionstendopathie am Epicondylus
          lateralis
Typ III: Tendopathie in Höhe des Caput radii
Typ IV: Läsion am Muskel-Sehnen-Übergang in Höhe
          des Collum radii

M. extensor digitorum communis

An der distalen Spitze des Epicondylus lateralis inseriert
der M. extensor digitorum communis. Er liegt zwischen
dem M. extensor carpi radialis brevis und dem M. extensor carpi ulnaris.
Seine Insertionstendopathie wird von Winkel als Typ V
des Tennisarms beschrieben. Die enge Beziehung zum
Ursprung des M. extensor carpi radialis brevis wird in der
Praxis durch den häufigen Zusammenhang zwischen
dem Typ II und Typ V des Tennisarms bestätigt.

■ Technik

Um den Muskel von seiner Umgebung zu unterscheiden,
benötigt man nur seine Aktivität. Man gibt zunächst
einen leichten Widerstand im Handteller in Richtung Flexion des Handgelenkes. Hiermit werden alle Handextensoren reziprok gehemmt. Bei gleichzeitigem Fingerspiel
(Bewegung der Finger wie beim Klavierspielen) kann
man seinen Rand gegenüber den Handstreckern auf der
radialen und ulnaren Seite deutlich abgrenzen.

M. extensor carpi ulnaris

Der ulnare Handgelenkstrecker inseriert ebenfalls distal
am Epikondylus und orientiert sich in seinem Verlauf
nach distal direkt zur Margo posterior ulnae.

■ Technik

Die Abgrenzung zur Ulna erfolgt über das Differenzieren
von Konsistenzen, d.h. der Muskel bietet dem palpierenden Finger einen eher weichen und der Knochen einen
deutlich harten Widerstand.

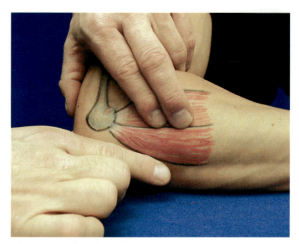

◎ 43   Muskelränder von M. extensor carpi ulnaris

■ Tipp

Um den Muskel in seiner Gesamtheit darzustellen, kann man den Probanden um eine alternierende Aktivität in Extension mit ulnarer Abduktion bitten. Die Abgrenzung nach radial zum M. extensor digitorum hin erfolgt, wie beschrieben, über die reziproke Hemmung der Handextensoren und Aktivität des Fingerstreckers.

Weder Ursprung noch Sehnen oder Muskel-Sehnen-Übergang sind im Zusammenhang mit Beschwerden am lateralen Ellenbogen bekannt. Er scheint klinisch völlig unauffällig zu sein.

Therapeutische Hinweise – lokale Palpationstechnik für den Typ-II-Tennisarm

Für alle Tennisarm-Typen sind Querfriktionstechniken zur Schmerzprovokation im Rahmen einer Befundung bzw. zu therapeutischen Zwecken beschrieben. Da der Typ-II-Tennisarm der am häufigsten auftretende ist, wird die entsprechende Technik nachfolgend beschrieben.

Ausgangsposition

Die ASTE hat zwei Schwerpunkte:
- Der Arm des Probanden sollte mit ca. 45° Abduktion im Schultergelenk und ca. 90° Flexion im Ellenbogengelenk auf einer Therapieliege abgelegt werden. Somit ist das kleine Plateau der Insertion des M. extensor carpi radialis brevis in einer waagerechten Position.
- Das Ellenbogengelenk sollte etwas über die Bankkante hinaus ragen, damit es von allen Seiten gut zugänglich ist.

Der Therapeut benutzt eine Hand zur Durchführung der Technik, die freie stabilisiert den Arm des Patienten auf der Liege.

■ Technik

Die ausführende Hand umfasst das Ellenbogengelenk. Dabei haken sich die Fingerbeeren auf der medialen Seite an. Sie stabilisieren die quere Friktionstechnik, die durch den Daumen ausgeführt wird.

Die Fingerbeere des Daumens nimmt Kontakt mit der Spitze des lateralen Epikondylus auf.

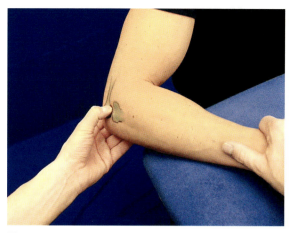

☉ 44 Querfriktion bei Typ II-Tennisarm

Unter einem deutlichen Druck gegen die Spitze wird der Daumen in einer geraden Bewegung in Richtung Ellenbeuge geschoben. Ohne Druck, aber noch mit Hautkontakt wird der Daumen wieder zurück zur Spitze gezogen. Der sehnige Ursprung des M. extensor carpi radialis brevis ist nicht als Erhebung tastbar, da dieser flach auf das Plateau einstrahlt. Lediglich bei einer Entzündung ist der Sehnen-Knochen-Übergang durch seine Schwellung als Erhöhung spürbar.

Bei einer bestehenden Tennisarm-Problematik wird die Palpation schmerzhaft sein. In der Behandlung ist daher auf eine angepasste Intensität zu achten.

■ 1. Tipp – Lokalisation

Die Bewegung zu groß durchzuführen, ist der häufigste Fehler, der während der Ausführung begangen wird. Das Plateau des Ursprungs ist wirklich sehr klein. Mit einem Trick kann man die genaue Lokalisation sichern: Bringt der Proband eine Isometrie in Richtung Extension mit radialer Abduktion des Handgelenkes ein, so wölbt sich der Muskelbauch des darüber liegenden M. extensor carpi radialis longus hervor.

Wird der palpierende Finger von dem Muskelbauch weggedrückt, so ist man mit der Suche bereits zu weit nach anterior gelangt.

■ 2. Tipp – Ausführung

Eine Anwendung dieser Technik über mehrere Minuten kann für den Therapeuten schon anstrengend sein. Daher ist eine möglichst effiziente aber auch kraftsparende Technik angeraten. Es wird daher empfohlen, die kleine Schubbewegung nicht aus den Daumengelenken auszuführen, sondern über die Bewegung der Hand oder gar des ganzen Armes, der während der Technik frei hängt und etwa horizontal eingestellt ist.

6 Allgemeine Orientierung am posterioren Humerus

Übersicht über die zu palpierenden Strukturen

- Olekranon
- Epicondylus lateralis humeri
- Epicondylus medialis humeri
- Kapsel des Ellenbogengelenkes
- Bursa olecrani

Kurzfassung des Palpationsganges

Die Orientierung an der rückwärtigen Seite des Ellenbogengelenkes dient der
- Palpation auf Wärme und Schwellung,
- Lagebeziehung der drei knöchernen Erhebungen.

ASTE

Eine besondere ASTE wird nicht benötigt. Die Rückseite des Ellenbogengelenkes sollte zugänglich sein. Dies gelingt in verschiedenen Einstellungen des Armes, z.B. bei Armhebung über Flexion oder über Extension im Schultergelenk.

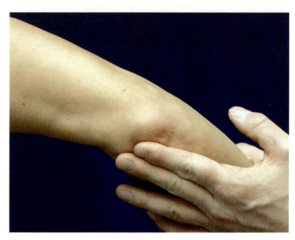

◉ 45 Palpation der Ellenbogen-Gelenkkapsel

Palpation auf Wärme und Schwellung

Die Rückseite des Ellenbogens ist der einzige Bereich, der recht wenig von Weichteilen bedeckt ist. Somit lassen sich Schwellungen der Kapsel bzw. der Bursa olecrani gut erkennen und ertasten. Nur hier ist auch eine sichere Aussage über eine mögliche Wärmebildung im Gelenkbinnenraum möglich.

■ Technik

Die Prüfung der Temperatur wird mit dem Handrücken, die Suche nach einer Schwellung eher mit den Fingerkuppen ausgeübt. Eine kapsuläre Schwellung zeigt sich medial bzw. lateral neben dem Olekranon. Die Palpation wird direkt mit den Fingerbeeren auf der Kapsel mit weicher, langsamer Technik ausgeübt.

Eine geschwollene Bursa olecrani ist bereits optisch gut zu erkennen. Unter der Palpation direkt auf der Bursa fluktuiert die Flüssigkeit unter den Fingern.

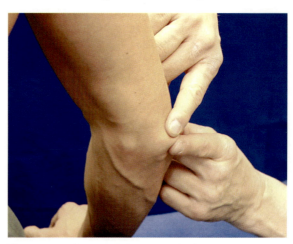

◉ 46 Bursa olecrani – Palpationstechnik

Lagebeziehung der drei knöchernen Erhebungen

Hier werden die Verhältnisse der palpablen Knochenpunkte zueinander bei unterschiedlichen Gelenkstellungen beschrieben. Diese »klinischen Bezugspunkte« sind die Spitze des Olekranons und beide Epikondylen des Humerus.

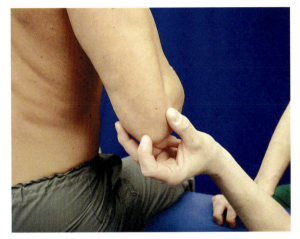

⬯ 47 Palpation knöcherner Referenzpunkte

■ Technik

In einer 90° flektierten Position sollen diese Punkte ein gleichschenkliges Dreieck bilden und bei extendierter Ellenbogenstellung in einer Linie liegen.

Therapeutische Hinweise

Diese Zuordnung gewährleistet einen groben Überblick über die Position der beteiligten Knochenanteile. In der posttraumatischen Behandlung ist es wichtig zu wissen, ob die physiologische Stellung dieser Knochenpunkte gewährleistet ist. Erkennt der Therapeut hier Abweichungen, ist eine röntgenologische Abklärung vor einer mobilisierenden Therapie anzuraten.

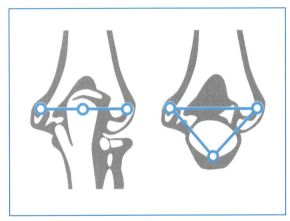

⬯ 48 Lage der Referenzpunkte bei Extension bzw. Flexion

7 Übungsteil

Wenn Sie das Kapitel durchgearbeitet haben, fällt Ihnen die Beantwortung folgender Fragen leicht:

■ Wie wird der Sehnenanteil des M. biceps brachii bezeichnet, den man von medial anhaken kann?

■ Welche Muskeln inserieren in einem Caput commune am Epicondylus medialis?

■ Wie heißen die Abschnitte des lateralen und distalen Humerus?

■ In welcher Ellenbogengelenkposition ist der Gelenkspalt des HRG am deutlichsten zu spüren?

■ Wie kann man das Auffinden des humeroradialen Gelenkspaltes bestätigen?

■ Welchen neurophysiologischen Mechanismus kann man benutzen, um den M. extensor carpi radialis brevis vom M. extensor digitorum communis palpatorisch zu unterscheiden?

■ An welcher Stelle kann man den N. medianus gut erreichen?

■ Welche Muskeln (die man palpatorisch erreichen kann) inserieren direkt am Epicondylus lateralis?

Hand

1 Einleitung

Funktionelle Bedeutung der Hand

Die **knöchernen Konstruktionen** von Hand und Fuß sind einen langen gemeinsamen Weg in der Entwicklungsgeschichte gegangen. Es sind heute noch viele Gemeinsamkeiten zwischen beiden Skelettelementen zu entdecken. Durch den Gewinn des aufrechten Stehens und der bipeden Fortbewegung haben sich die Skelettabschnitte der oberen und unteren Extremität in Form und Funktion bekanntermaßen ausdifferenziert.

So kann man die **Funktionen der Hand** mit drei Schwerpunkten umschreiben: Greiffunktion, Tastfunktion, Gestik/Kommunikation.

Als Endorgan der oberen Extremität stellt die Hand ein sehr subtil einsetzbares in **Funktionsvielfalt** ausgereiftes Arbeitsinstrument dar. Kapandji beschreibt sehr eindrucksvoll die verschiedenen Grifftechniken. Flächengriffe und digitale Griffe, wobei der Pinzettengriff (bidigitaler Griff mit Daumen und Zeigefinger) der funktionell Wichtigste ist.

Ist es nicht immer wieder beeindruckend zu beobachten, mit welcher Präzision sehbehinderte Menschen die verschiedensten Oberflächen, Materialien und Konsistenzen erkennen. Die hohe Dichte von Mechanorezeptoren in der Haut der Hand und speziell an den Fingerkuppen verleiht dem Menschen gerade hier eine ausgesprochen hohe Fähigkeit, Unterschiede auf kleinstem Raum wahrzunehmen (Diskriminationsfähigkeit). Die große sensorische Versorgung der Hand spiegelt sich wider in der Repräsentanz im sensorischen Kortex.

In der sog. nonverbalen Kommunikation, das Zusammenspiel von Gestik, Mimik und Körperhaltung, spielt die Hand natürlich eine bedeutende Rolle. So kennt man geradezu typische, nationenübergreifende Gesten und Handhaltungen, die sich etabliert haben, wie beispielsweise den nach oben gereckten Daumen zum »OK«.

Gründe für die Funktionsvielfalt der Hand

- Eine **hohe Anzahl Gelenke** im Bereich der Handwurzel und der Finger mit teils sehr großer Beweglichkeit. Das erstaunliche Zusammenspiel der Handwurzelknochen (Carpalia) begründet sich auf dreidimensionalen Bewegungen eines jeden Knochens bei Flächenbewegungen (Flexion und Extension) und Kantenbewegungen (ulnare und radiale Abduktion). Der Carpus verleiht hiermit der Hand die erstaunliche Mobilität von bis zu 180° Bewegungsumfang für Flexion und Extension.

- **Opposition des Daumens und der Finger**
  Die Fähigkeit des ersten Strahls (Finger und zugehöriges Mittelhandskelett), sich den anderen Fingern zuzuwenden, hebt die menschliche Hand funktionell von denen der Primaten ab. Dass sich das Trapezium, Basis des ersten Strahls, von den anderen Handwurzelknochen in der räumlichen Ausrichtung abgewendet hat, ist ein Grund für diese Fähigkeit. Das Daumensattelgelenk, für den Übergang zwischen Carpus und Metacarpus ausnahmsweise gut beweglich, sowie eine spezielle Muskelversorgung für den Daumen komplettieren das anatomische Rüstzeug zur Opposition.

  Nicht zu vergessen ist der Umstand, dass nicht nur der Daumen, sondern auch die Finger zur Opposition fähig sind. Dies wird deutlich, wenn man die offene Hand von palmar betrachtet und einzeln die Finger flektiert. Jede Fingerkuppe zeigt zum Daumensattelgelenk.

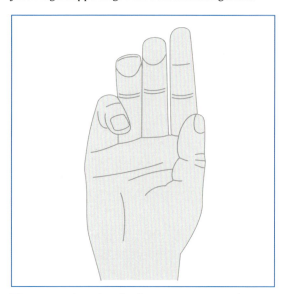

📷 **1** Zuwendung des Kleinfingers zum Daumen hin

Eine weitere Möglichkeit, die Fingeropposition zu erkennen, ist die Gegenüberstellung von Daumen und Kleinfinger. Beide berühren sich mit den Fingerbeeren, nicht mit den Kanten. Außerdem hat auch das fünfte Metakarpale einen M. opponens.

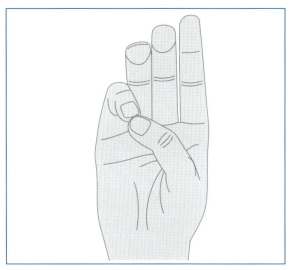

● 2 Opposition von Daumen und Kleinfinger

● Eine **sehr selektive Ansteuerung der vielen Muskeln** und die außerordentliche Präsenz der Hand im Gyrus praecentralis sowie die jüngsten Bahnen der Willkürmotorik stellen die motorische Grundlage für die Funktionsvielfalt dar.

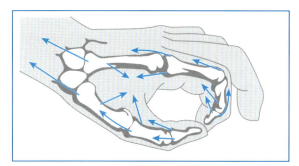

● 3 Muskuläre Ansteuerung des Pinzettengriffs

● Ein **stabiles knöchernes Zentrum** als Basis für die Greiffunktionen.
Mobilität, Ausdruck und Funktionsvielfalt könnten ohne eine stabile Basis nicht entstehen. Ohne einen zentralen Fixpunkt innerhalb der Hand würden die verschiedenen Greiffunktionen und die Entwicklung von Kraft kaum stattfinden können.
Dieses stabile Zentrum findet sich in dem Übergang zwischen dem Carpus (hier die zweite Handwurzelknochenreihe) und den Basen der Mittelhandknochen II bis V. Dieser Bereich ist durch Rigidität der gelenkigen Verbindungen gekennzeichnet. Alle anatomischen Parameter sprechen für Stabilität, nicht für Mobilität: zackige Gelenklinie, kompliziert gebaute Gelenkflächen und eine dichte ligamentäre Versorgung.
Zudem bildet dieser Übergang der Abschnitte Carpus und Metacarpus ein queres knöchernes Gewölbe, das in Lage, Bedeutung und entwicklungsgeschichtlichem Alter dem Quergewölbe des Fußes vergleichbar ist. Es ist die ossäre Grundlage für den Karpaltunnel.
● **Verformbarkeit des Handtellers**
Die Mittelhandknochen sind proximal mit straffen Gelenken miteinander und mit dem Carpus verbunden. Distal sind sie ausgesprochen gut gegeneinander beweglich. So erhält der Handteller einerseits die Fähigkeit, sich abzuflachen – wichtig für Flächenkontakte – und andererseits die Möglichkeit, eine Hohlhand zu bilden – bedeutend für fingerbetonte Greiffunktionen.
Zudem befindet sich keine störende Muskelmasse im Handteller, ganz im Gegensatz zur kurzen Muskulatur an der Fußsohle.
Letztlich kann noch die verstärkte Faszie der Hand (Palmaraponeurose) durch hierfür extra angelegte Muskulatur gespannt werden.

Pathologie und häufige therapeutische Tätigkeiten

Die Beschwerdebilder an der Hand, mit denen sich ein Therapeut auseinander setzen muss, sind vielfältig und umfassen nahezu die ganze Palette der postoperativen und nicht traumatischen Beschwerdebilder des Bewegungsapparates.
Das Besondere an diesem Skelettabschnitt ist die räumliche Enge der klinisch relevanten Strukturen. Die meisten Beschwerden sind innerhalb des Carpus oder in dessen unmittelbarer Nähe zu suchen. Selten finden sich die – nichttraumatischen – Probleme mehr in Richtung Unterarm oder Finger. So nimmt auch der Bereich des Carpus bzw. seine direkte anatomische Umgebung den größten Umfang in der gezielten Palpation an der Hand ein.

Häufige Pathologie an der Hand

● **Arthritiden**, meist mit rheumatischem oder traumatischem Hintergrund. Gelenkentzündungen sind nicht nur im Bereich der Handwurzel, sondern auch am distalen radioulnaren Gelenk sowie am Daumensattelgelenk zu finden, was die Differenzierung innerhalb der Befundung nicht vereinfacht.
● **Bewegungseinschränkungen**, meist infolge von Ruhigstellungen z.B. nach gelenknahen Frakturen (Colles-Fraktur). Die entscheidende Frage, die sich ein Therapeut in der Betrachtung einer bewegungseingeschränkten Hand stellt, ist die Lokalisation des Mobilitätsmangels. Soll man mit der Therapie am radiokarpalen Gelenk beginnen oder muss zunächst lokal innerhalb des Carpus befundet werden?

- **Instabilitäten** im Bereich der Hand sind häufig Ursachen von Beschwerden. Es handelt sich hier um meist eng umschriebene Hypermobilitäten. Diese erscheinen entweder als kapsuloligamentäre Überlastungen oder als abnorme Positionen (Subluxationen), die die Gelenkpartner unter Belastung einnehmen.
  Instabilitäten können an verschiedenen Stellen lokalisiert sein: innerhalb des Carpus (Os lunatum und innerhalb der ulnaren Säule), am distalen radioulnaren Gelenk sowie am Daumensattelgelenk. Die Anforderung an den Therapeuten besteht darin, mit dem Verständnis der lokalen Biomechanik und dem genauen Aufsuchen der entsprechenden Strukturen die ursächliche Hypermobilität aufzufinden und damit den Grund für die Beschwerden festzustellen. Lokale Anatomie in vivo ist hier ungemein hilfreich.
- **Weichteilaffektionen.** Die Passage der Sehnen und Fixpunkte langer Muskeln am Handgelenk bieten zahlreiche Gelegenheiten für Überlastungsprobleme. Man findet hier die gesamte Palette möglicher Pathologien: Tendosynovitiden, Myotendosynovitiden und Insertionstendopathien. Auf der dorsalen Seite sind die Sehnenpassagen in sog. Sehnenfächern organisiert, auf der palmaren Seite bündelt der Karpaltunnel neun Sehnen und einen Nerv. Die Beschwerden dieser Region lassen sich häufig mittels einer genau platzierten Anwendung therapieren.
- **Nervenkompressionen.** Analog zur Situation am Ellenbogen können auch hier alle drei großen peripheren Nerven komprimiert werden.
  Im Karpaltunnel ist dies bekanntlich der N. medianus. Verschiedene Provokationstests des sog. Karpaltunnelsyndroms basieren auf der gründlichen Lokalisierung des Engpasses. Radfahrer komprimieren gelegentlich den N. ulnaris in der Loge de Guyon. Beim Durchtritt durch die Unterarmfaszie an die Oberfläche kann der N. radialis komprimiert werden.

Der Vorteil für die lokale Anatomie in vivo an der Hand ist besonders darin zu sehen, dass die Beschwerden eines Patienten meist sehr exakt angegeben werden können. Ein fortgeleiteter Schmerz ist so weit distal an der Extremität nicht zu erwarten. Dies bedeutet für die Befunderhebung, dass neben der Systematik der Funktionsprüfung die Schmerzangabe des Patienten einen großen Wert für die Identifizierung der betroffenen Struktur hat.

Notwendige topographische und morphologische Vorkenntnisse

Um die Anleitungen zur lokalen Palpation nachvollziehen zu können, benötigt der Übende einige maßgebliche Hintergrundinformationen:

- Knöcherner Aufbau des Hand- und Fingerskeletts, insbesondere Namen und Lage der Handwurzelknochen sowie Längseinteilungen der Hand.
- Namen und Lage der Sehnen, die das Handgelenk überqueren.
- Lage und Ausdehnung der Retinacula, welche die langen Sehnen in den Extensorenfächern bzw. im Karpaltunnel festhalten.
- Lage und Konstruktion der Engpassstellen für periphere Nerven an der Hand, insbesondere des Karpaltunnels.

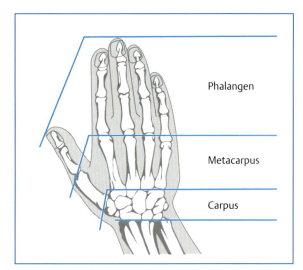

⬛ 4 Quere Einteilung des Handskeletts

Längseinteilung des Handskeletts
in Säulen mit deren klinischen Bedeutungen

Neben der gewohnten queren Einteilung der Hand in die Abschnitte Carpus, Metacarpus und Phalangen, besteht noch die Möglichkeit, das Handskelett in Längsrichtung einzuteilen.

Diese Einteilung erfolgt aufgrund von Erfahrungen nach klinischen Aspekten. Jede Säule hat einen Strahl oder zwei Strahlen (Metakarpale plus Phalangen) und in Längsrichtung zugeordnete Handwurzelknochen.

Radiale Säule: Sie besteht aus den Strahlen I und II sowie den Ossa trapezii und dem Os scaphoideum. Erfahrungsgemäß sind hier am meisten arthrotische Veränderungen zu erkennen. Das Skaphoid bildet zu vier benachbarten

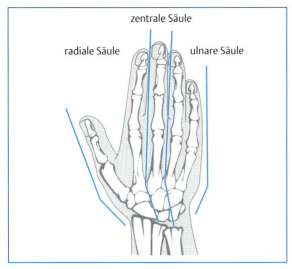

☞ 5 Längseinteilung des Handskeletts

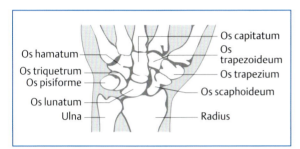

☞ 6 Topographie des Carpus – Ansicht von palmar

Carpalia und zum Radius Gelenke. Somit kontrolliert es die Biomechanik sowohl des Capitatums als auch des Lunatums. Hypomobilitäten wird man vorzugsweise in der radialen Säule antreffen.

Zentrale Säule: Der Leitstrahl der Hand (Metacarpale III und Mittelfinger) plus Os capitatum und Os lunatum bildet die zentrale Säule. Die klinische Besonderheit dieser Säule ist das häufige Auftreten von lokalen Instabilitäten. Dies bedeutet die Dislokation und das anschließende fixierte Verharren in einer nicht physiologischen Position unter Belastung.
Die Dislokation, vorzugsweise des Lunatums, erfolgt meist nach palmar und wird durch einen schwach ange-

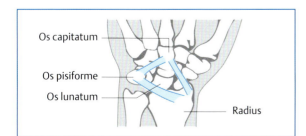

☞ 7 Palmare Ligamente

legten ligamentären Bereich auf der palmaren Seite begünstigt. Es handelt sich hier um den sog. Raum von Poirièr. Die Lokalisation entspricht der Höhe des Gelenkspaltes zwischen Capitatum und Lunatum.
Lokale Mobilitätstests der gelenkigen Verbindungen des Lunatums können dies nachweisen, wenn man in der Lage ist, die Carpalia zu bestimmen.

Ulnare Säule: Die Verbindungen des 4. und 5. Strahles mit dem Os hamatum und dem Triquetrum gegenüber dem Discus articularis ulnae sind bekannt für die große Wahrscheinlichkeit einer Hypermobilität, die unter Umständen auch zu Beschwerden führen können.

TFC-Komplex

Die Stabilität dieser Region und die des distalen radioulnaren Gelenks wird von dem sog. TFC-Komplex kontrolliert. »TFC« steht für triangulär und fibrokartilaginär.

Aufgaben

- Verankerung des Carpus an Ulna und Radius,
- Übernahme von Druckkräften,
- Stabilisation des distalen radioulnaren Gelenkes.

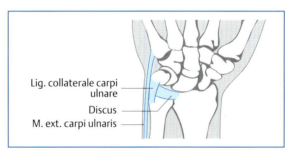

☞ 8 Anteile des TFC-Komplexes

Hauptbestandteile

Discus articularis ulnae, Lig. collaterale carpi ulnare, tiefe ulnokarpale Ligamente und die Sehnenscheide des M. extensor carpi ulnaris.
Der TFC-Komplex ist randständig vaskularisiert und nozisensorisch versorgt. Er kann also die direkte Quelle von Schmerzen sein.

Aufbau des Karpaltunnels

Die Handwurzelknochen beider Reihen bilden ein queres Gewölbe. Der Begriff »Reihe« ist eigentlich verwirrend. Die Konstruktion des karpalen Gewölbes wird deutlich, wenn man die nach palmar hervorstehenden Knochen-punkte betrachtet:

- radial: Tubercula vom Os scaphoideum und Os trape-zium
- ulnar: Os pisiforme und Hamulus ossis hamati.

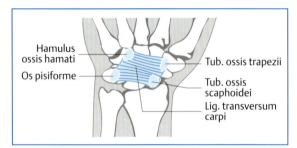

◉ 9 Begrenzungen des Karpaltunnels

Dieser karpale Bogen wird vom Lig. transversum carpi zum Karpaltunnel abgeschlossen. Durch diesen ziehen

- 4 Sehnen des M. flexor digitorum profundus   ◉ 10
- 4 Sehnen des M. flexor digitorum superficialis   ◉ 11
- 1 Sehne des M. flexor pollicis longus   ◉ 12
- N. medianus   ◉ 12

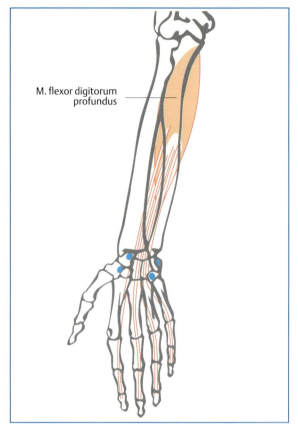

◉ 10

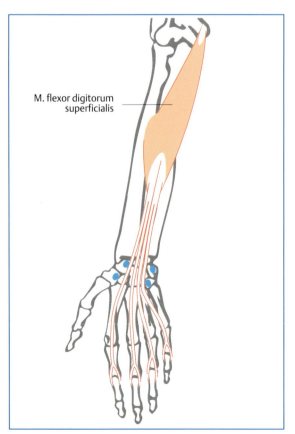

◉ 11

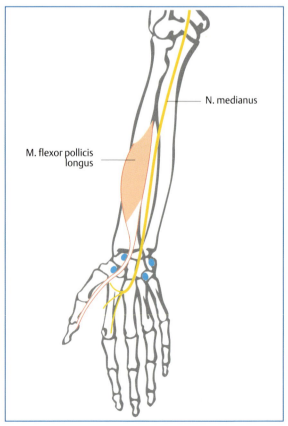

◉ 12

Früher wurde die Passage der Sehne des M. flexor carpi radialis mit in den Karpaltunnel einbezogen. In der topographischen Anatomie wird ihr Durchtritt unter dem Ligamentum als separate Passage aufgeführt.

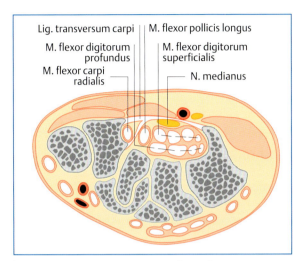

○ 13   Querschnitt durch den Karpaltunnel

Extensoren-Sehnen und ihre Fächer

Die Sehnen der langen (extrinsischen) Muskeln, die das Hand- und Fingerskelett bewegen, werden dorsal und an den Kanten des Unterarmes durch eine Verstärkung der Unterarmfaszie an Radius und Ulna gehalten.

Durch dieses Retinaculum extensorum behalten alle Extensoren-Sehnen ihre Beziehung zum Unterarm, auch während ausgiebiger Bewegung der Hand oder des Unterarmes mit Umwendebewegungen. Das Retinakulum ist zwischen den jeweiligen Sehnen mit den Knochen verhaftet, sodass kleine osteofibröse Kanälchen zum Durchtritt der Sehnen entstehen. Die Sehnen sind hierbei mit Sehnenscheiden gegen die bei Bewegungen entstehende Reibung geschützt.

Dieses Kanälchen für den Sehnendurchtritt nennt man Sehnenfach, von denen es sechs gibt.

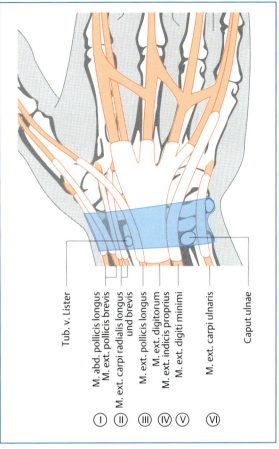

○ 14   Sehnenfächer der Hand- und Fingerextensoren

Sehnenfächer von radial nach ulnar

- Fach I: M. abductor pollicis longus und M. extensor pollicis brevis
- Fach II: Mm. extensor carpi radialis longus und brevis
- Fach III: M. extensor pollicis longus
- Fach IV: M. extensor digitorum und M. extensor indicis proprius
- Fach V: M. extensor digiti minimi
- Fach VI: M. extensor carpi ulnaris

2 Allgemeine Orientierung dorsal

Kurzfassung des Palpationsganges

In der folgenden Anleitung zum Aufsuchen der Strukturen der Hand wird zunächst dorsal begonnen. Zunächst verschafft sich der Therapeut einen Eindruck über die Dimension des Carpus mit seiner proximalen und distalen Begrenzung.

Hierdurch erhält er genau Auskunft über die Größe von Carpus und Metacarpus. Man wird bei den ersten Palpationsversuchen überrascht sein, wie gering der Raum ist, der den Handwurzelknochen dorsal zur Verfügung steht. Die Palpation wird einen Raum aufzeigen, der in Nullstellung der Hand etwa die Breite eines Zeigefingers hat.

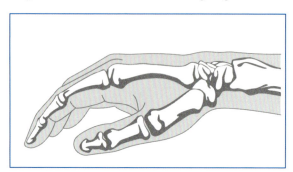

☉ 15 Topographie knöchern – Ansicht von radial

ASTE

Man wählt für die zu palpierende Hand und den Unterarm eine entspannte Lage, sodass der Proband keine Muskelaktivität aufbringen muss, um diese Position zu halten. Zur Palpation der ossären Strukturen ist es absolut notwendig, dass jegliche Aktivität vermieden wird, da sonst die darüber liegenden Sehnen unter Spannung geraten und ein gezieltes Aufsuchen der tiefer liegenden Strukturen verhindern. Hierzu werden Hand und Unterarm auf einer geraden Unterlage abgelegt. Der Therapeut sitzt an der ulnaren Seite.

Zur Klärung der Richtungsangaben werden die Begriffe radial (daumenwärts), ulnar (kleinfingerwärts), dorsal (zum Handrücken zeigend) und palmar (zur Handfläche zeigend) verwendet. Dies mag unter Umständen gewöhnungsbedürftig sein, es erleichtert aber die genaue Bezeichnung und damit die Verständigung. So liegt z. B. der Gelenkspalt des distalen radioulnaren Gelenkes radial des Ulnaköpfchens.

Übersicht über die zu palpierenden Strukturen

- Proximale Begrenzung des Carpus (radiokarpale Gelenklinie)
- Ausrichtung des radiokarpalen Gelenkspaltes
- Distale Begrenzung des Carpus (karpometakarpale Gelenklinie)

Proximale Begrenzung des Carpus (radiokarpale Gelenklinie)

Die Abgrenzung der proximalen Handwurzelknochenreihe gegenüber dem Unterarm kennzeichnet den Gelenkspalt für das radiokarpale Gelenk. Diese Gelenklinie orientiert sich vornehmlich an den Rändern von Radius und Ulna.

■ Technik

Der palpierende Finger kommt nun von distal, sodass die Fingerspitze gegen den Radius und das Caput ulnae stoßen kann (rechtwinklige Palpation). Am leichtesten gelingt dies auf der radialen Seite der Hand in einer Vertiefung am Carpus, die später noch genauer beschrieben wird.

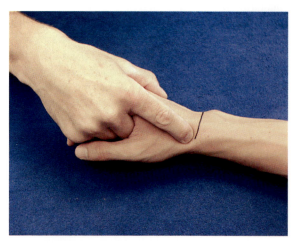

☉ 16 Palpation des Radius von distal

Die Palpation ergibt hier einen deutlichen knöchernen Rand. Orientiert man sich noch etwas palmarwärts, kann man den Processus styloideus radii, die radiale Begrenzung des Radius auffinden.

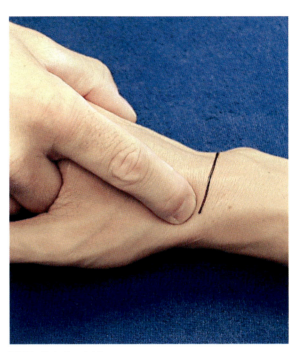

◙ 17 Detailansicht

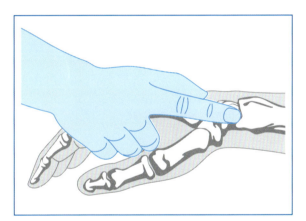

◙ 18 Zeichnerische Darstellung der Palpationstechnik

Die weitere Abgrenzung des Carpus vollzieht sich nun von radial nach ulnar in gleicher Technik, wobei zunehmend die rundlichen Sehnen stören, welche hier in ihren Fächern das Handgelenk überqueren. Die Palpation endet distal des Ulnaköpfchens und des Proc. styloideus ulnae, welcher sich seitlich am Caput ulnae befindet.

■ Tipp

Wird das Ertasten der Radiuskante durch die Sehnen erschwert, bringt man eine leichte Extension in die entspannte Hand ein. Dadurch tauchen die Knochen der proximalen Reihe nach palmar ab und die Weichteilstrukturen werden locker.

Ausrichtung des radiokarpalen Gelenkspaltes

Um die proximale Begrenzung, die dem Gelenkspalt des radiokarpalen Gelenkes entspricht, in einem Schnellvorgang aufzufinden, benötigt man die Lokalisation einer weiteren Struktur. Wenn der palpierende Finger zwischen dem zweiten und dritten Strahl nach proximal geführt wird, ertastet dieser, gerade auf dem Radius angelangt, in Höhe des Caput ulnae eine tropfenförmige Leiste, das Tuberculum radiale dorsale, auch Tuberculum von Lister genannt. Direkt distal davon befindet sich der Radiusrand. Verbindet man den Proc. styloideus radii, den distalen Aspekt des Tub. v. Lister, mit dem Proc. styloideus ulnae, erhält man ohne großen Aufwand eine Linie, die recht genau den Verlauf und die Ausrichtung des radiokarpalen Gelenkspaltes wiedergibt.

Es wird deutlich, dass die Ausrichtung des Gelenkspalts nicht exakt rechtwinklig zum Unterarm eingestellt ist. Tatsächlich ist sie – von radial nach ulnar betrachtet – um ca. 15° nach proximal schräg verlaufend. Diese Winkelangabe ist aber nur ein durchschnittlicher Wert, da er unmittelbar von der Länge der Ulna abhängt und diese individuell variiert.

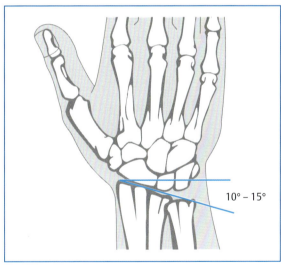

10° – 15°

◙ 19 Ausrichtung des radiokarpalen Gelenkspaltes

Distale Begrenzung des Carpus (karpometakarpale Gelenklinie)

Die distale Begrenzung des Carpus ist durch das Ertasten der Basen der jeweiligen Metacarpalia aufzufinden.

■ Technik
1. Methode

Dies ist einmal dadurch zu erreichen, dass man mit dem palpierenden Finger von distal nach proximal über einen Mittelhandknochen streicht, bis die Fingerbeere über die leicht wulstige Erhöhung der Basis in eine seichte Vertiefung rutscht. Hier befindet sich der jeweils zugehörige karpale Knochen. Das Niveau der Handwurzelknochen der distalen Reihe liegt generell etwas tiefer als die metakarpalen Basen. Diese Vertiefungen werden mit leichter passiver Extension im Handgelenk deutlicher.

■ Tipp

Am leichtesten gelingt dies im Übergang zwischen Metakarpale III und dem Os capitatum. Das Capitatum hat auf seiner Rückseite eine leichte Vertiefung, die gut zu ertasten ist. Das Capitatum ist für die weitere Lokalisierung der umliegenden Handwurzelknochen eine wichtige Ausgangsstelle.

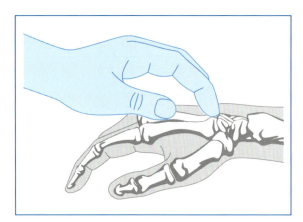

☻ 20   Lokalisation des Os capitatum

■ Technik
2. Methode

Eine weitaus genauere Methode ist die rechtwinklige Palpation gegen die Metakarpalbasen. Hierzu wird der palpierende Finger mit einer rechtwinkligen Palpation von proximal jeweils gegen eine Basis gestellt. Hiermit wird die Kante der Basis exakt bestimmt.

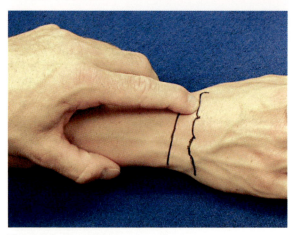

☻ 21   Palpation einer metakarpalen Basis

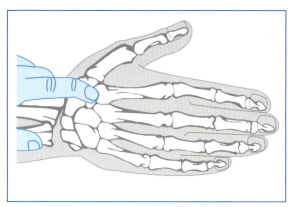

☻ 22   Palpationstechnik – Basis MC II

■ Tipp

Dies wird noch sicherer, wenn zudem noch über ein leichtes Anheben des Mittelhandköpfchens eine leichte lokale Extension eingebracht wird, und der Therapeut spüren kann, wie die metakarpale Basis gegen die Fingerspitze anstößt. Man bedenke, dass die Metakarpale V etwas kürzer ist als die anderen, sodass die Gelenklinie ulnar eine kleine Stufe bildet.

Hiermit endet die Abgrenzung des Carpus, und seine räumliche Ausdehnung wird deutlich. In einem Bereich, der gut einen Finger breit ist, liegen zwei Reihen karpaler Knochen in einer Gewölbekonstruktion, siehe ☻ 23.
Die zeichnerischen Darstellungen der knöchernen Hand sowie die meisten anatomischen Modelle, die zum Unterricht oder zur allgemeinen Orientierung herangezogen werden, zeigen den Carpus in einer deutlich größeren Konstellation. Diese topographische Vorstellung in vivo umzusetzen, ohne eine bestätigende Palpation, wäre völlig irreführend.

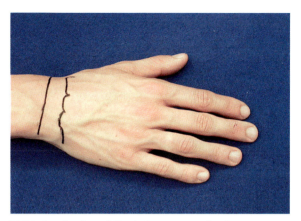

☯ 23 Proximale und distale Begrenzung des Carpus

Therapeutische Hinweise

Die ermittelte Gelenklinie des radiokarpalen Gelenkes ist die maßgebliche Orientierungsgröße für einige Techniken der Manuellen Therapie. Die Anwinkelung in radial-ulnarer sowie auch in dorso-palmarer Richtung ist daher unbedingt zu realisieren und zu beachten.

Das abgebildete Beispiel zeigt eine translatorische Gleittechnik im radiokarpalen Gelenk, die sowohl zu Befund- als auch zu Therapiezwecken genutzt werden kann.

Es wird deutlich, dass sowohl die Lagerung des Unterarmes auf der Unterlage, als auch die Grifftechnik eine sichere Kenntnis über Lage und Ausrichtung des Gelenkspaltes und der Gelenkpartner benötigen.

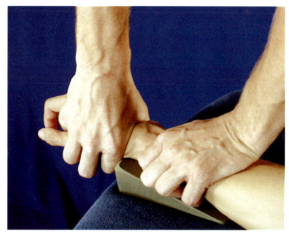

☯ 24 Gleittechnik – Carpus nach palmar

3 Lokale Palpation der Weichteile dorsal

Kurzfassung des Palpationsganges

Nachdem die Dimension der Handwurzel und deren Abgrenzungen deutlich wurden, sind die Weichteile (Sehnen, Gefäße und Nerven) im Mittelpunkt der lokalen Orientierung. Der Palpationsgang beginnt erneut radial, endet ulnar und deckt genau die Lage der Extensoren-Sehnen auf.

ASTE

Hand und Unterarm des Probanden sind erneut entspannt auf einer möglichst geraden Unterlage abgelegt. Der Therapeut sitzt generell seitlich davon. Zur genauen Palpation dorsal und ulnar am Handgelenk sollte die Hand mit der palmaren Seite aufliegen. Sucht man Strukturen eher auf der radialen Seite, stellt man die Hand auf der Kleinfingerseite auf.

Fossa radialis (Tabatière anatomique)

Im radialen Bereich des Carpus gibt es eine dreieckförmige Vertiefung, die bereits als Ausgangspunkt zur Palpation der proximalen Carpusbegrenzung gedient hat. Sie wird als Fossa bzw. Fovea radialis oder Tabatière anatomique bezeichnet. Hier kann man als Therapeut kleinere, durch Entzündungen des Handgelenks verursachte Schwellungen gut sehen und palpieren.

Folgende Strukturen begrenzen die Fossa radialis:

- nach proximal = Radius
- nach dorsal   = Sehne des M. extensor pollicis longus
- nach palmar   = Sehne des M. extensor pollicis brevis

■ Technik

Zur Darstellung der Fossa radialis benötigt man meistens eine Aktivität der beteiligten Muskeln, um die Lage der begrenzenden Sehnen und damit die Fossa radialis ausfindig zu machen. Die Hand des Probanden wird hierzu auf die Kleinfingerseite aufgestellt und man fordert den

Übersicht über die zu palpierenden Strukturen

- Fossa radialis (Tabatière anatomique)
- Extensoren-Sehnen und ihre Fächer
- Nervus radialis, Vena cephalica und Arteria radialis
- Gelenkspalt des distalen radioulnaren Gelenkes

Probanden auf, den Daumen direkt nach oben weg zu strecken (Extension oder Abduktion in radialer Richtung).

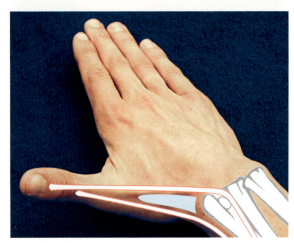

◉ 25 Lage der Fossa radialis

Falls die Fossa radialis jetzt nicht deutlich wird, kann man die begrenzenden Extensoren-Sehnen des Daumens mit querer Palpationstechnik feststellen.
Beide Sehnen der Daumen-Extensoren laufen nach distal aufeinander zu. Im Boden dieser Vertiefung sind die Strukturen der radialen Säule zu finden (siehe spätere Anleitung zur Lokalisierung, S. 92).

Extensoren-Sehnen und ihre Fächer

Die Sehnen der langen (extrinsischen) Muskeln, die das Hand- und Fingerskelett bewegen, werden dorsal und an den Kanten des Unterarmes durch eine Verstärkung der Unterarmfaszie an Radius und Ulna gehalten.
Durch dieses Retinaculum extensorum behalten alle Extensoren-Sehnen ihre Beziehung zum Unterarm, auch während ausgiebiger Bewegung der Hand oder des Unterarmes mit Umwendebewegungen. Das Retinaculum ist zwischen den jeweiligen Sehnen mit den Knochen verhaftet, sodass kleine osteofibröse Kanälchen zum Durchtritt der Sehnen entstehen. Die Sehnen sind hierbei mit Sehnenscheiden gegen die bei Bewegungen entstehende Reibung geschützt.

Diese Kanälchen für den Sehnendurchtritt nennt man Sehnenfächer, von denen es sechs gibt.

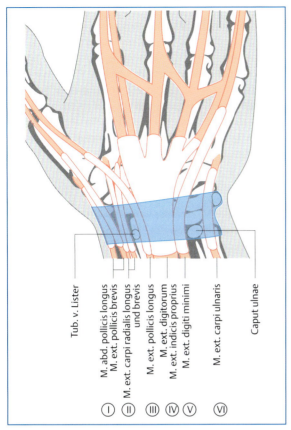

☒ **26**   Sehnenfächer der Hand- und Fingerextensoren

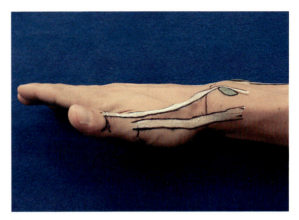

☒ **27**   Sehnen von Fach I und II

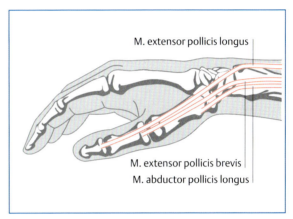

☒ **28**   Topographie der radialen Sehnen

Sehnenfächer von radial nach ulnar

- Fach I: M. abductor pollicis longus und M. extensor pollicis brevis
- Fach II: Mm. extensor carpi radialis longus und brevis
- Fach III: M. extensor pollicis longus
- Fach IV: M. extensor digitorum und M. extensor indicis proprius
- Fach V: M. extensor digiti minimi
- Fach VI: M. extensor carpi ulnaris.

■ Technik
Fach I

Die Hand des Probanden steht weiterhin auf der ulnaren Handkante und die Tabatière wird unter Aktivität des Daumens dargestellt. Man sucht das meist palmar liegende Sehnenbündel mit querer Palpation auf. Der Proband kann dann die Aktivität wieder zurücknehmen und das Sehnenbündel wird nach proximal verfolgt, bis ein knöchernes Widerlager (Radius) zu spüren ist. Hier liegt der Durchtritt der beiden Sehnen unterhalb des Retinaculums im sog. Fach I.

■ Tipps

- Sollten die Sehnen über dem Radius schlecht spürbar sein, ist eine rhythmische Aktivität in Daumen-Extension mit wiederkehrenden Spannungen der Sehnen sehr hilfreich.

- Man kann die Sehnen distal, in Höhe der Tabatière, voneinander differenzieren:
- *M. extensor pollicis brevis*: der Proband abduziert den Daumen in direkter radialer Richtung, das Handgelenk bleibt dabei neutral.
- *M. abductor pollicis longus:* Er ist deutlich schwerer zu palpieren oder gar zu sehen. Es gelingt recht sicher, wenn der Daumen kräftig in palmarer Richtung abduziert (zur Seite weggestreckt) wird. Das Handgelenk sollte dabei leicht gebeugt werden. Die Sehne führt zur Basis des 1. Metakarpale.

Das Fach I ist eine der häufigsten Lokalisationen für Sehnenscheidenentzündungen mit der Bezeichnung Morbus de Quervain.

■ Technik

Fach II

Zur weiteren Differenzierung von Fach II und III wird das Tuberculum von Lister als Ausgangspunkt benutzt

Vom Lister'schen Tuberculum aus orientiert man sich nach radial. Unter ganz leichter, rhythmischer Aktivität in Richtung Extension der Hand kann man erneut Spannungen von Sehnen feststellen, die zu den Mm. extensores carpi radialis longus und brevis gehören. Beide benutzen gemeinsam das 2. Sehnenfach. Verfolgt man sie unter ständiger Aktivität weiter nach distal, lokalisiert man eine »V-förmige« Trennung beider Sehnen kurz vor dem Unterqueren der Extensor-pollicis-longus-Sehne. Unter Umständen ist sogar das Verfolgen beider Sehnen zu ihren Insertionen möglich. Die Sehne des M. extensor carpi radialis longus inseriert eher radial an der Basis des Metakarpale II, die des Brevis zwischen den Basen II und III.

■ Technik

Fach III

Das Lister'sche Tuberculum dient als Umlenkrolle für die Sehne des M. extensor pollicis longus. Hier erhält sie, vom distalen Unterarm herkommend, einen geänderten Verlauf in Richtung Daumenendphalanx. Palpiert man unter ständig wiederkehrenden, leichten Streckbewegungen des Daumens direkt ulnar des Tuberculums, so kann man dort die Sehne in ihrem (dritten) Sehnenfach spüren.

■ Technik

Fach IV

Die Sehnen des IV. Sehnenfaches liegen in direkter ulnarer Nachbarschaft zur Sehne des M. extensor pollicis longus. Die Sehnen des M. extensor digitorum sind einfach zu ertasten. Hierzu hebt der Proband die Finger wie beim Klavierspielen abwechselnd von der Unterlage. Der palpierende Finger wird von den Sehnen sofort nach oben weggedrückt. Die Sehne des 2. Muskels, der dieses Sehnenfach benutzt, des M. extensor indicis proprius, ist nicht so einfach isoliert darzustellen.

■ Tipp

Die Sehne des M. extensor indicis proprius liegt auf dem Handrücken ulnar von der Sehne des M. extensor digitorum, die zum Zeigefinger führt. Bei Streckung des Zeigefingers mit begleitenden seitlichen Bewegungen ist sie zu spüren und gelegentlich zu sehen.

■ Technik

Gelenkspalt des distalen radioulnaren Gelenkes und Technik Fach V

Die weitere Palpation am dorsalen Carpus orientiert sich in den Bereich des Caput ulnae.

Das Caput ulnae wird bei entspannt aufliegendem, proniertem Unterarm von zwei Sehnen eingerahmt. Zur radialen Seite kann die Sehne des M. extensor digiti minimi metakarpal und karpal unter leichter Aktivität des Muskels gut erspürt und auch weiter nach proximal verfolgt werden. Sie passiert direkt radial das Ulnaköpfchen und markiert gleichzeitig die Lage des darunter liegenden Gelenkspaltes des distalen Radioulnargelenkes (DRUG). Die Sehne im Fach V gilt als Leitstruktur zum Auffinden des Gelenkspaltes.

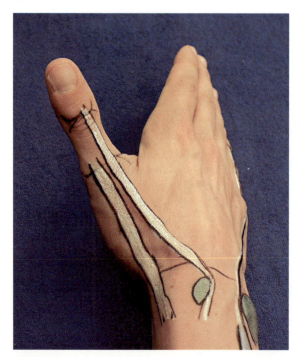

■ 29 Tuberculum von Lister und die Sehnen der Daumenextensoren

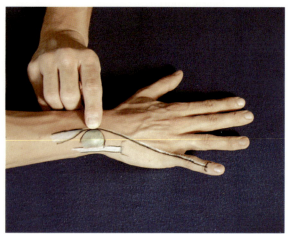

■ 30 Palpation der Sehne des M. extensor digiti minimi

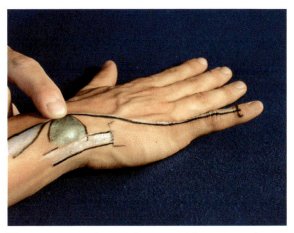

auf dem Ulnaköpfchen liegt. So wird die Belastung deutlich, die diese Sehnenscheide bei vielen Wiederholungen der Unterarmwendungen erfahren muss.

Nervus radialis, Vena cephalica und Arteria radialis

Proximal der Tabatière, zwischen den Sehnen des II. Faches, liegt der N. radialis mit seinem oberflächlichen Ast. Er durchdringt direkt proximal und exakt radial der kurzen Muskelbäuche die Unterarmfaszie und liegt somit direkt unter der Haut. Es handelt sich hier um die Muskelbäuche, welche den Daumen nach radial und palmar abduzieren.

C 31 Das Caput ulnae wird von zwei Sehnen eingerahmt

■ Tipp

Damit es zu keiner Verwechslung mit den Sehnen des M. extensor digitorum kommt, empfiehlt es sich, erneut den Trick der reziproken Hemmung des Fingerstreckers einzusetzen. Hierzu bittet man den Probanden, die Fingerbeeren II bis IV gegen die Unterlage zu drücken und anschließend nur den Kleinfinger zu extendieren.

■ Technik
Fach VI

Direkt ulnar des Ulnaköpfchens liegt die Sehne des M. extensor carpi ulnaris. Sie ist unter entsprechender Aktivität des Muskels (Extension mit ulnarer Abduktion der Hand) in Höhe des Carpus deutlich zu spüren. Sie lässt sich distalwärts zu ihrer Insertion an der Basis der Metakarpale V und proximalwärts bei ihrer Passage des Caput ulnae gut verfolgen. Hier im Fach VI verläuft die Sehne in einer seichten ossären Rinne.

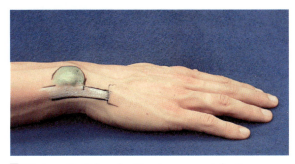

C 32 Lage der Sehne des M. extensor carpi ulnaris

Belässt man zwei Finger auf der Sehne in ihrer Lage neben dem Ulnaköpfchen und bringt den Unterarm in Supination, wird man feststellen, dass sich das Caput ulnae unter die Sehne gedreht hat und diese jetzt dorsal

■ Technik
Nervus radialis

Zunächst werden die Muskelbäuche der Daumen-Extensoren unter deren Aktivität aufgesucht. Die zur Faust geballte Hand (Daumen eingeschlossen) wird in ulnare Abduktion und Extension geführt. Bei der queren Palpation direkt proximal und radial der Muskelbäuche rollt er deutlich unter den Fingerkuppen hinweg.

Er lässt sich in seinem gesamten radialen Verlauf verfolgen:
- Zunächst überquert er die Sehnen vom Fach I.
- Am distalen Radius liegt er zwischen dem I. und II. Sehnenfach direkt dem Knochen auf.
- In der Tabatière wird der N. radialis von der V. cephalica begleitet. Sie kreuzt die Tabatière oberflächlich. Da sie allgemein gut erreichbar an der Oberfläche liegt, eignet sie sich als venöser Zugang. In der Tiefe der Tabatière, mit leichtem Druck gegen den ossären Boden palpiert, ist die schwache Pulsation eines Astes der A. radialis zu spüren.
- Letztlich sind Nerv und Vene noch während der Überquerung der Sehne des M. ext. pollicis longus zu verfolgen.

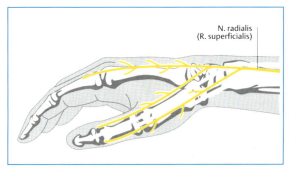

C 33 Die Äste des N. radialis – von radial betrachtet

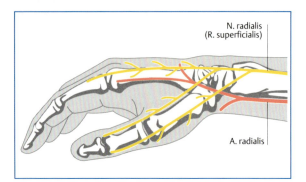

◎ 34 Verlauf der A. radialis

■ Tipp

Die Spannung des N. radialis erhöht sich, wenn das Ellenbogengelenk gestreckt und der Unterarm supiniert wird. Die oberflächliche Lage des Nervs macht ihn für Kompression anfällig, die häufig durch zu engen Armschmuck verursacht wird.

Therapeutische Hinweise

Wie bereits betont, sind die Passagen der Sehnen mit ihren Sehnenscheiden durch die Extensorenfächer bevorzugte Lokalisationen für Entzündungen. Eine der häufigsten Tendosynovitiden ist im Fach I aufzufinden. In Höhe des Retinaculum extensorum bzw. distal in Höhe der Tabatière ist der sog. Morbus de Quervain lokalisiert.

■ Technik
Querfriktion Fach I

Zur provokativen Diagnostik bzw. zur Therapie setzt man eine quere Friktion ein.
Hand und Daumen des Patienten werden nach ulnar (noch schmerzfrei) vorpositioniert. Hierdurch erhält die Sehne mit der Sehnenscheide die nötige Spannung, damit sie unter dem Druck der Friktion nicht abtaucht oder wegrollt.

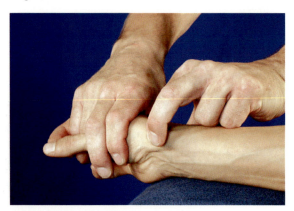

◎ 35 Querfriktion der Sehnen im Fach I

Die freie Hand stabilisiert sich mit dem Daumen am Handrücken, der beschwerte Zeigefinger wird auf die lädierte Stelle platziert. Die Friktion erfolgt mit Druck von palmar nach dorsal, exakt quer zum Faserverlauf der Sehne. Der Rückweg erfolgt ohne Druck, aber noch mit Hautkontakt.

■ Technik
Querfriktion Insertionstendopathie Fach VI

Ein weiteres Beispiel für die Anwendungsmöglichkeiten der lokalen Palpation der Hand ist die Querfriktion der Insertion des M. extensor carpi ulnaris an der Basis des Metakarpale V.

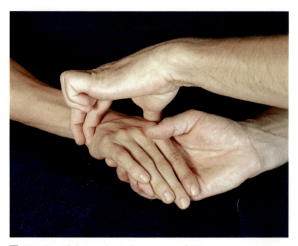

◎ 36 Querfriktion der Sehne von Fach VI

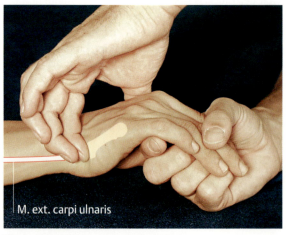

M. ext. carpi ulnaris

◎ 37 Querfriktion – Ansicht von ulnar

Da die Sehne direkt von proximal gegen die Basis des V. Metakarpale einstrahlt, stellt sich dem Therapeuten die Aufgabe, palpatorisch überhaupt an die Insertion heranzukommen.

Dies gelingt unter Berücksichtigung zweier Aspekte:

1. Die Sehne muss gegen die Carpalia nach unten weggedrückt werden.
2. Die palpierende Fingerbeere wird von proximal direkt gegen die Basis gestellt.

Beides gelingt, wenn die Hand in eine Position geführt wird, die eine passive Annäherung der Sehne erlaubt und die palpierende Hand proniert eingestellt wird.

Die eigentliche Querfriktion erfolgt mit Druck von palmar nach dorsal am seitlichen Rand des Metakarpale V.

Will man vor allem die Sehnenscheide am Fach VI behandeln, wird das Verfahren wie beim Fach I angewandt:

1. Sehne und Sehnenscheide straffen, hier durch Einstellung der Hand in radialer Abduktion mit Flexion.
2. Die Technik erfolgt direkt quer zur Sehne; der Druck wird bei der Bewegung von palmar nach dorsal eingesetzt.

Dieses Vorgehen ist auch bei allen anderen Sehnenscheidenaffektionen einsetzbar.

4 Lokale Palpation der Handwurzelknochen dorsal

Übersicht über die zu palpierenden Strukturen

- Carpalia der radialen Säule,
  - Knochen der Tabatière anatomique (Radiusrand, Os scaphoideum, Os trapezium)
  - Daumensattelgelenk
- Carpalia der zentralen Säule
  - Os capitatum
  - Os lunatum
  - Abgrenzung des Os lunatum zum Os scaphoideum
- Carpalia der ulnaren Säule
  - Os triquetrum
  - Os hamatum

Kurzfassung des Palpationsganges

Bislang ist die Übersicht über die Dimensionen von Carpus und Metacarpus bekannt. Die Weichteilstrukturen an der Oberfläche des Handrückens und seinen Rändern sind ausfindig gemacht worden.

Der nächste Schritt der Palpation geht in die Tiefe mit dem Ziel, die einzelnen Handwurzelknochen innerhalb des Carpus voneinander zu differenzieren. Hierbei orientiert man sich an der Längsaufteilung der Hand in Säulen, bestehend aus den Strahlen (Metacarpalia und Phalangen) plus Carpalia. Der Palpationsgang startet radial und endet ulnar.

Carpalia der radialen Säule

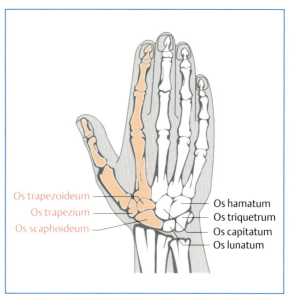

Os trapezoideum
Os trapezium
Os scaphoideum

Os hamatum
Os triquetrum
Os capitatum
Os lunatum

◉ 39 Radiale Säule

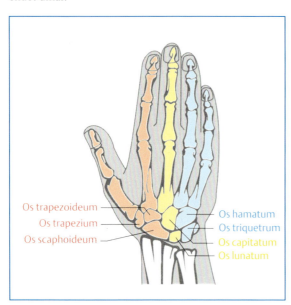

Os trapezoideum
Os trapezium
Os scaphoideum

Os hamatum
Os triquetrum
Os capitatum
Os lunatum

◉ 38 Einteilung der Hand in Säulen

ASTE

Hand und Unterarm des Probanden sind erneut entspannt auf einer möglichst geraden Unterlage abgelegt. Der Therapeut sitzt generell seitlich davon. Zur genauen Palpation dorsal und ulnar am Handgelenk sollte die Hand mit der palmaren Seite aufliegen. Sucht man Strukturen eher auf der radialen Seite, stellt man die Hand auf der Kleinfingerseite auf.

Knochen der Tabatière anatomique

Durch das Abspreizen des Daumens in radiale Abduktion wird die Tabatière anatomique geformt. Ihre sehnigen und knöchernen Begrenzungen sind bekannt (s. S. 86). Wir palpieren nun die Carpalia an ihrem Boden.

■ Technik
Os scaphoideum

Der Zeigefinger der palpierenden Hand streicht nun von distal kommend über den Daumen nach proximal, bis die Zeigefingerbeere in der Tabatière liegt. In dieser Situation kann die Zeigefingerspitze bei einer Palpation nach proximal den Radiusrand sehr gut erspüren. Die Beere des Zeigefingers liegt nun direkt über dem radialen Aspekt des Os scaphoideum.

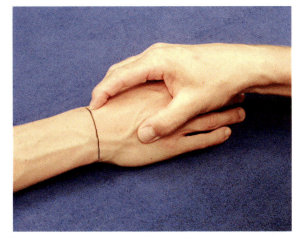

◙ **40** Lokalisation des Os scaphoideum

■ Tipp

Zur Bestätigung nutzt man das Verhalten des Skaphoids während passiver Bewegung der Hand nach radial und ulnar. Die Zeigefingerbeere wird bei ulnarer Abduktion von dem Skaphoid aus der Tabatière herausgedrückt, während sie bei radialer Abduktion in einer verstärkten Vertiefung liegt.

■ Technik
Os trapezium

Um die Begrenzung zum Os trapezium zu ertasten, muss die Zeigefingerspitze nach distal in Richtung Daumenspitze gedreht werden. Hierzu dreht man die palpierende Hand um 180°. Die Zeigefingerbeere liegt erneut in der seichten Vertiefung der Tabatière. Die Fingerspitze stößt jetzt in der Tiefe gegen den harten knöchernen Widerstand des Trapeziums.

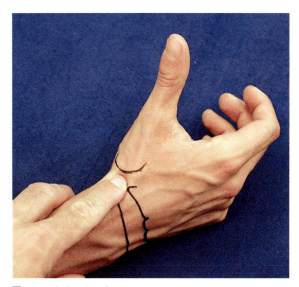

◙ **41** Lokalisation des Os trapezium

■ Tipp

Zur Bestätigung der richtigen Lokalisation wird erneut eine leichte Bewegung benutzt. Wenn eine kleine passive Bewegung des Daumens in Extension ausgeführt wird, dürfte *keine* Bewegung an der Zeigefingerspitze zu spüren sein.

Unter einer leichten radialen Abduktion taucht das Skaphoid erneut weg und das Trapezium bleibt deutlich als Kante spürbar.

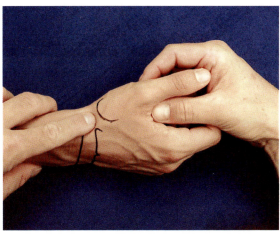

◙ **42** Bestätigung der Lokalisation durch Bewegung

■ **Technik**

Daumensattelgelenk

Als mögliche Stelle von Beschwerden, sowohl aufgrund von Hypermobilität als auch von Arthritiden, ist die genaue Lokalisation sehr interessant

Der Zeigefinger bleibt zunächst auf dem Skaphoid, die Spitze lehnt sich gegen das Trapezium an. Nun rutscht der palpierende Zeigefinger wenige Millimeter nach distal.

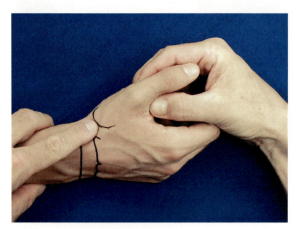

☎ 43   Lokalisation des Gelenkspaltes des Daumensattelgelenkes

Wenn man jetzt eine passive Bewegung des Daumens in Extension einbringt, muss eine Bewegung zu spüren sein. Die Basis des Metakarpale I stößt jetzt gegen den Finger. Hier befindet sich der Gelenkspalt des Daumensattelgelenkes.

Unter ständiger leichter Bewegung des Daumens kann das ganzen Ausmaß der Basis erfasst werden. Verfolgt man die Basis nach palmar, bieten sich Bewegungen des Daumens in dorsaler und palmarer Richtung an. Bei der Adduktion des Daumens in dorsaler Richtung drückt sich die Basis nach palmar heraus.

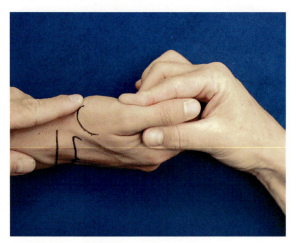

☎ 44   Palmare Palpation des Gelenkspaltes

Sie folgt hiermit dem Rollgleitverhalten, gemäß der Konvexregel der lokalen Biomechanik. Proximal davon muss wiederum das Trapezium liegen, dessen Lokalisierung palmar später genauer beschrieben wird.

Therapeutische Hinweise

Folgende Beispiele zeigen die Möglichkeiten der lokalen Palpation der radialen Säule auf.

1. Ist einmal ein Handwurzelknochen lokalisiert, kann man ihn gezielt in den Gelenken mit seinen benachbarten Knochen in palmarer und dorsaler Richtung bewegen. Dies gibt im Seitenvergleich Auskunft über mögliche Veränderungen im Sinne einer Hypo- bzw. Hypermobilität. So lassen sich die Mobilitätsstörungen besonders bei kleineren oder endgradigen Einschränkungen der Handbewegungen feststellen.

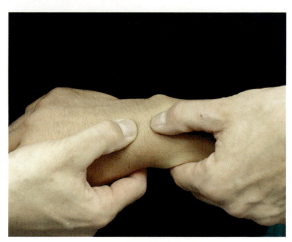

☎ 45   Gleittechnik Radius-Skaphoid

Beispielsweise lässt sich das Skaphoid isoliert gegenüber dem Radius bewegen. Hierzu stabilisiert man die Hand des Patienten mit der Kleinfingerseite gegen den Körper. Eine Hand umgreift den Radius und fixiert diesen. Die andere umfasst das Skaphoid von dorsal und palmar (s. S. 107). Nun kann man das Skaphoid nach dorsal und palmar verschieben und z. B. das Ausmaß der Bewegung mit der anderen Hand vergleichen.

2. Solche Mobilitätsveränderungen lassen sich auch an dem so häufig mit schmerzhafter Arthritis (aktivierter Rhizarthrose) betroffenen Daumensattelgelenk feststellen.

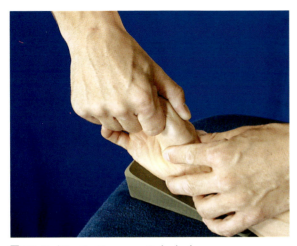

☞ **46** Traktion im Daumensattelgelenk

Eine der möglichen Techniken der Manuellen Therapie ist die Traktion. Sie untersucht die aktuelle Elastizität der Kapsel durch Zug an dem Metakarpale I. Die Vorteile durch genaue Kenntnisse der lokalen Anatomie zeigen sich bei dem notwendigen exakten Stabilisieren des Trapeziums.

3. Querfriktionen auf der Kapsel des Daumensattelgelenkes haben sich zur Schmerzlinderung als wirkungsvoll erwiesen. Voraussetzung ist die Fähigkeit, den Gelenkspalt auffinden zu können.

Carpalia der zentralen Säule

■ **Technik**
  Os capitatum

Die Palpation beginnt distal. Der Therapeut befindet sich hierfür eher in Verlängerung der Hand.
Die Zeige- oder Mittelfingerbeere rutscht den dritten Strahl entlang nach proximal. An der Basis des Metakarpale III spürt man einen leichten ossären Wulst. Direkt anschließend rutscht die Fingerbeere in eine leichte Vertiefung.

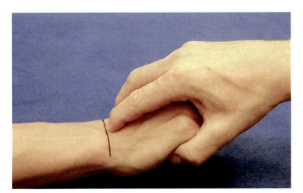

☞ **47** Aufsuchen des Os capitatum

Diese Vertiefung verstärkt sich unter der Bewegung der Hand in Extension und verstreicht bei einer Flexion. Wenn man dies spürt, kann man sicher sein, dass die Fingerbeere auf dem Os capitatum liegt.
Zur weiteren Differenzierung der Handwurzelknochen benötigt man das Lister'sche Tuberculum und den Gelenkspalt des distalen radioulnaren Gelenkes als Bezugspunkte (s. S. 83 bzw. 88).

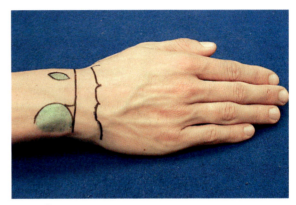

☞ **48** Übersicht – knöcherne Begrenzungen dorsal

Die weiteren Carpalia und deren Abgrenzungen lassen sich nicht oder nicht sicher palpatorisch unterscheiden. Daher benutzt man zur Lokalisierung knöcherne Orientierungspunkte bzw. deren Verbindungslinien. Diese Bezugslinien wurden an Präparaten nachvollzogen und zeigen eine zuverlässige Konstanz.
Die Orientierung beginnt auf dem Os capitatum.

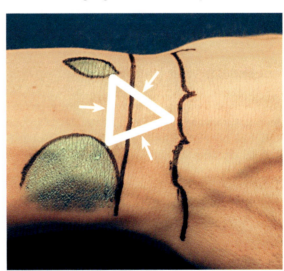

☞ **49** Verbindungslinien, die vom Os capitatum ausgehen

■ Technik
Os lunatum

Um das Os lunatum als weiteren Teil der zentralen Säule aufzusuchen, bewegt man den palpierenden Finger um ca. 1 cm nach proximal und etwas ulnar. Exakt beschrieben, liegt das Os lunatum auf halber Strecke der Verbindungslinie zwischen dem Os capitatum und dem Gelenkspalt des DRUG.

■ Tipp

Die Bestätigung der korrekten Lokalisation erhält man wie bei dem Os capitatum durch Bewegen der Hand in Flexion und Extension. In einer passiven Extension der Hand taucht das Lunatum palmarwärts und die Kante des Radius wird spürbar.

Abgrenzung des Os lunatum zum Os scaphoideum

Auf halber Strecke der Verbindungslinie zwischen dem Capitatum und dem Tuberculum von Lister ist das Skaphoid aufzufinden. Eine weitere Verbindungslinie zeigt die Abgrenzung zwischen Lunatum und Skaphoid. Hierzu verbindet man das Lister'sche Tuberculum mit dem Gelenkspalt des distalen radioulnaren Gelenkes. Auf halber Strecke liegt der Gelenkspalt zwischen beiden Carpalia.

Therapeutische Hinweise

Das Überprüfen der Mobilität des Lunatums gegenüber dem Capitatum und dem Radius gibt vor allem Auskunft über eine bestehende Instabilität des Lunatums innerhalb der zentralen Säule.

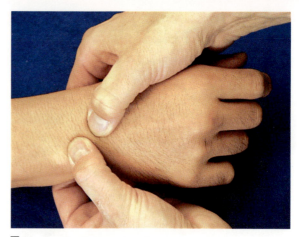

☎ 51   Test Kapitatum – Lunatum

In der gelenkigen Verbindung zwischen Lunatum und Skaphoid findet sich häufig eine Bewegungseinschränkung, die sowohl die Mobilität der proximalen Handwurzelknochenreihe, als auch die der gesamten Handbewegungen stört.

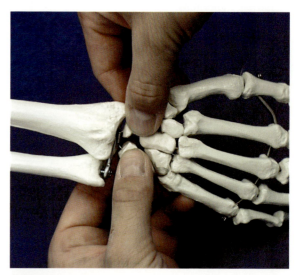

☎ 52   Test Skaphoid – Lunatum

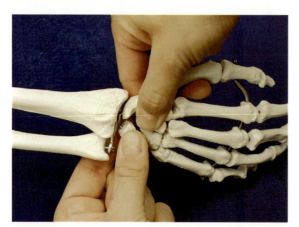

☎ 50   Test Kapitatum – Lunatum

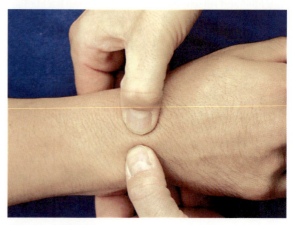

☎ 53   Test Skapoid – Lunatum

Carpalia der ulnaren Säule

Die Palpation beginnt proximal, also am Unterarm. Empfohlen wird eine Position des Therapeuten auf der Daumenseite der Hand. Hier hat er freien Zugang zur ulnaren Säule.

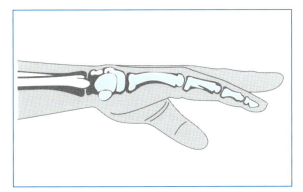

◐ 54   Topographie der ulnaren Säule

■ Technik
Os triquetrum

Zunächst orientiert man sich am Ulnaköpfchen. Die nächste knöcherne Struktur distal des Caput ulnae ist das Os triquetrum. Im Übergang zum Triquetrum kann man eine Einziehung verspüren, die auf einen Discus articularis hinweist.

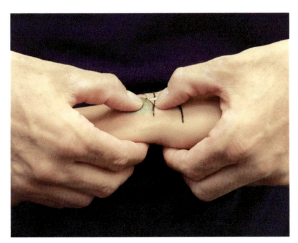

◐ 55   Abgrenzung Caput ulnae – Triquetrum

Das Triquetrum dorsal und das Os pisiforme palmar lassen sich leicht zwischen Daumen und Zeigefinger nehmen und ebenso leicht in dorsal-palmarer Richtung gegenüber dem Caput ulnae mit dem Discus articularis bewegen.

Diese Bewegung ist, im Vergleich zu allen vorher beschriebenen Bewegungen innerhalb des Carpus, immer sehr ausgiebig. Das Ausmaß der Bewegung gibt Auskunft über das Vorhandensein einer Hypermobilität und damit die Fähigkeit des TFC-Komplexes (s. S. 79), die ulnare Säule zu stabilisieren.

■ Tipp

Die Lokalisierung des Triquetrums ist prinzipiell recht einfach, da es der prominenteste Handwurzelknochen distal des Ulnaköpfchens ist. Dennoch gibt es Situationen, die zusätzliche Sicherheit verlangen. Zur Bestätigung der Lokalisation benutzt man das Bewegungsverhalten des Triquetrums bei Handbewegungen, wie dies bereits beim Skaphoid in der radialen Säule geschehen ist:

● Palpiert man das Triquetrum von dorsal und bringt passive Bewegungen in Richtung Extension bzw. Flexion ein, drückt es sich bei Extension nach dorsal heraus und taucht bei Flexion nach palmar weg.

● Bei radialer bzw. ulnarer Abduktion wird deutlich, dass das normale Rollgleiten durch Drehbewegungen begleitet wird. Bei radialer Abduktion wird das Triquetrum dorsal prominenter, bei ulnarer Abduktion taucht es erneut nach palmar weg. Dies ermöglicht das große Bewegungsausmaß in ulnarer Richtung und dass sich die Basis des Metakarpale V der Ulna nähern kann.

● Ähnlich wie sich das Skaphoid bei Handbewegungen in der Tabatière verhält, lässt sich das Triquetrum unter der Sehne des M. extensor carpi ulnaris ertasten. Bei Bewegungen nach radial bzw. ulnar wird die Position dieses karpalen Knochens deutlich. Bei Bewegung der Hand in radiale Richtung drückt es sich auf der ulnaren Seite heraus.

■ Technik

Os hamatum

Das Os hamatum zu lokalisieren, ist nicht einfach. Hierzu muss man sich die anatomische Konfiguration von Hamatum und Triquetrum in Erinnerung rufen. Das Triquetrum ist ulnar recht leicht zu erreichen und wird nach radial immer schmaler. Das Hamatum beginnt ulnar sehr unscheinbar und wird nach radial, zum Os capitatum hin, immer ausgeprägter. Es hat prinzipiell ebenfalls eine dreieckige Form, mit dem breiteren Anteil dem Capitatum zugewandt.

Das Hamatum füllt eine Lücke zwischen dem Triquetrum und der Basis des Metakarpale V und ist als solches auch an der ulnaren Handkante zu spüren.

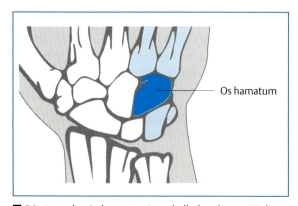
Os hamatum

📷 56 Lage des Os hamatum innerhalb der ulnaren Säule

■ Tipp

Will man das Hamatum in die lokale Untersuchung der Mobilität oder in mobilisierende Techniken einbeziehen, gelingt dies sicher, wenn man es direkt proximal der Basis des Metakarpale IV aufsucht.

Therapeutische Hinweise

Die »Hochburg der Hypermobilitäten« an der Hand findet sich hier an der ulnaren Säule. Auch Angehörige der physiotherapeutischen Berufe müssen häufig auf den Kleinfingerballen stützen und lokal Druck übernehmen. So ist es auch nicht verwunderlich, dass sich während der Berufsausbildung ulnare Stabilitätsschwächen mit Beschwerden zeigen. Nicht selten muss man die Empfehlungen zum Tragen einer speziellen Handbandage geben, die ein weiteres Absinken des Carpus gegenüber der Ulna mit Discus articularis verhindert.

5 Allgemeine Orientierung palmar

Kurzfassung des Palpationsganges

Der zweite große Abschnitt in der Palpation der Hand ist die gezielte Lokalisierung der palmaren Strukturen. Der Übergang zwischen dem distalen Unterarm und dem Bereich der Handwurzel ist die Region der nachfolgenden Palpationsgänge.

Der distale Unterarm präsentiert sich im Allgemeinen als Fläche, die von mehreren Sehnen, Gefäßen und neuralen Strukturen überzogen ist. Hier stellt sich die Frage, wo der Unterarm tatsächlich seine distale knöcherne Grenze hat und welche Weichteilstrukturen man palpatorisch auseinander halten kann.

Weiter distal erhebt sich die Region, die im Allgemeinen »Handballen« genannt wird. Hier laufen Daumen- und Kleinfingerballen (Thenar und Hypothenar) zusammen. Dort finden viele kurze, intrinsische Muskeln für den ersten und fünften Finger ihren knöchernen Fixpunkt (Ursprung). Hier liegt der Bereich des Karpaltunnels, bekannt durch eine der häufigsten peripheren Kompressionsneuropathien, das Karpaltunnelsyndrom. Seine Lage und Ausdehnung lässt sich palpatorisch präzise klären.

ASTE

Für alle weiteren Palpationsgänge ist zu empfehlen, dass der Unterarm in neutraler bzw. leicht supinierter Position auf einer geraden Unterlage abgelegt wird. Der Therapeut sollte sich eher zur Seite der Hand positionieren. In einigen Situationen (Palpation der Handwurzelknochen) sollte diese ASTE verlassen werden. Hier wird die Hand vertikal aufgestellt.

Radiusrand

Den distalen Rand des Unterarmes zu erspüren erfordert schon recht viel palpatorisches Geschick und Erfahrung. Die Radiusbegrenzung ist nur an einer Stelle wirklich gut zu erreichen. Ansonsten verwehren die vielen kräftigen Sehnen den freien Zugang und sind nur mit Geschicklichkeit und etwas stärkerem Druck zu umgehen.

Der Zugang wird erneut in der Tabatière gesucht (s. S. 86). Mit gleicher Technik, rechtwinklig zum Radius wird hier die Kante aufgesucht und jetzt über die Sehnen nach palmar verfolgt. Direkt palmar der Sehnen vom Fach I ist der Radius gut zu erreichen. Seine Kante lässt sich auch gut darstellen. Weiter zur Mitte des Unterarmes und in Richtung Ulna stören die Sehnen der Flexoren erheblich.

■ Tipp

Will man den Rand weiterhin ertasten, muss man die Hand deutlich und vor allem passiv flektieren. Jetzt stellt man den palpierenden Finger recht steil auf, sucht sich einen Weg an den Sehnen vorbei und versucht, gegen die Kante anzuhaken.

Ist man mit der Palpation erfolgreich, stellt sich die Gelenklinie des radiokarpalen Gelenkes dar, die analog zur dorsalen Seite ebenfalls etwas nach ulnar-proximal abfällt (s. ☎ 58).

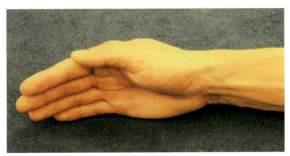

☎ 57 ASTE für die palmare Orientierung

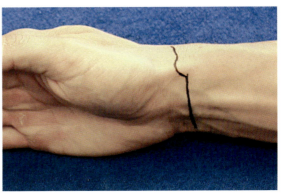

☎ 58 Radiocarpale Gelenklinie – Ansicht von palmar

Weiterhin wird deutlich, dass die palmare Linie zur dorsalen Linie etwas nach proximal versetzt ist, was zeigt, dass der Radius dorsal etwas länger ist als palmar. Dies ist wichtig für die Gleittechniken der Manuellen Therapie, unabhängig davon, ob es sich um eine Gesamtbewegung des Carpus oder einzelner Carpalia gegenüber dem Radius handelt.

6 Lokale Palpation der Weichteile palmar

Kurzfassung des Palpationsganges

Wir lassen den Probanden eine kräftige Faust mit einer Flexion formen und betrachten nun die Sehnen im Bereich des Handgelenkes. Häufig ist bereits jetzt schon eine mittelständige Anlage von meist drei Sehnen erkennbar.

Diese und weitere Weichteilstrukturen, die das Handgelenk überqueren, werden im Einzelnen differenziert und bestimmt. Wieder beginnt der Palpationsgang radial und endet auf der ulnaren Seite.

Netter bezeichnet die Strukturen des radialen Abschnittes als »**radiales Trio**«.

Dies ist in der Folge von radial aufgezählt:

- Arteria radialis
- Sehne des M. flexor carpi radialis
- Sehne des M. flexor pollicis longus

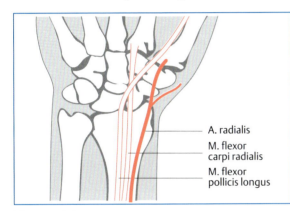

◉ 59 Radiales Trio

Das ulnare Areal der palmaren Unterarmseite bezeichnet Netter als »**ulnares Trio**«:

- Sehne des M. flexor carpi ulnaris
- Nervus ulnaris
- Arteria ulnaris

Übersicht über die zu palpierenden Strukturen

- Sehne des M. flexor carpi radialis
- Tuberculum ossis scaphoidei
- Arteria radialis
- Sehne des M. flexor pollicis longus
- Zusammenfassung aller radialen Strukturen
- Sehne des M. palmaris longus
- Sehnen des M. flexor digitorum superficialis
- Sehne des M. flexor carpi ulnaris
- Os pisiforme
- Arteria und Nervus ulnaris
- Zusammenfassung aller ulnaren Strukturen

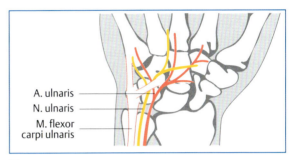

◉ 60 Ulnares Trio

ASTE

Es wird die bereits zuvor beschriebe ASTE empfohlen.

M. flexor carpi radialis und Tuberculum ossis scaphoidei

Der Proband ballt die Hand zu einer Faust und flektiert sie aktiv mit anschließendem Halten mit Isometrie.

Von radial nach ulnar findet die Palpation zunächst die kräftige Sehne des M. flexor carpi radialis. Sie ist die Sehne, die am deutlichsten radial liegt. Wenn die Flexion mit einer radialen Abduktion der Hand verbunden wird, tritt die Sehne noch stärker hervor.

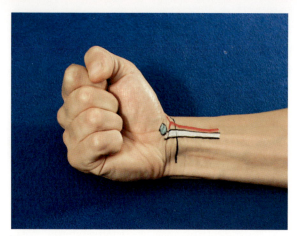

◉ 61 Sehne des M. flexor carpi radialis mit Tub. ossis scaphoidei

Führt man den palpierenden Finger auf der Sehne distalwärts, so leitet uns die Sehne zu einem wichtigen knöchernen Referenzpunkt, an welchem sie nicht inseriert: Tuberculum ossis scaphoidei. Die Sehne läuft ulnar am Tuberculum vorbei und benutzt eine, vom Karpaltunnel unabhängige Loge unter dem Lig. transversum carpi. Sie inseriert an der Basis des Metakarpale II.

Arteria radialis

Das Ertasten der Pulsation der Arteria radialis ist wohl die häufigste Form, die Schlagfrequenz des Herzens zu messen. Sie ist direkt radial vom M. flexor carpi radialis auf dem flachen Plateau des Radius besonders deutlich zu spüren.

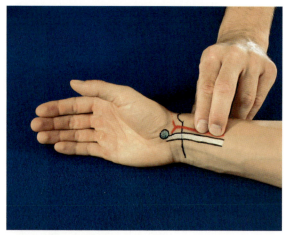

◉ 62 Palpation der Arteria radialis

Aus der topographischen Anatomie kennt man ihren weiteren Verlauf, der nur phasenweise nachvollziehbar ist. Im Bereich des Handgelenkes wird sie kurz vor dem Tuberculum des Skaphoids nach dorsal abgelenkt, taucht zwischen den Sehnen des ersten Faches und dem Skaphoid hindurch in die Tabatière, unterquert ebenfalls die Sehne des M. ext. pollicis longus und verläuft dorsal weiter zwischen Metakarpale II und III.

M. flexor pollicis longus

Die letzte Struktur der radialen Triade ist die Sehne des M. flexor pollicis longus. Sie liegt ebenfalls direkt neben der Sehne des M. flexor carpi radialis etwas in der Tiefe und unterhalb der A. radialis. Unter wiederholter Aktivität des Daumens i. S. einer Flexion des Daumenendgliedes lässt sie sich dennoch gut ertasten. Etwas weiter proximal ist die Kontraktion des Muskelbauches deutlich spürbar. Die Sehne gehört zu den 10 Strukturen, die durch den Karpaltunnel ziehen.

■ Tipp

Wenn die Differenzierung zwischen den Sehnen dennoch sehr schwierig ist, muss der karpale Flexor durch aktive Handgelenksstreckung reziprok gehemmt und damit entspannt werden.

Zusammenfassung aller radialen Strukturen

Die palpablen Strukturen der radialen Handseite haben von dorsal nach palmar folgende Reihenfolge:
● Sehne des M. extensor pollicis longus (Fach III)
● Tuberculum von Lister
● Sehnen der Mm. extensor carpi radialis longus und brevis (Fach II)
● N. radialis ramus superficialis, Vena cephalica
● Sehnen der Mm. extensor pollicis brevis und abductor pollicis longus (Fach I)
● Arteria radialis
● Sehne des M. flexor pollicis longus
● Sehne des M. flexor carpi radialis.

M. palmaris longus

Die mittlere der drei zentral gelegenen Sehnen, welche wir zu Beginn mit Faustschluss darstellen konnten, gehört zum M. palmaris longus. Diese zieht, genauso wie die Sehne des M. flexor carpi radialis nicht durch den Karpaltunnel.

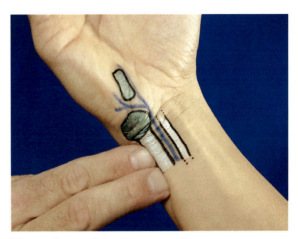

☯ **64** Palpation des M. flexor carpi ulnaris

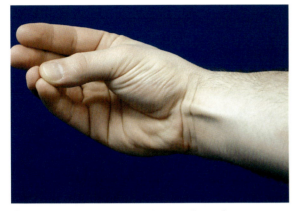

☯ **63** Darstellung der Sehne des M. palmaris longus

■ **Tipp**

Diese Sehne ist nur in den seltensten Fällen wirklich gut sichtbar, da die Unterarmfaszie an dieser Stelle sehr weich ist. Hier ist also ausgiebige Aktivität und Palpation direkt proximal des Pisiforme notwendig.

Arteria und Nervus ulnaris

Die Pulsation der ulnaren Arterie spürt man im Zwischenraum der Sehnen des M. flexor digitorum superficialis und M. flexor carpi ulnaris.

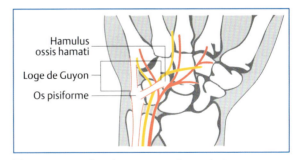

☯ **65** Topographie ulnares Trio und Loge de Guyon

■ **Tipp**

Mit einer Gegenüberstellung von Daumen und Kleinfinger erreicht man eine deutlichere Darstellung dieser Sehne, die in ca. 16% als Variante nicht angelegt ist. Die Sehne verdeutlicht den Verlauf des N. medianus, der sich direkt unterhalb der Sehne befindet und durch den Karpaltunnel zieht.

M. flexor digitorum superficialis

Wir veranlassen wieder einen kräftigen Faustschluss und erkennen in der weiteren Palpation nach ulnar eine weitere Sehne, welche besonders gut zu ertasten ist, wenn der Proband zusätzlich das Drücken von Klein- und Ringfinger in die Handfläche betont. Das ist eine Sehne des M. flexor digitorum superficialis.

M. flexor carpi ulnaris und Os pisiforme

Unter wiederholtem Anspannen der geballten Faust in Flexion mit ulnarer Abduktion der Hand mit deutlichem Widerstand oder ausgiebiger Bewegung der Hand nach ulnar wird eine weitere Sehne tastbar. Die Sehne des M. flexor carpi ulnaris liegt ganz ulnar und leitet den palpierenden Finger nach distal zum Os pisiforme.

■ **Tipp**

Diese Arterie zu spüren, ist aber nicht so einfach wie auf der radialen Seite. Daher benötigt diese Palpation absolute Entspannung der Sehnen und Muskeln auf der palmaren Seite und etwas Geduld bei der flächigen Palpation mit einer oder zwei Fingerbeeren.

Der N. ulnaris liegt direkt neben der Arterie. Zur Palpation begibt sich der steil aufgestellte Finger wieder in den Raum zwischen den Sehnen von M. flexor carpi ulnaris und M. flexor digitorum superficialis. Man verwechselt den Nerv unter Umständen zunächst mit einer Sehne, da er die gleiche Stärke hat. Wenn man oberflächlich und betont quer palpiert, so rollt er unter dem palpierenden Finger hin und her. Unter Fingerbeugeraktivität verändert er aber seine Lage und Konsistenz nicht.

Arteria und Nervus sind gut drei bis vier Finger breit nach proximal zu verfolgen, bis die langen Fingerbeugersehnen sie überdecken.

Nach distal kann er auch weiterverfolgt werden (s. S. ☎ 67). Hier passiert er das Handgelenk direkt radial des Os pisiforme und teilt sich daraufhin in zwei Äste auf. Ein Ast verschwindet zwischen Pisiforme und Os hamatum in der sog. Loge de Guyon, der andere verläuft radial des Hamatum in die Handinnenfläche. Auch hier ist der Nerv palpabel.

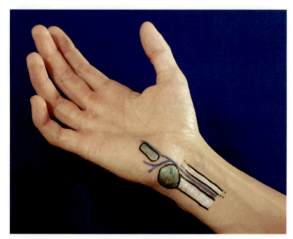

☎ 66   Übersicht ulnare Strukturen palmar

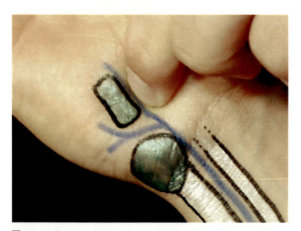

☎ 67   Palpation des N. ulnaris direkt neben dem Hamulus ossis hamati

Zusammenfassung aller ulnaren Strukturen

Die palpablen Strukturen der ulnaren Handseite haben von dorsal nach palmar folgende Reihenfolge:
- Sehne des M. extensor digiti minimi (Fach V)
- Caput ulnae
- Sehne des M. extensor carpi ulnaris (Fach VI)
- Sehne des M. flexor carpi ulnaris
- Nervus und Arteria ulnaris
- Sehne des M. flexor digitorum superficialis

Therapeutische Hinweise

Die Loge de Guyon wird aus den beiden benachbarten ossären Strukturen, dem Os pisiforme und dem Hamulus ossis hamati, sowie dem darüber liegenden Lig. pisohamatum gebildet. Dieses Band ist eine von den beiden Fortführungen der Sehne des M. flexor carpi ulnaris vom Os pisiforme.
- In der Loge sind Kompressionsneuropathien des N. ulnaris als sog. Radfahrerlähmungen bekannt. Diese Druckläsionen entstehen durch das Abstützen des Armes auf der Kleinfingerseite der Hand, während diese sich in einer extendierten und nach radial abduzierten Position befindet.

7 Lokale Palpation der Handwurzelknochen palmar

Kurzfassung des Palpationsganges

Das Ziel der Palpation palmar erreichbarer Handwurzelknochen ist die Darstellung des Karpaltunnels durch das Aufsuchen der ulnaren und radialen Knochenpunkte. Anschließend werden die ossären Begrenzungspunkte des Karpaltunnels an der Oberfläche verbunden, um die Lage des Tunnels deutlich zu machen.

ASTE

Die ASTE zur Palpation der palmaren Weichteile ist auch hier maßgebend. Bei einigen Überprüfungen von Lokalisationen werden Bewegungen eingesetzt, wobei man die Hand vertikal einstellt.

Os pisiforme

Man beginnt zunächst am Os pisiforme. Dies ist bereits in der Palpation am Ende der Sehne des M. flexor carpi ulnaris entdeckt worden (S. S. 103). Es leitet die Kraft dieser Sehne zum Hamulus des Os hamatum und zur Basis des Metakarpale V. Insofern kann man sagen, dass es sich hier um den einzigen Handwurzelknochen handelt, an dem die Sehne eines extrinsischen Muskels inseriert.
Andererseits wirkt es wie ein Sesambein, eingelagert in die Sehne des ulnaren Handflexors. Das Fehlen einer Seh-

Übersicht über die zu palpierenden Strukturen

- Os pisiforme
- Os hamatum (Hamulus ossis hamati)
- Os scaphoideum (Tuberculum ossis scaphoidei)
- Os trapezium (Tuberculum ossis trapezii)
- Lig. transversum carpi und Karpaltunnel
- Lage des Nervus medianus

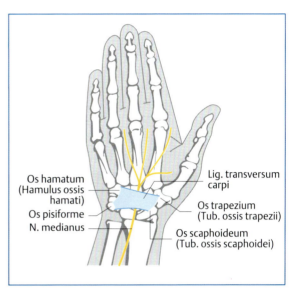

Die Strukturen des Karpaltunnels

nenscheide unterstreicht diese Annahme. Die Sehne ist in keiner Position der Hand reibenden Kräften gegenüber dem Hand- oder Unterarmskelett ausgesetzt.
Weiterhin ist das Pisiforme in die Muskeln des Hypothenars eingelagert und bietet einigen einen knöchernen Fixpunkt, wie beispielsweise dem Abduktor des Kleinfin-

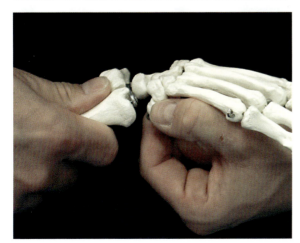

◙ 68   Lokalisation des Os pisiforme am Modell

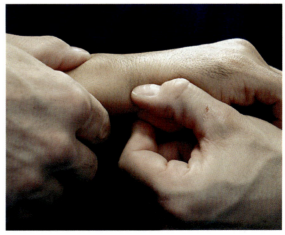

◙ 69   Lokalisation des Os pisiforme in vivo

gers. Dies wird deutlich, wenn man bei entspannter Hand den Probanden zur rhythmischen und ausgiebigen Abduktion des Kleinfingers auffordert. Die Aktivität des Abduktors zieht das Pisiforme nach distal und spannt aus dieser Richtung die Sehne des M. flexor carpi ulnaris.

Das Os pisiforme ist an der Basis des Hypothenars nahezu nicht zu übersehen. Wenn es mit einem Daumen-Zeige-finger-Griff erfasst wird, kann man es bei entspannter Hand gegenüber dem darunter liegenden Triquetrum in seitlichen Richtungen bewegen. Bei einer ausgiebigen Extension der Hand hingegen wird es zwischen der Sehne des Flexor carpi ulnaris und dem Lig. pisometacarpeum eingespannt und befindet sich sozusagen in einer »verriegelten Position«.

Werden die Ränder des Pisiforme mit einer rechtwinkligen Palpation bestimmt, erstaunt man, wie groß dieser Handwurzelknochen tatsächlich ist. Auch hier erkennt man erneut die Unterschiede zu den Darstellungen gängiger Anatomiemodelle. Das Ergebnis der Palpation der Ränder ist nahezu ein Kreis.

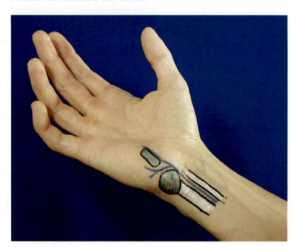

☉ 70   Lage des Os pisiforme und Hamulus ossis hamati

■ Tipp

Das Pisiforme kann von allen Seiten erreicht werden. Selbst im Zwischenraum zum Hamulus des Hamatum (Loge de Guyon) lässt sich der Rand palpieren. Hierzu sollte der palpierende Finger recht steil gestellt und die Hand in leichter Flexion entspannt werden. Sollte der lokale Druck in der Loge kribbelnde Sensationen im Hypothenar des Probanden auslösen, wurde dieser Ast des N. ulnaris berührt.

Hamulus ossis hamati

Ein weiterer, palmar erreichbarer Handwurzelknochen auf der ulnaren Seite ist das Os hamatum. Es ist über seinen ausgeprägten Fortsatz, dem Hamulus, zu lokalisieren. Zum schnellen Auffinden benutzt man einen Trick, der von Hoppenfeld beschrieben wurde.

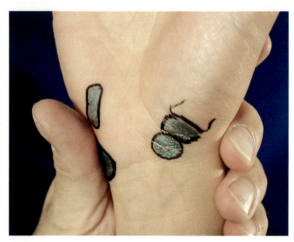

☉ 71   Lokalisation Hamulus ossis hamati – Phase 1

Man positioniert die Falte des Daumengelenkes (Art. interphalangea) mittig auf das Os pisiforme. Die Daumenspitze zeigt zur Mitte der Palma. Der Hamulus ist von hier aus um die Länge des Daumenendgliedes entfernt.

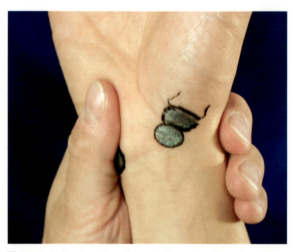

☉ 72   Lokalisation Hamulus ossis hamati – Phase 2

Legt man die Daumenbeere mit etwas Druck auf, erhält man durch den Hamulus sofort knöchernen Widerstand. Mit der gleichen Technik, wie bereits bei der Umrandung des Pisiforme beschrieben, kann man auch hier versuchen, die Begrenzungen des Hamulus ausfindig zu machen.

Pisiforme und Hamulus bilden die ulnare ossäre Begrenzung des Karpaltunnels.

Am Hamulus teilt sich der N. ulnaris in zwei Äste auf. Direkt radial von diesem Knochenpunkt ist der weitere Verlauf des einen Astes zu spüren.

Der zweite Ast zieht durch den Raum zwischen Pisiforme und Hamulus, die Loge de Guyon und ist hier auch mit steiler und querer Palpationstechnik zu erreichen.

Os scaphoideum

Skaphoid und Trapezium stellen die radiale Begrenzung des Karpaltunnels dar. Beide haben Tubercula, die von palmar her recht einfach palpatorisch zu erfassen sind. Das Tuberculum ossis scaphoidei ist bereits bei der Palpation der palmaren Weichteile aufgefallen. Hier hat der M. flexor carpi radialis als Leitstruktur gedient.

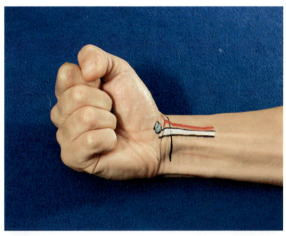

◐ 73   Die Sehne des M. flexor carpi radialis führt zum Tuberculum des Skaphoids

Zur genauen Lokalisation des Tuberculums wird zunächst die Sehne des M. flexor carpi radialis deutlich gemacht. Dies geschieht mittels einer Anspannung der Faust in Palmarflektion mit radialer Betonung.

Die prominente Sehne führt die quere Palpation zu einem markanten Knochenpunkt, dem Tuberculum ossis scaphoidei.

Das Tuberculum wird als runder knöcherner Punkt erkannt, der bei Extension der Hand deutlich prominiert. Wohlgemerkt inseriert die Sehne nicht am Tuberculum, dennoch leitet sie die Palpation dorthin.

Der M. flexor carpi radialis verläuft durch eine eigene Loge neben dem Karpaltunnel zur Basis des Metakarpale II.

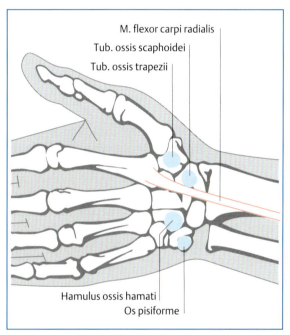

◐ 74   Ossäre Begrenzungen des Karpaltunnels und Sehne des M. flexor carpi radialis

Os trapezium

Durch eine sehr kleine Rinne vom Skaphoid getrennt, schließt sich direkt das Tuberculum des Trapeziums an. Um die Rinne zu palpieren, sollte der Finger sehr steil aufgestellt werden. Diese Rinne stellt sich palpatorisch wie das »vordere V« am AC-Gelenk dar und markiert hier den Gelenkspalt zwischen Skaphoid und Trapezium. Das Tuberculum wird auch hier als runde, harte Struktur erkannt.

Zur Bestätigung der Lokalisation kann man das Bewegungsverhalten beider benachbarter Carpalia ausnutzen. Es begründet sich durch die lokale Konvex-Konkav-Regel aus der Arthrokinematik sowie begleitende Rotationen, die jeder Handwurzelknochen bei Handbewegungen durchführt.

Hierzu platziert man, von radial kommend, die Mittelfingerbeere auf das Skaphoid und die Beere des Zeigefingers direkt daneben auf das Trapezium.

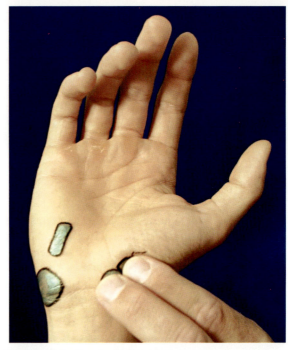

⊙ 75 Lokalisation des Skaphoids durch radiale Abduktion der Hand

■ 1. Tipp

Man bringt zunächst aktiv oder passiv Extension und Flexion in die Hand ein. Die platzierten Fingerbeeren folgen den Handbewegungen. Beide Carpalia bewegen sich gegeneinander. Bei Extension prominiert das Skaphoid und das Trapezium wird weniger deutlich. Wird eine Flexion eingebracht, tritt das Trapezium deutlich hervor, das Skaphoid taucht weg. Die Rinne zwischen beiden Knochen wird jetzt noch deutlicher.

■ 2. Tipp

Die Fingerbeeren bleiben auf den Tubercula und Bewegungen in radialer bzw. ulnarer Richtung werden jetzt eingebracht. Nach radial tritt das Skaphoid deutlich an die Oberfläche und drückt den Mittelfinger geradezu weg. Das umgekehrte Bewegungsverhalten ist bei ulnarer Abduktion der Hand zu beobachten.

Der Gelenkspalt des Daumensattelgelenkes liegt in direkter Verlängerung daumenwärts. Die Basis des Metakarpale I ist wiederum sehr leicht mit einer Adduktion des Daumens in dorsaler Richtung darzustellen. Hier tritt die Basis palmar deutlich hervor (s. S. 94).

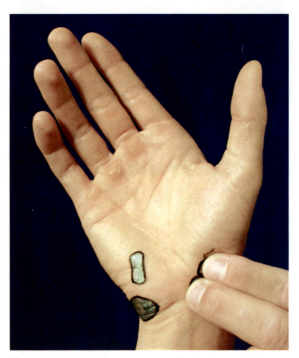

⊙ 76 Lokalisation des Trapeziums durch ulnare Abduktion der Hand

Lig. transversum carpi und Karpaltunnel

Da man nun die ulnare und radiale Wand des Karpalbogens aufgesucht hat, kann man das Lig. transversum carpi, das den karpalen Bogen zu einem Tunnel abschließt, in seiner Lage und Ausdehnung verdeutlichen. Eine direkte Palpation ist nicht genau möglich. Sicherlich lässt sich der Bereich durch eine sehr fest-elastische Konsistenz gegenüber den harten Carpalia bzw. den weichen Strukturen des Handtellers unterscheiden, eine klare Abgrenzung ist palpatorisch dennoch nicht genau möglich. Daher zieht man zur Darstellung den Rückschluss, dass sich das Ligamentum zwischen den dargestellten Carpalia befinden muss.

Verbindet man Pisiforme und Hamulus auf der ulnaren mit den Tubercula von Skaphoid und Trapezium auf der radialen Seite, wird die Ausdehnung des Ligamentums deutlich.

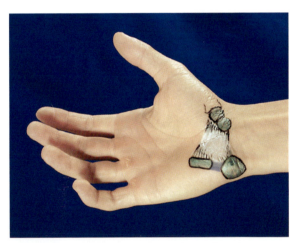

◔ 77 Palmare Erhebungen der Handwurzelknochen

Bei der Betrachtung des zeichnerischen Ergebnisses sind zwei Tatsachen besonders auffällig.
1. Die Ausdehnung des Ligamentums ist recht groß.
2. Die Form ist nicht quadratisch, sondern erinnert eher an ein Trapez mit einer breiten ulnaren Basis.

Die breite Ausdehnung der Zeichnung des Ligamentums soll nicht darüber hinweg täuschen, dass der Karpaltunnel ossär einen Durchmesser von nur etwa 1 cm hat. Insgesamt ist er ca. 5 cm lang, hat eine Sanduhrform und kann schon von Geburt an eng angelegt sein.

Nervus medianus, Lage

Neben den neun Sehnen, die diesen Engpass durchlaufen, zieht der N. medianus in einer sehr oberflächlichen Lage hindurch (s. S. 81, ◔ 13). Sein Verlauf lässt sich palpatorisch nicht realisieren, sodass man hier erneut anatomische Hilfen braucht.

Am distalen Unterarm wird seine Lage durch den Verlauf des M. palmaris longus (s. ◔ 63) gekennzeichnet. Der Nerv liegt direkt unter der Sehne und verläuft in deren Verlängerung auch durch den Karpaltunnel, um anschließend vorwiegend den Daumenballen zu versorgen.

Die Lage des Nervs im Karpaltunnel ist nicht konstant. Er verschiebt sich bei Bewegungen der Finger, der Hand, sogar des Ellenbogens und der Schulter bis zu 2 cm nach proximal und distal.

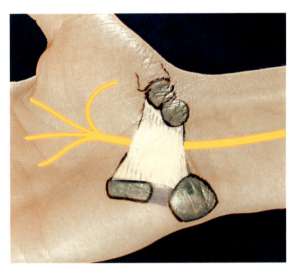

◔ 78 Projektion des Lig. transversum carpi und des N. medianus

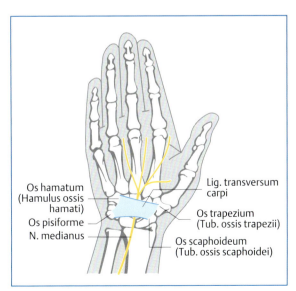

◔ 79 Strukturen des Karpaltunnels und N. medianus

Therapeutische Hinweise

Die Konsequenzen aus der Darstellung der Carpalia auf der Handbeugerseite sind in zwei Aspekten zu sehen:

- **Genaue Lokalisierung der Carpalia**

  Dies wird vor allem benutzt, wenn man zu Zwecken lokaler Tests und Behandlungen der Handwurzelgelenke die jeweiligen Knochen genau auseinander halten muss. Am Beispiel der Lokalisierung des Skaphoids dorsal und palmar wird deutlich, dass die Finger, die zum Griff notwendig sind, nicht genau gegenüber aufgesetzt werden können.

  Ist das Skaphoid dorsal, in Verlängerung des Lister'schen Tuberculums zu erreichen, liegt das Tuberculum des Skaphoids palmar nicht auf gleicher Höhe, sondern etwas nach distal verschoben. Der Therapeut kommt um eine ganz genaue Lokalisation der Knochenpunkte nicht herum, ansonsten sind die Tests nicht aussagekräftig.

- **Provokation von Kompressionsneuropathien**

  Zum Beweis bestehender Nervenkompressionssyndrome an der Hand kann man diese durch lokalen Druck auf den Engpass provozieren. Dies gilt sowohl für das Karpaltunnelsyndrom als auch für die Kompression des N. ulnaris in der Loge de Guyon. Im Bereich des Karpaltunnels sind es Tests nach Tinel und Tetro, die sich die Kenntnisse der lokalen Anatomie in vivo zu Nutze machen.

Beim Test nach Tinel werden Klopfbewegungen auf den Karpaltunnel gebracht in der Absicht, die Beschwerden des Patienten zu provozieren.

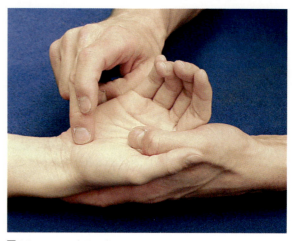

☎ 80   Test nach Tinel

Der Test nach Tetro benutzt eine dauerhafte lokale Kompression des Karpaltunnels in einer flektierten Handposition.

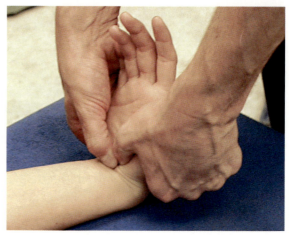

☎ 81   Test nach Tetro

8 Übungsteil

Wenn Sie das Kapitel durchgearbeitet haben, fällt Ihnen die Beantwortung folgender Fragen leicht:

■ Welche Strukturen kreuzen die Sehne des M. extensor pollicis longus im Bereich der Tabatière?

■ An welchen Knochenkanten orientiert man sich bei der distalen Abgrenzung des Carpus?

■ Welche Sehne wird am Tuberculum radiale dorsale in ihrem Verlauf abgelenkt?

■ Welchen Nerv kann man am distalen Radius auffinden?

■ Wo befindet sich die Sehne des M. flexor pollicis longus am distalen Unterarm?

■ Welche Sehne leitet die Palpation zum distalen radioulnaren Gelenk ?

■ Wie lokalisieren Sie das Os lunatum?

■ Wo kann man den N. ulnaris erreichen?

■ Welche Handwurzelknochen begrenzen den Karpaltunnel auf seiner radialen Seite ?

■ Das Os scaphoideum ist von drei Seiten aufzufinden. Beschreiben Sie, wie es von dorsal, radial und palmar zu lokalisieren ist.

■ Versuchen Sie die Begrenzungen der Tabatière durch Einzeichnen der Sehnen der Fächer I und III an einer Hand einzutragen!

Hüft- und Leistenregion

1 Einleitung

Lenden-Becken-Hüftregion (LBH-Region)

Die funktionelle Einheit aus Hüftgelenken, Beckenverbindungen und der LWS wird als sog. Lenden-Becken-Hüftregion (LBH-Region) bezeichnet. Da es sich hier um ein Buch über die gezielte Palpation an Extremitätengelenken handelt, wird aus der funktionellen Einheit der seitliche und vordere Hüftbereich herausgenommen und detailliert besprochen. Der rückwärtige Bereich der Hüfte und des Beckens bleibt der Besprechung im Buch über die Palpation an der Wirbelsäule vorbehalten.

Funktionelle Bedeutung des Beckens und des Hüftgelenkes

Die LBH-Region ist, wie die gesamte Konstruktion der unteren Extremität, dem Prinzip der bipedalen Fortbewegung unterworfen. Die wichtigsten Aspekte sind demnach Tragen und Fortbewegen.

In diesem Zusammenhang hat sie zunächst die Aufgabe, eine Verbindung der unteren Extremität zum Rumpf herzustellen. Im Gegensatz zu dem eher zierlichen Sternoklavikulargelenk, das den Übergang zwischen oberer Extremität und Rumpf bildet, sind die sakroiliakalen Gelenke (SI-Gelenke) sehr groß und rigide. Aufgrund der sehr steilen Gelenkflächen und der räumlich schrägen Position des Sakrums, ist das SI-Gelenk in mehrfacher Hinsicht kompliziert gebaut und ligamentär gesichert.

Die geringen Bewegungen der SI-Gelenke und der Symphysis pubica dienen vor allem der Lastübertragung mit einer gewissen Federung, also der Stoßdämpfung. Das Prinzip der Stoßdämpfung ist nicht dem Becken allein vorbehalten, es zeigt sich in allen Abschnitten der unteren Extremität.

Die komplexe Verbindung zwischen unterer Extremität und Wirbelsäule hat auch eine sehr direkte Übertragung von Bewegungen der Hüftgelenke auf die Wirbelsäule zur Folge. Auch Bewegungen von kranial auf das Becken und Bewegungen des Beckens haben Einfluss auf die anderen Anteile der LBH-Region. Dies wird deutlich, wenn man beispielhaft die Extension des Hüftgelenkes betrachtet, deren Normmaß mit 10–15° beschrieben wird und die sich recht schnell auf die Beckenverbindungen (SI-Gelenke und Symphyse) und damit sofort auf die kaudalen lumbalen Segmente überträgt.

Pathologie und häufige therapeutische Tätigkeiten

Die Beschwerdebilder an der Hüfte, mit denen sich ein Therapeut auseinander setzen muss, sind vielfältig und umfassend.

Die Befundung der LBH-Region ist nicht einfach, sicherlich dann, wenn Schmerzen in Gesäß- bzw. Leistenregion beteiligt sind. Die Herkunftsstellen für Schmerzen können in der LWS, den Beckenverbindungen und im Bereich der Hüftgelenke liegen. Erschwerend kommt hinzu, dass rumpfnahe Schmerzquellen Beschwerden als fortgeleitete Schmerzen in die Beine übertragen können.

Daher empfiehlt es sich, in der Untersuchung der LBH-Region der Empfehlung von Cyriax zu folgen und alle Anteile des Bewegungsapparates, die eine mögliche Ursache für die Beschwerden darstellen können, in die Befundung mit einzubeziehen.

Häufige Pathologie an der Hüfte

- **Beschwerden seitlich an der Hüfte**
  Weichteilaffektionen über dem Trochanter major (z.B. Bursitis subglutaea, schnappende Hüfte) und »referred pain« des Hüftgelenkes.
- **Lokale Beschwerden dorsal an der Hüfte**
  Hier: Insertionstendopathien der ischiokruralen Muskeln
- **Leistenschmerzen**
  Insertionstendopathien z.B. der Adduktoren, Irritationen der Symphyse, »referred pain« aus LWS oder SIG und natürlich Probleme des Hüftgelenkes (Arthritiden, Labrumläsionen etc.).

Diese Auswahl stellt nur einen Ausschnitt aller Beschwerden an Hüfte und Leiste dar, die häufig in der physiotherapeutischen Praxis vorkommen. Beschwerden, die sich dorsal zeigen, werden bevorzugt im Wirbelsäulenbuch besprochen.

Die Differenzierung innerhalb der Leistenbeschwerden wird mittels spezieller Tests im Rahmen der Befunderhebung größtenteils gelingen. Dennoch benötigt man eine gezielte Palpation immer dann, wenn Tests keine weiteren Hilfen mehr geben und die genaue Stelle einer Läsion herausgefunden oder bestätigt werden soll.

Notwendige topographische und morphologische Vorkenntnisse

Um die Anleitungen zur lokalen Palpation nachvollziehen zu können, benötigt der Übende einige maßgebliche Hintergrundinformationen:

- Knöcherner Aufbau des Beckens, insbesondere der erreichbaren Knochenerhebungen.
- Geometrie des proximalen Femurs, insbesondere der Antetorsions-Winkel (ATW)
- Namen und Lage der Muskeln, die das Hüftgelenk überqueren. Hier sind besonders die Extensoren und Adduktoren wichtig.

Knöcherne Anatomie

Das Außergewöhnliche am **knöchernen Becken** ist die dreidimensionale Konstruktion großer Knochen zu einem Ring. Dies macht die zweidimensionale zeichnerische Darstellung, die uns allgemein zur Verfügung steht, recht schwierig. Daher ist es wichtig, eine bildliche Vorstellung der Ringstruktur aus verschiedenen Perspektiven zu entwickeln.

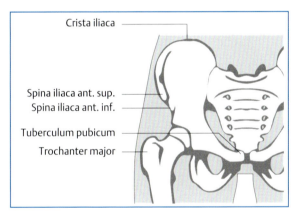

○ 1 Strukturen des Beckens – Ansicht von ventral

Die Knochenpunkte des Beckens, deren gezieltes Aufsuchen in diesem Kapitel besprochen wird, liegen vor allem auf der Vorderseite.

Zusammengefasst sind es die anterior zugänglichen Anteile des Os ilium und des Os pubis.

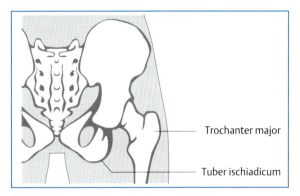

○ 2 Ossäre Strukturen – Ansicht von dorsal

In dieser Anleitung zur Palpation im Hüftbereich wird auch auf die lokale Anatomie tief dorsal am Becken eingegangen.

Lediglich der Tuber ischiadicum wird hier als dorsaler Referenzpunkt gesucht. Alle weiteren Strukturen werden im Wirbelsäulenbuch besprochen.

Am **Femur** ist es vor allem der Trochanter major, der einfach erreichbar ist. Alle anderen Strukturen sind entweder durch die starken Weichteile verborgen oder müssen mittels Leitstrukturen erkannt werden.

Die Größe des Trochanter major in vivo ist erstaunlich. Posterior beispielsweise gibt es zur Außenbegrenzung des Tubers lediglich einen Zwischenraum von ca. 2–3 Fingerbreiten.

Auch hier sind die zeichnerischen Abbildungen sowie die gängigen Anatomiemodelle verwirrend. Der Trochanter wird zu klein und die räumlichen Beziehungen zum Becken zu groß wiedergegeben.

Antetorsions-Winkel

Der ATW ist mitbestimmend für das Ausmaß der Innenrotation des Hüftgelenkes. Je größer er ist, um so größer ist die Innenrotationsfähigkeit des Hüftgelenkes – bei normal elastischen Weichteilen (Kapsel und Muskulatur). Die Einschränkung der Innenrotation des Hüftgelenkes gehört zu den Früherkennungszeichen eines beginnenden Kapselmusters.

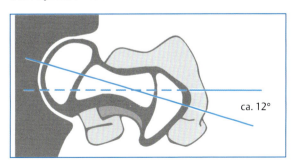

○ 3 Antetorsions-Winkel

Der ATW bezeichnet die Größe der Verdrehung des Femurkopfes gegenüber dem Schaft nach anterior. Die Situation des Schaftes wird zeichnerisch meist als Querverbindung durch die Kondylen am distalen Femur dargestellt.

Kinder haben einen hohen ATW und können daher oft erstaunlich innenrotieren. Mit dem Skelettwachstum reduziert sich der ATW auf ein durchschnittliches Normmaß von ca. 12°. Die Reduzierung des kindlichen ATW endet in inter- und vor allem auch intraindividuellen Unterschieden. So ist häufig festzustellen, dass der ATW zwischen dem linken und dem rechten Hüftgelenk variiert.

Wenn der ATW das Ausmaß der Innenrotation mit bestimmt und sehr individuell ausgeprägt ist, welche Aussage hat dann ein seitendifferenter Befund im Ausmaß der Innenrotationsfähigkeit der Hüftgelenke? Ist eine Aussage hinsichtlich einer beginndenden kapsulären Anpassung z. B. im Rahmen einer Koxarthrose zulässig? Diese Aussagen sollten nur nach Abklärung des ATWs im Seitenvergleich getroffen werden. Erst wenn sichergestellt ist, dass beide ATWs gleich oder annähernd gleich sind, kann behauptet werden, dass eine reduzierte Innenrotation den Hinweis auf ein beginnendes Kapselmuster darstellt.

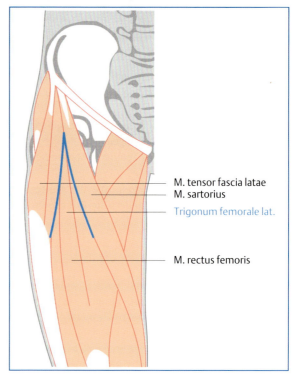

4 Trigonum femorale laterale

Relevante Weichteile anterior

Die Lage der anterioren Muskeln werden gewöhnlich in zwei Dreiecke eingeteilt:
- Trigonum femorale laterale
- Trigonum femorale mediale.

Diese topographische Zuordnung erleichtert die Orientierung anterior.

Das **Trigonum femorale laterale** wird begrenzt durch
- den M. tensor fasciae latae (medialer Rand des Muskelbauches)
- den M. sartorius (lateraler Rand des Muskelbauches).

Es handelt sich hier eigentlich nicht um ein Dreieck, sondern um eine nach kranial gerichtete Pfeilspitze. Die dritte Begrenzung zum Dreieck fehlt. Beide beteiligten Muskeln haben mit der Spina iliaca anterior superior (SIAS) Kontakt. Dies ist der wichtigste ossäre Orientierungspunkt am ventralen Becken.

In der Tiefe dieses »Dreiecks« liegen die inferiore Spina und der M. rectus femoris.

Das **Trigonum femorale mediale** ist tatsächlich ein Dreieck und wird gebildet durch
- den M. sartorius (medialer Rand des Muskelbauches)
- den M. adductor longus (medialer Rand des Muskelbauches)
- das Leistenband (Lig. inguinale).

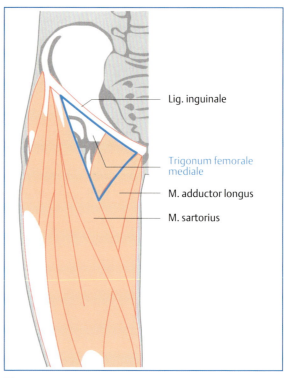

5 Trigonum femorale mediale

Neben der erwähnten SIAS ist das Tuberculum pubicum der weitere wichtige knöcherne Orientierungspunkt.
Die Kenntnisse dieses Dreieckes verhelfen zum Auffinden der Läsionsstellen der klinisch wichtigen Flexoren- und Adduktorengruppen. Weiterhin wird die Lage eines großen Nerv- und Gefäßbündels direkt vor dem Hüftgelenk erkennbar.

Hier befinden sich (von lateral nach medial):
● Nervus femoralis
● Arteria femoralis
● Vena femoralis.

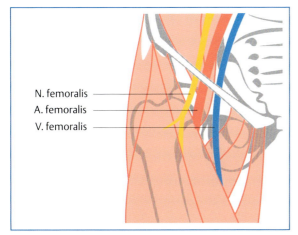

☒ 6 Nerv- und Gefäßbündel in der Leiste

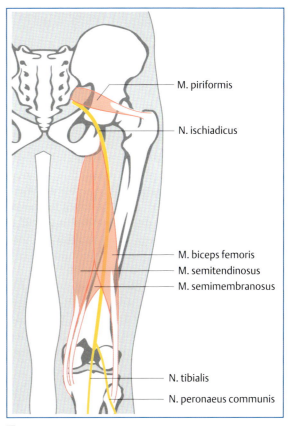

☒ 7 Wichtige Weichteilstrukturen posterior

Relevante Weichteile posterior

Die für diese Palpation wichtigen Weichteile posterior an der Hüfte sind die ischiokruralen Muskeln und deren Insertion als Caput commune am Tuber ischiadicum.
M. biceps femoris, M. semimembranosus und M. semitendinosus konvergieren mit ihren Muskelbäuchen nach proximal in eine gemeinsame Ursprungssehne.

Die Ausrichtung der Muskelbäuche ist proximal am Femur, im Gegensatz zu einer häufig verbreiteten Meinung, nicht mittelständig sondern eher schräg nach medial. Der Grund für diesen schrägen Verlauf ist in der eher medialen Lage des Tubers zu sehen.
Fasern der Ursprungssehne gehen in einigen Fällen sogar weiter bis in das Lig. sacrotuberale und haben somit theoretisch eine direkte Einflussmöglichkeit auf das sakroiliakale Gelenk (Quelle: Prof. Andry Vleeming).

Die funktionelle Bedeutung dieser Muskelgruppe wird weit über ihre konzentrisch-dynamische Funktion (Extension des Hüftgelenkes, Flexion im Kniegelenk) hinaus betrachtet. Nach proximal betrachtet, gehören sie zu den Muskeln, die das Becken in der Sagittalebene kontrollieren und ein ventrales Abkippen des Beckens verhindern. Im Bezug zum Kniegelenk entwickeln sie am Ende der Schwungphase ihre stärkste Aktivität. Sie bremsen den Schwung des Unterschenkels nach vorne ab, kurz bevor die Ferse aufsetzt und verhindern so ein Durchschlagen in die passiven Strukturen des Gelenkes.

2 Lokale Palpation dorsal

Kurzfassung des Palpationsganges

Es handelt sich hier um das Aufsuchen leicht zugänglicher Strukturen.

Zunächst geht es um die Lokalisation sowie die Wahrnehmung der Ausdehnung des Trochanter major. Die Palpation des Trochanters dient zur Provokation lokaler entzündeter Weichteile sowie zur Darstellung des Antetorsions-Winkels, einer wichtigen Größe in der Geometrie des proximalen Femurs.

Im Folgenden wenden wir uns einer weiteren leicht auffindbaren ossären Struktur zu, dem Tuber ischiadicum. Er ist nicht nur Lastenüberträger des Beckens in sitzender Position, sondern auch Fixpunkt für starke Ligamente, die mithelfen das SIG zu sichern (Lig. sacrotuberale), sowie für kräftige Extensoren (ischiokrurale Muskeln).

ASTE

Der Proband befindet sich in Bauchlage, d. h. die Arme liegen dem Körper an und die Sprunggelenke sind auf einer Fußrolle gelagert. Einer Modifikation der Bauchlage bedarf es nur bei Patienten mit Beschwerden der Hüftgelenke oder der LWS.

Zur Palpation der ischiokruralen Ursprungssehne kann es von Vorteil sein, den Patienten in Seitenlage mit flektierten Hüftgelenken zu bringen.

Trochanter major

Als nahezu einziger direkt erreichbarer Anteil des proximalen Femurs dient der Trochanter major als wichtiger Orientierungspunkt in der seitlichen Hüftregion. Er ist Ansatzbereich vieler kleiner vom Becken herkommender Muskeln, verlängert den Kraftarm für die kleinen Glutäen und ermöglicht Rückschlüsse auf die Geometrie des Femurs.

Übersicht über die zu palpierenden Strukturen

- Trochanter major
- Darstellung des Antetorsions-Winkels (ATW)
- Tuber ischiadicum
- Ischiokrurale Muskelgruppe

■ Technik

Der Trochanter major ist natürlich lateral und etwa in Höhe der Sakrumspitze zu finden. Diese liegt etwa am Beginn der Analfalte. In Bezug zum Darmbeinkamm (Crista iliaca) liegt der Trochanter etwa eine Handbreit kaudal.

■ Tipp

Da diese Region oft adipös ist, wird die Palpation schon mal schwierig und eine Hilfe zur Bestätigung der Lokalisation notwendig.

Hierzu kann der Therapeut das Kniegelenk auf der entsprechenden Seite flektieren und so über den Hebel des Unterschenkels abwechselnd etwas Innenrotation und Außenrotation des Hüftgelenkes einbringen. Hierbei rollt der Trochanter unter den palpierenden Fingern hin und her, sodass sowohl die seitliche Fläche als auch der kraniale Aspekt gut zu ertasten ist.

Die kraniale Spitze des Trochanter major dient unter anderem dem häufig hyperton imponierenden M. piriformis als Insertion.

Die seitliche Fläche ist ein guter Anhaltspunkt in der manuellen Bestimmung des Antetorsions-Winkels.

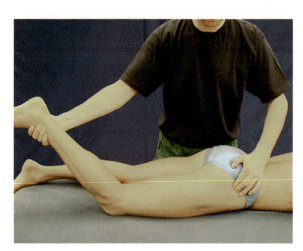

📷 8 Lokalisation des Trochanter major

Antetorsions-Winkel (ATW), Darstellung

Der ATW ist für das Ausmaß der Innenrotation des Hüftgelenkes mitbestimmend. Je größer er ist, um so größer ist die Innenrotationsfähigkeit des Hüftgelenkes – bei normal elastischen Weichteilen (Kapsel und Muskulatur). Die Einschränkung der Innenrotation des Hüftgelenkes gehört zu den Früherkennungszeichen eines beginnenden Kapselmusters.

Eine genaue Aussage darüber, ob ein Hüftgelenk in seiner Innenrotation eingeschränkt ist, sollte nur nach Abklärung des ATWs im Seitenvergleich getroffen werden.

Daher ist eine manuelle Bestimmung des Antetorsions-Winkels eine sehr hilfreiche Unterstützung der Befundung eines Hüftgelenkes.

■ Technik

Das Knie wird bei rotationsfreier Position im Hüftgelenk flektiert. Die palpierende Hand orientiert sich seitlich am Trochanter und nimmt flächigen Kontakt auf, s. ◪ 9.

Die Hüfte wird innenrotiert, indem der Unterschenkel aus der Sagittalebene nach lateral geführt wird. Jetzt sollte man sich vorstellen können, dass der Trochanter major während der Innenrotation einen Kreisbogen um den Hüftkopf beschreibt.

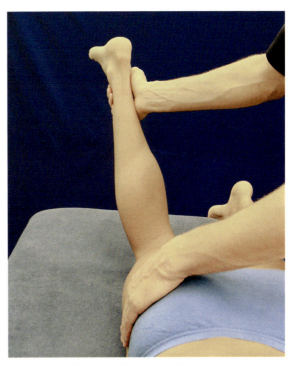

◪ 10   Darstellung des ATW – Phase 2

Wenn der Trochanter unter der Palpation die Stellung erreicht hat, in der er am weitesten nach lateral herausragt, wird die Innenrotation gestoppt, s. ◪ 10. Jetzt steht das Collum femoris horizontal und man kann den Antetorsions-Winkel ermitteln.

Man beurteilt das Ausmaß des Antetorsions-Winkels, indem die Ablenkung des Beines aus der Sagittalebene nach lateral in Winkelgraden angegeben wird.

Zugegeben, mit dieser Methode ist der ATW nicht eindeutig auf das Grad genau festzulegen, als Möglichkeit, grobe Seitenunterschiede in der Ausprägung des ATW zu erkennen, ist sie in jedem Fall akzeptabel.

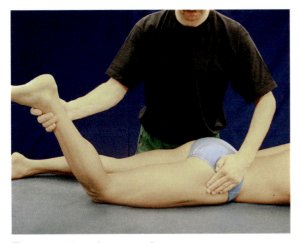

◪ 9   Darstellung des ATW – Phase 1

Tuber ischiadicum

Eine weitere große Struktur und wichtige Orientierungsgröße ist das Tuber ischiadicum (Synonym: Tuber ossis ischii). Es ist wichtiger Fixpunkt für kräftige Ligamente und Muskeln (ischiokrurale Muskelgruppe).

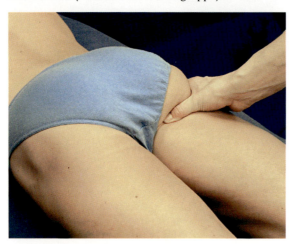

☻ 11　Palpation des Tuber ischiadicum

■ Technik

Mit einem Gabelgriff (Daumen medial) verfolgt der Therapeut die quere Gesäßfalte nach medial, bis der Daumen gegen das Tuber anstößt. Maßgeblich ist zunächst die Spitze des Tubers.

Ischiokrurale Muskelgruppe

Ziel ist es, die Abgrenzungen der Muskulatur sowie die Insertion zu spüren. Unter muskulärer Arbeit in Knieflexion gegen einen Widerstand werden die Muskelbäuche deutlich.

■ Technik
Muskelbäuche

Unter anhaltender oder rhythmischer Aktivität lassen sich die Ränder gut ertasten. So ist deutlich zu erkennen, dass die Muskeln auf der Oberschenkelrückseite keinen geraden sondern einen schrägen Verlauf haben. Ihre Richtung weicht nach proximal und medial zum Tuber ischiadicum ab.

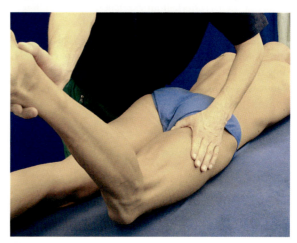

☻ 12　Darstellung der Muskelbäuche

■ Tipp

Da die Muskeln in Bauchlage von proximal angenähert sind, sollte man das Knie nicht zu ausgiebig flektieren und die Aktivität nicht zu stark werden lassen. Es besteht die Gefahr eines Muskelkrampfes.

Nach lateral werden die Muskeln – hier vor allem der M. biceps femoris – vom Vastus lateralis des M. quadriceps femoris begrenzt. Dies ist umso erstaunlicher, da man den Vastus eher anterior als posterior am Oberschenkel erwartet. In Realität liegt er nicht nur anterior bzw. lateral unter dem Tractus iliotibialis, sondern auch sehr weit posterior.

■ Technik

Ursprungssehne

Die Ränder der Muskeln lassen sich nach proximal gut verfolgen. Sie laufen zu einem Caput commune zusammen und sind daher auch nicht mehr zu differenzieren. Diese gemeinsame Ursprungssehne inseriert eher an der lateralen Seite des Tubers. Wie im Wirbelsäulenbuch beschrieben, liegt diese Insertion in unmittelbarer Nähe des N. ischiadicus. Die Sehne selbst lässt sich mit Daumen und Zeigefinger oder mit beiden Händen von dem umliegenden eher weichen Gewebe palpatorisch abgrenzen.

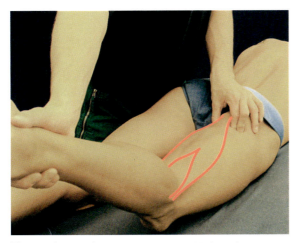

☉ 13   Palpation des Caput commune – Variante I

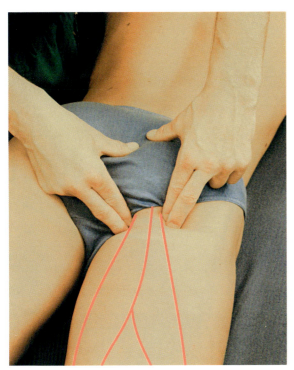

☉ 14   Palpation des Caput commune – Variante II

■ Tipp

Sollte eine Aktivität des M. glutaeus maximus die Palpation stören, kann man diesen durch die Aufforderung, das Knie gegen die Bank zu drücken, reziprok hemmen.

Therapeutische Hinweise

Schmerzen lateral

Auf der seitlichen Fläche des Trochanter major liegt die Bursa subglutaea sowie der Tractus iliotibialis. Diese Strukturen verursachen bei entzündlicher Veränderung sehr lokale Beschwerden seitlich an der Hüfte. Durch Provokation mithilfe von Druck lassen sich diese Schmerzquellen bestätigen.

Schmerzen posterior

Die ischiokruralen Muskeln können, vor allem bei Sportlern, mit Insertionstendopathien oder Tendinitiden in Insertionsnähe durch einen lokalen Schmerz auffallen. Die lokale Palpation sichert das gezielte Aufsuchen der lädierten Struktur.
Querfriktionen, zur Provokation oder therapeutisch eingesetzt, werden dann bevorzugt in einer Seitenlage durchgeführt.

■ Technik

Tendopathie

Als Ausgangsposition wählt man eine deutliche Hüftflexion, um die Ursprungssehne etwas vorzuspannen. Dadurch erhält die Querfriktion ein stabiles Widerlager. Ggf. müssen die Kniegelenke noch etwas gestreckt werden.

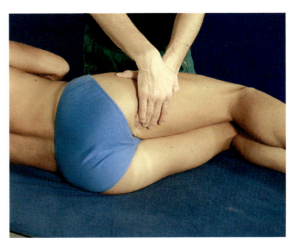

☉ 15   Querfriktion des Caput commune

Die palpierende Hand orientiert sich vom Tuber aus nach distal und verabreicht quere Friktionen, die ihre Druckbetonungen von medial nach lateral haben.

Es ist ratsam, die massierende mit der zweiten, freien Hand zu beschweren. Dies macht die Durchführung der Technik weniger ermüdend.

3 Lokale Palpation ventral

Übersicht über die zu palpierenden Strukturen

Zur Orientierung wird diese Region in zwei Dreiecke eingeteilt. Die Begrenzungen, aber auch die Inhalte dieser Dreicke werden gezielt aufgesucht.

Trigonum femorale laterale
- M. sartorius
- M. tensor fasciae latae
- Sehne des M. rectus femoris
- Spina iliaca anterior inferior (SIAI)

Trigonum femorale mediale
- M. sartorius
- M. iliopsoas, Bursa iliopectinea
- M. adductor longus
- Tuberculum pubicum
- Spina iliaca anterior superior (SIAS)
- Lig. inguinale
- Nerv-Gefäß-Bündel
- M. pectineus
- M. gracilis

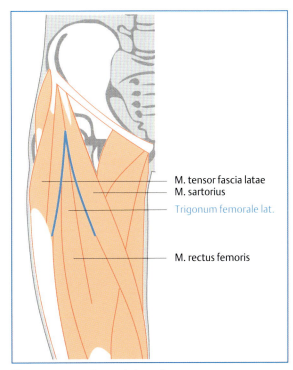

M. tensor fascia latae
M. sartorius
Trigonum femorale lat.
M. rectus femoris

◙ 16 Trigonum femorale laterale

Kurzfassung des Palpationsganges

Die lokale Palpation ventral in der Hüftregion dient vor allem dem Aufsuchen von Weichteilstrukturen, d. h. von Muskelbäuchen und ihrer Insertionen, die besondere klinische Bedeutung haben.

Der Palpationsgang beginnt am lateralen Oberschenkeldreieck. Die begrenzenden Muskeln werden dargestellt und deren Ränder genau abgegrenzt. Die Strukturen in der Tiefe werden mithilfe von Leitstrukturen und Muskelaktivität aufgesucht.

Die Palpation des medialen Oberschenkeldreieckes folgt. Auch hier werden zunächst die Begrenzungen gesucht und anschließend die Strukturen im Inneren des Dreieckes palpiert.

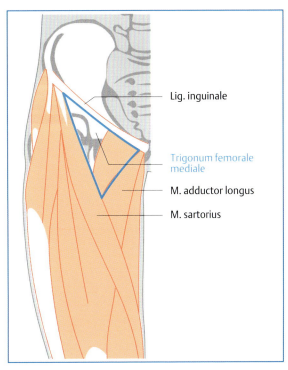

Lig. inguinale
Trigonum femorale mediale
M. adductor longus
M. sartorius

◙ 17 Trigonum femorale mediale

ASTE

Der Proband befindet sich in neutraler Rückenlage. Die Kniegelenke sind mit einer Rolle unterlagert, die Arme liegen entspannt dem Körper an. Der Proband sollte zweckmäßig entkleidet sein, damit seine Leistenregion gut zugänglich ist.

Trigonum femorale laterale

Das laterale Oberschenkeldreieck wird von folgenden Strukturen begrenzt:
- lateraler Rand des M. sartorius
- vorderer Rand des M. tensor fasciae latae

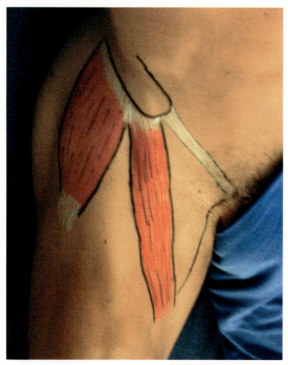

☎ 18   Zeichnung nach Palpation der Strukturen des Trigonum femorale laterale

Die wichtigste ossäre Struktur ist die SIAS. Es handelt sich hier eigentlich nicht um ein »Dreieck«, sondern um eine nach kranial gerichtete Pfeilspitze. Die dritte Begrenzung zum Dreieck fehlt.

M. sartorius

Der zentrale Muskel, welcher hier zur Orientierung dient, ist der M. sartorius. Er teilt durch seinen diagonalen Verlauf am Oberschenkel das laterale von dem medialen Dreieck ab.

Die Mm. sartorius und tensor fasciae latae sind Flexoren des Hüftgelenkes und daher auch mit einer Aktivität in Hüftflexion darzustellen. Hierzu fordert man den Probanden auf, das Bein aus der Nullposition des Hüftgelenkes leicht anzuheben. Das Kniegelenk kann dabei etwas gebeugt sein.

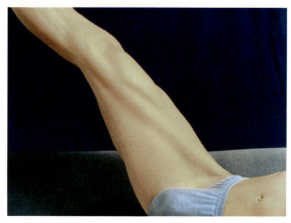

☎ 19   M. sartorius – gesamter Verlauf

Den M. sartorius hebt man durch eine zusätzliche Außenrotation im Hüftgelenk hervor. Sehr häufig kann man den Muskelbauch bis etwa zur Mitte des Oberschenkels erkennen. Nur bei wirklich mageren Menschen ist sein Verlauf auch in der distalen Hälfte des Oberschenkels sichtbar.

Sein medialer Rand begrenzt das Trigonum femorale mediale, sein lateraler Muskelrand das laterale femorale Trigonum.

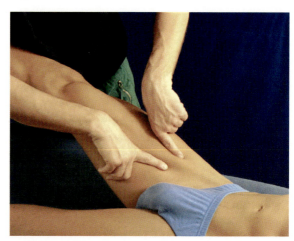

☎ 20   M. sartorius – Palpation der Muskelränder

Bei Probanden mit einem normalen Körperfettanteil lassen sich unter anhaltender Hüftbeugeaktivität in der Hüftregion Konturen von zwei Muskeln erkennen.

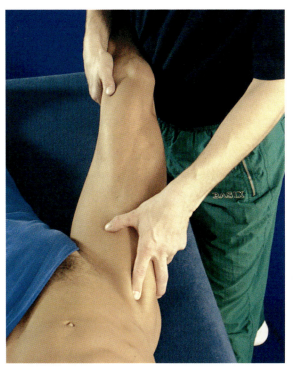

👁 21 Palpation im Trigonum femorale laterale

Nun wird der laterale Rand des M. sartorius nach proximal verfolgt, bis der palpierende Finger von lateral einen weich-elastischen Gegendruck erhält. Dies ist der vordere Rand des M. tensor fasciae latae.

M. tensor fasciae latae

Die Konturen des Oberschenkelbindenspanners (die deutsche Übersetzung des Muskelnamens) werden besonders deutlich, wenn der Proband das flektierte Bein aus der Außen- in die Innenrotation bringt.

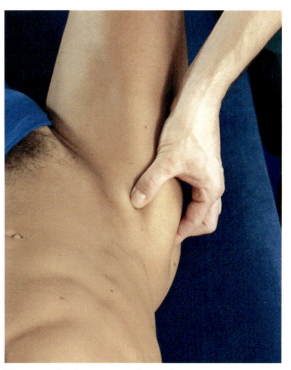

👁 22 Ränder des M. tensor fasciae latae

Der vordere Rand des M. tensor fasciae latae ist recht gut zu spüren, der hintere verliert sich meistens in der Oberschenkelfaszie.

Der Muskelbauch wird zu seinem fleischigen Ursprung verfolgt. Es wird deutlich, dass es sich dabei nicht nur um die SIAS handelt, wie es häufig in den Anatomiebüchern angegeben wird, sondern auch um ein breites Stück der Crista iliaca.

M. rectus femoris

Die Muskelränder von Tensor und Sartorius laufen nach kranial, im Sinne eines umgedrehten »V« oder wie eine Pfeilspitze, zusammen. Die Spitze liegt direkt kaudal der Spina iliaca anterior superior (SIAS). Der Boden dieses inkompletten Oberschenkeldreieckes wird durch den M. rectus femoris gebildet.

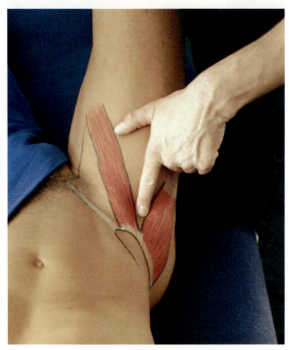

◉ 23　Spitze des lateralen Oberschenkeldreieckes

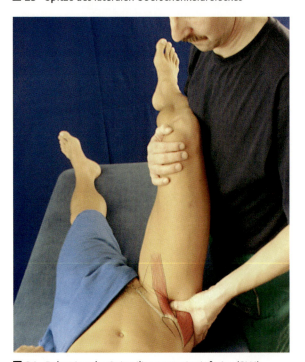

◉ 24　Palpation der Spina iliaca anterior inferior (SIAI)

An der Stelle, an welcher die Muskelränder von Tensor und Sartorius zusammenlaufen, taucht die Ursprungssehne des Rektus in die Tiefe zur Spina iliaca anterior inferior (SIAI).

Um diese Insertion zu erreichen, bringt man das zu palpierende Bein passiv in eine Flexion des Hüftgelenkes von ca. 90° und hält dabei den Unterschenkel horizontal.

Der Proband muss dabei sein Bein zunächst völlig entspannt hängen lassen. Mit dem Daumen der freien Hand palpiert man mit mäßigem Druck an der Spitze des Dreieckes in die Tiefe. Mit querer Palpation versucht man nun, die Rektussehne ausfindig zu machen, die etwas fester ist als die Umgebung.

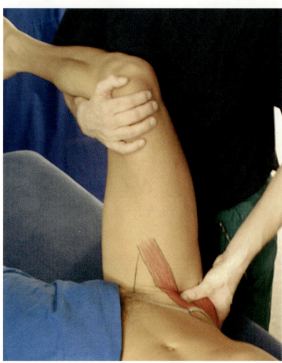

◉ 25　Palpation der Ursprungssehne des M. rectus femoris

■ Tipp

Man findet die Sehne sofort, wenn der Proband ganz leichte rhythmische Kniestreckungen einbringt, in dem er den Fuß etwas nach oben kickt. So bleiben die umgebenden Hüftflexoren locker und nur der Rektus ist aktiv. Hat man die Sehne gefunden, verfolgt man sie in die Tiefe zur inferioren Spina. Dort ist man angelangt, wenn man einen ossären Widerstand spürt.

Trigonum femorale mediale

Das mediale Oberschenkeldreieck wird durch folgende Strukturen begrenzt:
1. Lig. inguinale
2. lateraler Rand des M. adductor longus
3. medialer Rand des M. sartorius.

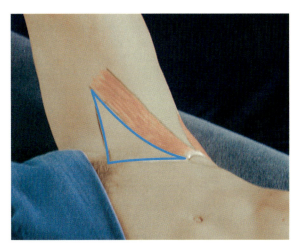

☻ 26   Darstellung des medialen Oberschenkeldreiecks

Folgende Strukturen werden insbesondere lokalisiert (im Trigonum von lateral nach medial):
– ein Ausschnitt im Verlauf des M. iliopsoas, Bursa iliopectinea
– Nervus, Arteria und Vena femoralis
– proximale Insertion (Ursprung) des M. pectineus
– proximale Insertion (Ursprung) des M. adductor longus
– Verlauf des M. gracilis

M. sartorius

Wiederum ist der M. sartorius eine bestimmende Struktur zur Orientierung im medialen Oberschenkeldreieck. Man stelle den Muskel mit der Technik, wie oben beschrieben (s. ☻ 20), dar und verfolge seinen Rand so weit wie möglich nach distal, mindestens bis zur Mitte des Oberschenkels.

M. adductor longus

Der Proband beugt das Knie mäßig an und lässt es anschließend in ca. 45° Abduktion des Hüftgelenkes sinken. Wenn der Proband das Bein in dieser Position hält, arbeiten alle Adduktoren isometrisch.
Derjenige Muskel, der aus dieser Gruppe am deutlichsten hervortritt, ist der M. adductor longus.

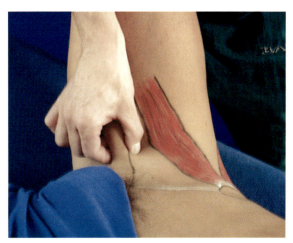

☻ 27   Muskelränder des M. adductor longus

■ Tipp

Sollte diese Aktivität nicht ausreichen, um den Muskelbauch zu sehen oder zu spüren, kann man noch zusätzlich einen Kontakt medial am Kniegelenk geben und den Proband isometrisch gegen die Hand anspannen lassen. Dies müsste ausreichen, um den Muskel in seiner Ausdehnung deutlich zu machen.
Der mediale Rand des Adductor longus ist die maßgebliche Begrenzung für das mediale Trigonum.

Lig. inguinale

Als letzte Randstruktur des Dreieckes wird der Verlauf des Leistenbandes (Lig. inguinale) verdeutlicht. Das Band reicht von der SIAS zum Tuberculum pubicum, welches die Symphyse kraniolateral begrenzt. Das Leistenband ist eine Verschmelzung von mehreren Faszien, sodass bei dem Versuch einer queren Palpation das typische fest-elastische Gefühl mit einer deutlichen Abgrenzung zur (meist) weicheren Umgebung fehlt.

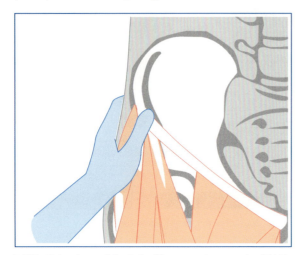

⬚ 28   Palpation auf der Spina iliaca anterior superior (SIAS)

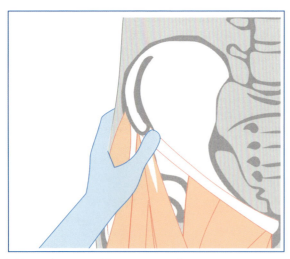

⬚ 29   Palpation auf dem Lig. inguinale

Die Differenzierung zwischen der SIAS und dem Band erfolgt durch Konsistenzprüfung. Ist man mit der Palpation noch auf der Spina, fühlt man bei der queren Palpation eine runde und harte Kontur. Ist man distal der Spitze, ist die quere Palpation flach und die Konsistenz auf Druck ist elastisch.

Im »Boden« des Dreieckes befinden sich die o.g. besonderen Strukturen, deren Auffinden nun beschrieben wird.

M. iliopsoas, Bursa iliopectinea

Die erste Struktur, die man direkt medial der SIAS und der Sartorius-Insertion ertasten kann, ist ein Teil des M. iliopsoas, der nur an dieser Stelle erreichbar ist. Direkt darunter befindet sich die Bursa iliopectinea, die durch Druck in die Tiefe nur mittelbar lokalisiert werden kann. Bei einer Bursitis ist sie hier druckdolent.

Nervus, Arteria und Vena femoralis

Weiter nach medial schließt sich ein Nerv-Gefäß-Bündel an. Die A. femoralis ist diejenige Struktur, die zur direkten Lokalisation geeignet ist.

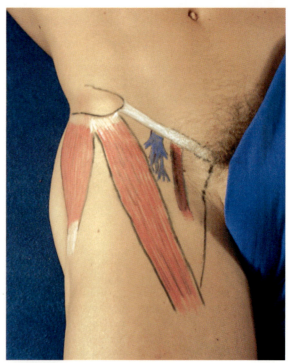

⬚ 30   Arteria und Vena femoralis im Trigonum femorale mediale

Sie verläuft von der Mitte des Lig. inguinale zur Spitze des medialen Schenkeldreieckes. Dem Therapeuten gibt sie eine Vorstellung über die Lage des Caput femoris, welches sich direkt unter dem Gefäß befindet.
Zur Palpation werden eine oder mehrere Fingerbeeren flach und mit wenig Druck auf die Mitte des Leistenbandes gelegt.

Recht bald erfährt eine Fingerbeere die rhythmische Pulsation der Arterie. Die topographische Anatomie gibt jetzt vor, dass direkt lateral davon der Nervus und direkt medial davon die Vena femoralis liegen muss.

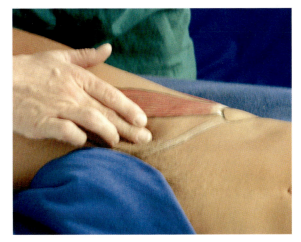

◉ 31   Palpation der Arteria femoralis

Proximale Insertion des M. pectineus

Im weiteren Anschluss nach medial (medial der Arteria und Vena femoralis) kann der M. pectineus direkt am scharfen Rand des Pecten ossis pubis palpiert werden. Hierzu proniert man den Unterarm und wendet die palpierende Fingerbeere dem oberen Ast des Os pubis zu.

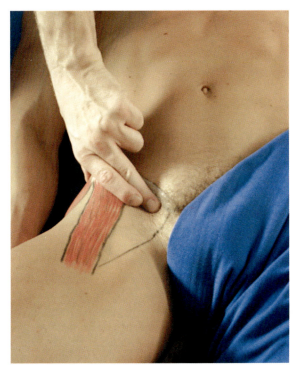

◉ 32   Palpation des M. pectineus

Die Palpation erfolgt mit einer Friktion von medial nach lateral.

■ Tipp

Da der palpatorische Druck häufig als recht unangenehm empfunden wird, sollte die Technik daher mit vorsichtiger Dosierung vorgenommen werden.
Diese Technik kann wie alle dargestellten muskulären Palpationen sowohl zur Schmerzprovokation als auch zur Behandlung eingesetzt werden.

Proximale Insertion des M. adductor longus

Nun schließt sich die proximale Insertion des M. adductor longus am Tub. pubicum an.
Hierzu wird der palpierende Finger etwas weiter nach medial geführt. Das Tub. pubicum liegt an der kranialen Begrenzung der Symphyse.

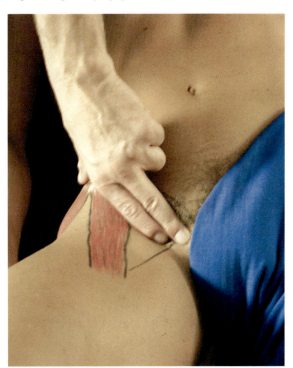

◉ 33   Palpation am Tuberculum pubicum

Die Insertionssehne, als Variante auch doppelt (zweigeteilt) angelegt, sowie der Muskel-Sehnen-Übergang sind deutlich voneinander differenzierbar. Die Konsistenz des Muskel-Sehnen-Überganges ist im Vergleich zur Sehne noch recht weich, während die Sehne den deutlich festen Gegendruck einer gestrafften kollagenen Struktur bietet.

Sollte die Insertionssehne nicht als medial benachbarte Struktur des M. pectineus auffindbar sein, kann man auch den Muskelbauch des Adductor longus mit oben beschriebener Technik darstellen (s. ☎ 27) und nach proximal zur Insertion verfolgen.

Die Lage des Muskelbauchs ist bereits durch die vorangegangene Abgrenzung des medialen Oberschenkeldreiecks bekannt.

M. gracilis, Verlauf

Um die Lage und den Verlauf des M. gracilis von dem des Adductor longus zu differenzieren, stellt man zunächst den Muskelbauch des Adductor longus (s. ☎ 27 u. ☎ 34) dar.

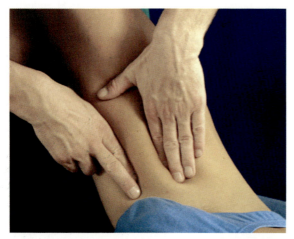

☎ 34 Ränder des M. adductor longus

Hierzu hält der Proband das flektierte und nach außen fallende Bein mit isometrischer Aktivität. Die Ränder des Muskelbauches des Adductor longus lassen sich wieder gut gegenüber der weichen Umgebung abgrenzen (☎ 34).

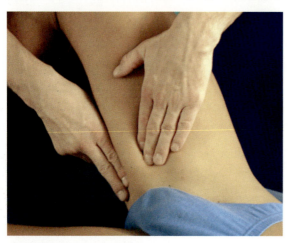

☎ 35 Ränder des M. gracilis

Nachfolgend fordert man den Probanden auf, seine Ferse in die Unterlage (und in Richtung Gesäß) zu drücken. Hierdurch muss der M. gracilis anspannen, da er ein Kniegelenkbeuger ist. Der nun deutlich hervortretende Muskelbauch ist wiederum bis zur Insertion an der Symphyse verfolgbar (☎ 35).

■ Tipp

Sollte diese Methode keine eindeutige Lokalisation des M. gracilis ermöglichen, macht man sich erneut das Prinzip der reziproken Hemmung zu Nutze. Zunächst lässt man das in Knie- und Hüftgelenk leicht flektierte Bein nach außen sinken und gibt einen leichten Widerstand am lateralen Kniegelenk. Hierdurch muss der Proband eine Aktivität in Richtung Abduktion entwickeln, wodurch alle Adduktoren reziprok gehemmt werden.

Jetzt fordert man den Probanden erneut zur Kniebeugeaktivität (jetzt mit seiner zweiten Funktion im benachbarten Kniegelenk) auf. Jetzt tritt der Muskelbauch des M. gracilis gegenüber seiner Umgebung deutlich heraus.

■ Tipp zur topographischen Anatomie

Die Äste des Os pubis werden von den Adduktoren hufeisenförmig als Ursprungsfläche genutzt. Um sich die Lage ihrer proximalen Insertionen einprägen zu können, benutzt man gerne den Begriff »Pelogram« als Eselsbrücke.

»Pe« steht für M. pectineus, »lo« für M. adductor longus, »gra« für M. gracilis, »M« für M. adductor magnus. Nur der M. adductor brevis ist hier nicht berücksichtigt.

Ein weiterer gern genutzter Merkspruch lautet »Peter liegt gerne bei Maria«.

Peter – M. pectineus
liegt – M. adductor longus
gerne – M. gracilis
bei – M. adductor brevis
Maria – M. adductor magnus.

Therapeutische Hinweise

Alle Palpationen der Muskelbäuche und deren Insertionen kann man zur Differenzierung innerhalb der Befunderhebung nutzen. Diese Techniken lassen sich aber auch bei der entsprechenden Weichteilpathologie (z. B. Insertionstendopathien) therapeutisch als Cyriax'sche Querfriktion einsetzen.

Die Affektionen der Adduktoren stellen sich in der Befundung meist bei den isometrischen Widerstandstests in Adduktion und ggf. Flexion der Hüfte dar.

An eine Tendopathie oder Insertionstendopathie ist aber wirklich erst dann zu denken, wenn man die mögliche

Beteiligung der sakroiliakalen Gelenke und vor allem der Symphyse ausgeschlossen hat. Rezidivierende Leistenschmerzen mit druckdolenten Adduktoren lassen häufig auf eine solche Ursache der Beschwerden schließen.

Es empfiehlt sich daher, einen positiven Widerstandstest in Adduktion und ggf. Flexion des Hüftgelenkes mit einer Gurtanlage in Beckenhöhe zu wiederholen. Hierzu eignen sich gewöhnliche Fixationsgurte wie für die Manuelle Therapie. Der Widerstandstest, der ohne Gurt positiv war und einen Leistenschmerz oder einen sog. »Adduktorenschmerz« ergeben hat, wird mit Gurtanlage wiederholt. Sollte die Wiederholung des Tests einen deutlich geringeren Schmerz ergeben, liegt die Vermutung nahe, dass die Symphyse oder die SI-Gelenke Ursache der Beschwerden sind.

4 Übungsteil

Wenn Sie das Kapitel durchgearbeitet haben, fällt Ihnen die Beantwortung folgender Fragen leicht:

■ Welche Knochenpunkte werden durch das Lig. inguinale verbunden?

■ Wie erreicht man die Insertion des M. rectus femoris?

■ Die Bezeichnung und Reihenfolge der Adduktoren-Ursprünge am Os pubis bis zum Tuber ischiadicum wird durch eine Eselsbrücke verdeutlicht. Was heißt »Pelogram«?

■ Wo befindet sich die Bursa iliopectinea?

■ Durch welche Struktur wird die Lage des Hüftgelenkes, bzw. des Caput femoris gekennzeichnet?

Kniegelenk

1 Einleitung

Die Art. genu ist nicht nur das größte sondern auch das biomechanisch komplizierteste Gelenk. Therapeuten müssen sich in der täglichen Praxis häufig mit diesem Gelenk auseinander setzen. Posttraumatische und postoperative Behandlungen des Gelenkes gehören zum therapeutischen Repertoire jeder Klinik oder Praxis.

Dieses Gelenk wird vergleichsweise außerordentlich oft operiert. Arthrotische Veränderung der Gelenkflächen und Verletzungen des komplexen Bandapparates und der Menisken sind in der Regel die Anlässe zur operativen Intervention.

Neben den entsprechenden Nachbehandlungen, deren Konzepte mittlerweile recht ausgefeilt sind, steht der Therapeut nicht selten Beschwerden des Gelenkes gegenüber, die schwierig einzuordnen sind. Beschwerden infolge muskulärer und kollagener Überlastungen mit und ohne Schwellungen erfordern ein geschicktes Vorgehen in der Befunderhebung. So ist die zielgerechte Palpation, neben der systematischen Befragung und Befundung, wichtig auf der Suche nach der Ursache der Beschwerden.

Funktionelle Bedeutung des Kniegelenkes

Ein **grundsätzliches Funktionsprinzip** der Gelenke der unteren Extremität wird auch hier am Kniegelenk deutlich. Ziel ist es, die untere Extremität zu einer stabilen Tragesäule verriegeln zu können und ihr ein notwendiges Maß an Mobilität zu verleihen.

Diese **Mobilität** bedeutet für das Kniegelenk mit einem enormen Ausmaß an Flexion, die Distanz zwischen dem Körper und dem Fuß zu verringern, was in so banalen Situationen wie dem Hocken, dem Treppensteigen mit hohen Stufen oder dem Einsteigen in ein Auto deutlich wird.

Die zweite Form der **Mobilität** ist die Rotation des Kniegelenkes. Sie ist allerdings mit der Winkelstellung des Kniegelenkes in Flexion verbunden und aktiv nur im Bewegungsraum zwischen ca. 20°–130° Flexion möglich. Aktive Rotation in Extensionsstellung ginge vermutlich zu Lasten der Stabilität, die gerade in Streckstellung wichtig ist.

Die **Rotationsmöglichkeit des Fußes** ist hauptsächlich auf dem Niveau des Kniegelenkes verankert. Die restliche Rotation findet im Bewegungskomplex aus oberem und unterem Sprunggelenk sowie den proximalen Tarsalgelenken statt.

Gerade diese Rotationsfähigkeit stellt besondere Anforderungen an die Konstruktion der Gelenkpartner des Kniegelenkes. Eine axiale Rotation des Unterschenkels im Kniegelenk erfordert eine zentrale Drehsäule (vor allem hinteres Kreuzband), einen flachen Drehteller (proximales Ende der Tibia) und einen nahezu punktuellen Gelenkflächenkontakt.

Dieser Drehteller bedingt ein hohes Maß an **Inkongruenz der Gelenkpartner**. Wären die Gelenkflächen der Tibia stärker gewölbt, würde dies die Rotationsfähigkeit behindern. Die Inkongruenz ermöglicht zwar eine einfache Rotation, erschwert aber die Stabilität und Lastübertragung. Zum Ausgleich des punktuellen Kontaktes der Gelenkpartner und der Schmierung der Gelenkflächen funktionieren die Menisken als Ergänzung im Sinne beweglicher Gelenkpfannen.

Da die **Stabilität** nun nicht mehr knöchern hergestellt werden kann, sind es interne und externe Bandstrukturen (Kreuz- und Seitenbänder) sowie Einstrahlungen muskulärer Anteile in die Kapsel (Dynamisierungen), die diese Aufgabe erfüllen.

Die Kreuzbänder übernehmen die Sicherung des Gelenkes in Sagittalebene. Diese Funktion ist auch durch einen Test in der Sagittalebene überprüfbar, den sog. Schubladentest. Weiterhin kontrollieren sie durch angepasste Spannungsverhältnisse die Arthrokinematik für Flexion und Extension und begrenzen die Innenrotation.

Die Aufgabe der Sicherung des Kniegelenkes in der Frontalebene teilen sich die Kollateralbänder und die hintere Kapsel.

Die **Dynamisierung** verschiedener kollagener Strukturen eines Gelenkes ist keine »Erfindung« des Kniegelenkes, wird aber hier besonders deutlich. Dynamisierung bedeutet, dass Muskeln bzw. ihre Sehnen in Anteile der Kapsel oder der Menisken einstrahlen. Durch ihre Aktivität werden die verschiedenen Kapselanteile gespannt und verstärkt. Die Menisken werden während aktiver Bewegung des Kniegelenkes nicht nur passiv von den Femurkondylen gegenüber der Tibia nach anterior bzw. posterior »gewalzt«, sondern auch durch muskuläre Aktivität mitgeführt.

Einstrahlende Muskeln und dynamisierte Strukturen

M. quadriceps femoris	anteriore Kapsel (Lig. patellae und verschiedene Retinaculae), Menisken (über Ligg. patello-meniscalia)
M. adductor longus	Lig. collaterale mediale
M. biceps femoris	Lig. collaterale laterale und Meniscus lateralis
M. popliteus	posteriore Kapsel (Lig. arcuatum genu) und Meniscus lateralis
M. semimembranosus	posteriore Kapsel (Lig. popliteum obliquum), Meniscus medialis, Lig. collaterale mediale
M. gastrocnemius	posteriore Kapsel

Pathologie und häufige therapeutische Tätigkeiten

Auswahl möglicher Beschwerdekomplexe

Sämtliche Varianten an Erkrankungen oder Verletzungen des Kniegelenkes hier aufzuführen, würde den Rahmen und die Zielsetzung des Buches sprengen. Daher sollen nur die wichtigsten Gruppen aufgelistet werden.

- Kapsuläre oder nichtkapsuläre Bewegungseinschränkungen
- Hypermobilität bzw. Instabilität
- Meniskus-Pathologie
- Ligamentäre Verletzungs- oder Überlastungssyndrome
- Muskuläre Verletzungs- oder Überlastungssyndrome (incl. der Sehnen und Insertionen)
- Erkrankungen des Gelenkknorpels femorotibial (z.B. Arthrose oder Osteochondrosis dissecans) bzw. patellofemoral (z.B. Chondromalazie bzw. »Jung girls knee syndrome«)

Häufige therapeutische Tätigkeiten

- Prüfen und Wiederherstellen der Mobilität bei bestehender Bewegunsgeinschränkung
- Verbessern der muskulären Gelenkführung bei Instabilität
- Behandlung der ligamentären und muskulären Verletzungs- oder Überlastungsbeschwerden.

Das häufige Auftreten von Reizungen bzw. Verletzungen an Bandstrukturen, Sehnen und Bursen zeigt sich an der Etablierung eigenständiger Begriffe wie z.B. »Runners knee« (Tractus-iliotibialis-Friktionssyndrom), »Jumpers knee« (Insertionstendopathie des Lig. patellae an der Apex patellae) und »Nonnenknie« (Bursitis praepatellaris).

Notwendige topographische und morphologische Vorkenntnisse

Das gezielte Aufsuchen der wichtigsten Strukturen des Kniegelenkes und seiner Umgebung bedarf guter anatomischer Vorbereitung. Die meisten knöchernen und ligamentären Strukturen sind bekannt. Wichtig ist das Entwickeln eines räumlichen Vorstellungsvermögens, um die Konstruktion aus verschiedenen Perspektiven betrachten zu können. Hier einige Hinweise:

Femorotibiale Gelenkkonstruktion

- Lage und Form der Femurkondylen in der Ansicht von vorne (☻ 1)
- Form des Tibiaplateaus, entscheidend für das Auffinden und seitliche Verfolgen des Gelenkspalts (☻ 2)
- knöcherne Fixpunkte und Verlauf der Kollateralbänder (☻ 3 u. 4)
- Verlauf und Insertionen der Sehnen, die das Kniegelenk überqueren (☻ 3 u. 4).
- Lage und Verlauf peripherer Nerven (N. tibialis, N. peronaeus communis und N. saphenus; ☻ 4)

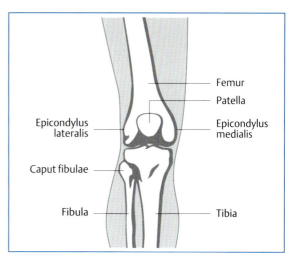

☻ 1   Topographie knöcherner Referenzpunkte – Ansicht von anterior

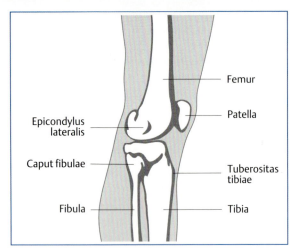

2 Topographie knöcherner Referenzpunkte – Ansicht von lateral

Femur

Patella

Epicondylus lateralis

Caput fibulae

Tuberositas tibiae

Fibula

Tibia

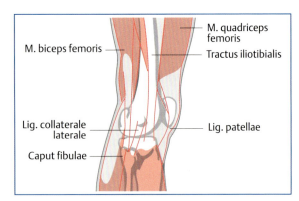

3 Relevante Weichteile lateral

M. quadriceps femoris

M. biceps femoris

Tractus iliotibialis

Lig. collaterale laterale

Lig. patellae

Caput fibulae

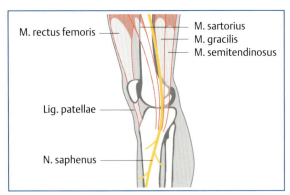

4 Relevante Weichteile medial

M. rectus femoris

M. sartorius

M. gracilis

M. semitendinosus

Lig. patellae

N. saphenus

Patellofemorale Gelenkkonstruktion

- Grobkonstruktion der Patella (Form in der Aufsicht, Basis, Pole, Apex; **5**)
- Lig. patellae (**6** und **7**)
- Lage der Patella in extendierter bzw. flektierter Position (**6** und **7**).

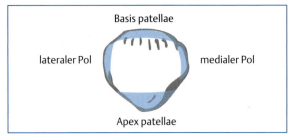

Basis patellae

lateraler Pol

medialer Pol

Apex patellae

5 Anteile der Patella – Ansicht von anterior

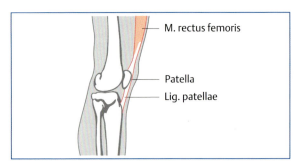

M. rectus femoris

Patella

Lig. patellae

6 M. rectus femoris mit Patella und Ligament bei Knieextension

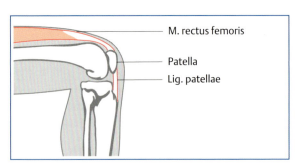

M. rectus femoris

Patella

Lig. patellae

7 M. rectus femoris mit Patella und Ligament bei Knieflexion

2 Palpation auf Wärme und Schwellung

Kurzfassung des Palpationsganges

Beschrieben werden die Techniken zur Darstellung von Schwellungen und Wärmebildung des Gelenkes im Sinne
- eines Maxi-Ergusses,
- einer mittleren Schwellung,
- eines Mini-Ergusses bzw.
- Palpation auf Wärme.

ASTE

Der Patient befindet sich in Rückenlage oder im Langsitz auf der Therapieliege. Das betreffende Kniegelenk liegt in maximal möglicher und beschwerdefreier Extension (wenn nötig, Kniekehle unterlagern). Zur Darstellung eines Mini-Eergusses muss das Kniegelenk allerdings voll extendierbar sein, da sonst die Wahrscheinlichkeit eines falsch negativen Ergebnisses sehr groß ist.

Maxi-Erguss

Eine große Schwellung des Gelenkes zu erkennen, ist keine große Kunst. Für den richtigen Therapieansatz ist es allerdings wichtig zu wissen, ob die Schwellung intra- oder extraartikulär ist.
Bei Extension ist die Kapsel posterior und seitlich gestrafft. Bei einer intraartikularen Flüssigkeitsansammlung sammelt sich diese vorne unter der Patella und hebt diese ggf. hoch.

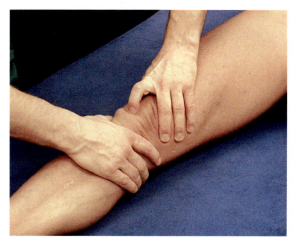

� 8　Test auf Maxi-Erguss

■ Technik

Der Test hat zum Ziel, die Synovia unter der Patella zu sammeln und durch Druck auf die Kniescheibe das Ausmaß der Schwellung zu erfassen.
Beide Hände arbeiten hier mit abduziertem Daumen. Die von distal kommende Hand wird in Höhe des Kniegelenkspaltes aufgelegt. Sie verhindert, dass die Synovia sich distal und seitlich der Patella verteilen kann.
Die von proximal kommende Hand beginnt etwa 10 cm oberhalb der Patella mit einer breitflächigen Ausstreichung. Dadurch wird der Recessus suprapatellaris ausgestrichen, die Synovia unter der Patella gesammelt und diese hoch gehoben. Ein Finger der proximalen Hand wird dann auf die Patella gelegt. Es wird Druck ausgeübt, bis die Patella wieder auf ihr Gleitlager trifft.
Das Kriterium für den Test, das Ausmaß der Schwellung, ist die Dauer, bis die Patella gegen den Femur anschlägt.

■ Tipp

Dieser Test, den man im Seitenvergleich durchführt, wird auch »tanzende Patella« genannt. Er wird von den Therapeuten in vielen Varianten der Grifftechnik durchgeführt, die alle zulässig sind, solange die Bedingungen zur Ausführung beachtet werden: Flüssigkeit unter der Patella sammeln und halten sowie einen senkrechten Druck auf die Patella ausüben.

Midi-Erguss

Der Test mit der »tanzenden Patella« ist recht bekannt. Weniger geläufig ist der Test zur Realisierung eines mittleren Ergusses.

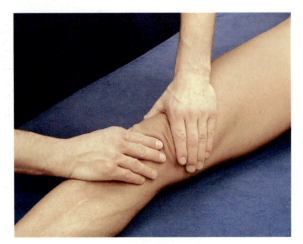

☎ 9   Test eines mittleren Ergusses

■ Technik

Auch hier führt die proximale Hand eine nach distal gerichtete Streichung aus. Die distale Hand formt ein enges »V« zwischen Daumen und Zeigefinger. Dieses »V« wird von distal gegen die Spitze und seitlichen Ränder der Patella gelehnt.

Während der Streichung wird nun die Synovia unter die Patella nach distal geschoben. Die zum »V« geformte Hand nimmt Ausbreitung der Synovia als zunehmenden Druck wahr.

Das Kriterium für diesen Test ist das ggf. unterschiedliche Ausmaß dieses Druckes.

Mini-Erguss

Eine mittlere bzw. eine große Schwellung des Kniegelenkes zu erkennen, ist sicherlich nicht sehr schwer. Um eine (geringe) Beteiligung der Kapsel an einem Beschwerdebild festzuhalten, d.h. einen »Mini-Erguss« zu erkennen, bedarf es einer besonderen Technik. Die Ausgangsstellung muss eine volle Extension sein.

■ Technik
Phase 1

Der Therapeut streicht mehrmals flächig die mediale Seite des Kniegelenkes nach proximal-lateral aus. Hierdurch wird die Synovia in den Rezessus und nach lateral verlagert.

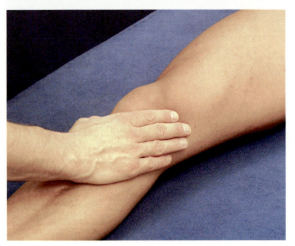

☎ 10   Test auf Mini-Erguss – Phase 1

■ Technik
Phase 2

Gleich im Anschluss wird die laterale Kniegelenkseite einmal flächig nach proximal-medial ausgestrichen und die synoviale Flüssigkeit nach medial zurückgeschoben. Gleichzeitig beobachtet der Therapeut die Region des medialen Gelenkspaltes, direkt neben der Patella, wo im Normalfall eine leichte Konkavität entsteht.

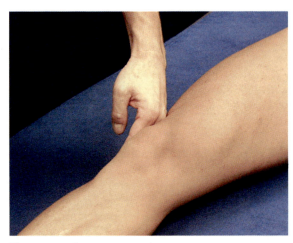

☎ 11   Test auf Mini-Erguss – Phase 2

Beurteilung des Testes

Bei einem kleinen Gelenkerguss entwickelt sich während des lateralen Ausstreichens medial eine kleine »Beule«. Der Vorgang ist folgendermaßen zu erklären:

Durch das Ausstreichen der medialen Seite wird die synoviale Flüssigkeit nach lateral verdrängt. Durch das nachfolgende Verstreichen der lateralen Seite fließt die Synovia wieder nach medial und zwar durch den Gelenkspalt hindurch.

Palpation auf Wärme

Eine Reizung der Kapsel zeigt sich auch durch eine Wärmebildung. Durch einen Vergleich mit der Gegenseite sowie mit den Weichteilen proximal und distal kann der Therapeut hierzu eine Aussage treffen. Dass beide Kniegelenke im Normalfall gleich temperiert sein sollten, bedarf keiner ausführlichen Erläuterung. Die Betrachtung des Gelenkes mit seiner Umgebung ist allerdings interessant. Man kann davon ausgehen, dass ein nicht betroffenes Gelenk in der Palpation kühler ist als die Umgebung, d. h. als die Weichteile proximal und distal/lateral. Diese Palpation auf Wärme und Schwellung ist fester Bestandteil der Basisprüfung des Kniegelenkes.

3 Lokale Palpation anterior

Übersicht über die zu palpierenden Strukturen

- Basis patellae
- Ränder der Patella
- Apex patellae
- Abgrenzungen des Lig. patellae
- Tuberositas tibiae

Kurzfassung des Palpationsganges

Mit der anterioren Palpation lokalisiert man die Begrenzungen der Patella sowie deren Verbindung zur Tibia (Lig. patellae).

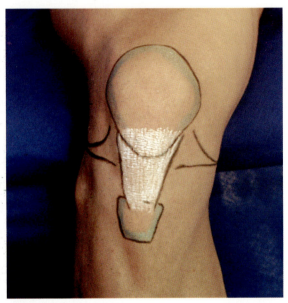

☎ 12 Erreichbare Strukturen anterior

ASTE

Als Ausgangsposition wählt man eine erhöhte Sitzposition für den Probanden, z. B. am Rand einer Behandlungsliege. Der Therapeut sitzt direkt frontal oder eher seitlich davor (☎ 13).
Der Unterschenkel sollte möglichst frei im Überhang und von einer Hand des Therapeuten in mehr oder weniger Flexion bewegbar sein.
Diese ASTE gewährt einen freien Zugang zu den erreichbaren Strukturen der anterioren, medialen und lateralen Seite des Kniegelenkes. Lediglich zur Palpation der posterioren Seite muss man die ASTE wesentlich verändern.

Alternative Ausgangsstellungen

Die oben beschriebene ASTE dient hauptsächlich zu Übungszwecken. Im täglichen Umgang mit dem Kniegelenk in Befundung und Behandlung ergeben sich notwendigerweise noch mehr Zugangsmöglichkeiten und Winkelstellungen, in welchen sich die Hand des Therapeuten dem Gelenk nähert.
Wenn der nachfolgende Palpationsgang sicher am Probanden oder Patienten umgesetzt wurde, sollte er in abgewandelter Form wiederholt werden:
- volle Extension
- zunehmende Flexion
- Seitenlage des Patienten
- ohne Augenkontrolle
- bei arthrotischen und/oder geschwollenen Gelenken.

Bei voller Extension sind die Basis sowie die Pole der Patella besser und die Apex sowie das Ligamentum durch den seitlich hervorquellenden Hoffa'schen Fettkörper schwieriger zu palpieren.
Mit zunehmender Flexion werden alle Konturen erschwert zu lokalisieren sein. Schwellungen und knöcherne Deformationen im Rahmen einer Arthrose verändern die zu erwartende Konsistenz und Kontur der jeweiligen Struktur.

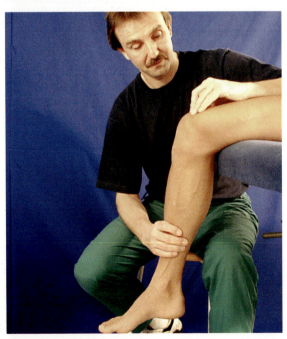

☎ 13 ASTE für Palpation anterior

Basis patellae

Man beginnt die Umrandung der Patella zunächst an ihrer Basis. Wie in der Einführung zum Kniegelenk bereits erwähnt, ist die Basis patellae sehr dick und hat eine vordere und hintere Begrenzung.

Die vordere Begrenzung ist in extendierter Position gut erreichbar. Sie verbindet beide Pole in einer bogenförmigen Linie.

Die hintere Kante ist die maßgebliche Grenze in flektierter Position. Das Ziel der Palpation ist es, diese Kante gegenüber dem Femur und den umgebenden Weichteilen darzustellen.

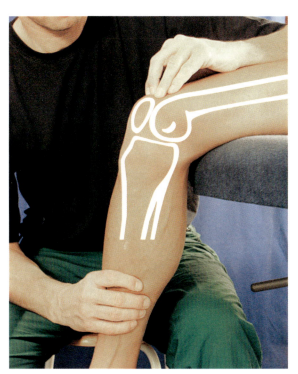

☉ 14   Palpation der Basis patellae

■ Technik

In gebeugter Situation des Kniegelenkes liegt die Basis patellae parallel zum Oberschenkel. Ihre hintere Kante ist eingebettet in die Weichteile des M. quadriceps femoris und schmiegt sich der Form der Femurkondylen an. Ihre Abgrenzung ist daher nur unter leichten passiven Bewegungen des Kniegelenkes in Extension und Flexion zu palpieren.

Der Therapeut legt einige Fingerkuppen, etwa 3–4 cm proximal einer Verbindungslinie der beiden patellaren Pole, auf den Oberschenkel. Sie sind nach distal ausgerichtet. Die zweite Hand bringt leichte und passive Extensionsbewegungen in das Gelenk ein. Dies führt dazu, dass die Patella eine leichte Bewegung nach proximal ausführt

und mit ihrer Kante gegen die Fingerkuppen der palpierenden Hand anstößt.

■ Tipp

Die eingebrachte Bewegung des Unterschenkels sollte sehr klein und absolut passiv geschehen! Jede Aktivität des Quadrizeps macht eine Lokalisierung der Patellabasis enorm schwer.

Ränder der Patella

Die Umrandung der Patella folgt nun den Konturen an den beiden Polen vorbei zur Apex.

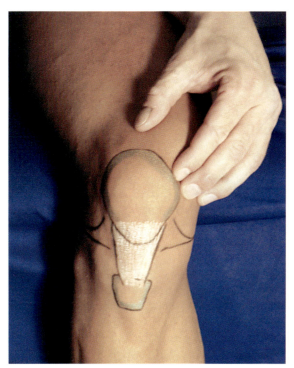

☉ 15   Palpation medialer Pol der Patella

■ Technik

Die exakte Begrenzung der Patella im Bereich des lateralen Pols ist, im Vergleich zur medialen Seite, nicht einfach. Um diesen von dem lateralen Femurkondylus zu differenzieren, bedarf es hin und wieder etwas Bewegung im Kniegelenk. Zur Palpation wird wieder die beschriebene rechtwinklige Technik benutzt.

Apex patellae

Das distale Drittel der Patella incl. der Apex dient dem Lig. patellae als proximaler Befestigungsbereich. Daher ist die Begrenzung der Patella hier nur mittelbar durch das Ligamentum hindurch zu erreichen.

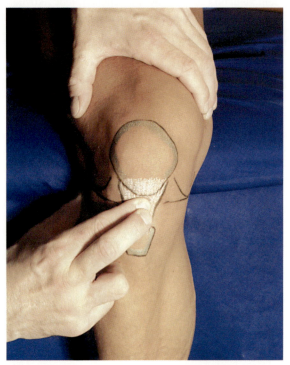

◉ 16   Palpation Apex patellae

■ Technik

Die palpierende Hand nähert sich der Apex erneut mit der rechtwinkligen Technik. Zunächst wird ein deutlicher Druck gegen das Lig. patellae ausgeübt. Man fühlt hier eine Struktur mit deutlicher fester Konsistenz. Unter anhaltendem Druck gegen das Band versucht die palpierende Fingerkuppe, nach proximal Kontakt mit der Apex aufzunehmen. Die erwartete Konsistenz ist hart. Die Kante ist deutlich zu spüren.
Hier befindet sich eine Lokalisation häufiger Weichteilpathologie, auf deren Behandlung später noch eingegangen wird. Daher ist eine genaue Lokalisierungstechnik von großem Vorteil.

■ Tipp

In flektierter Position ist das Band unter mäßiger Spannung. Der Druck gegen das Band ist daher recht kräftig. Sollte die Abgrenzung Apex – Ligament nicht gelingen, versucht man es in extendierter Knie-Position erneut.

Lig. patellae, Abgrenzungen

Das Lig. patellae ist an der proximalen und distalen Insertion gegenüber den knöchernen Fixpunkten abzugrenzen. Weiterhin kann man die seitlichen Konturen erfassen. Dies wird nachfolgend beschrieben.

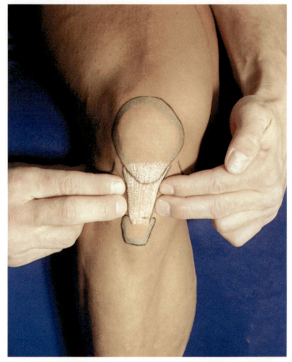

◉ 17   Ränder des Lig. patellae

Man kann sich den Kanten des Ligaments in zweierlei Varianten nähern.

■ Technik
Variante 1

Von der Apex aus palpiert man etwas nach distal und befindet sich direkt auf dem Band. Von hier aus sucht man die seitlichen Grenzen.

■ Technik
Variante 2

In Höhe der Apex befinden sich bei einem nicht arthrotischen und nicht geschwollenen Kniegelenk zwei leichte Gruben. Dies sind die vorderen Zugänge zum Kniegelenkspalt. Von diesen Gruben aus nach medial palpierend, trifft man auf die feste und noch etwas elastische Konsistenz des patellaren Bandes.
Man kann die Kanten des Bandes von der Patella bis zur Tuberositas tibiae verfolgen und stellt fest:

- das Band ist sehr breit
- es konvergiert leicht verjüngend zur Tuberositas tibiae.

Tuberositas tibiae

Die Tuberositas läuft nach distal in die Margo anterior tibiae aus. Diese ist entlang des gesamten Unterschenkels gut zu verfolgen. Medial zeigt die Tibia eine Fläche, welche dann von der Margo medialis tibiae begrenzt wird. Lateral und proximal der Tuberositas liegt eine Rauigkeit, an welcher der Tractus iliotibialis inseriert (Tuberositas von Gerdy).

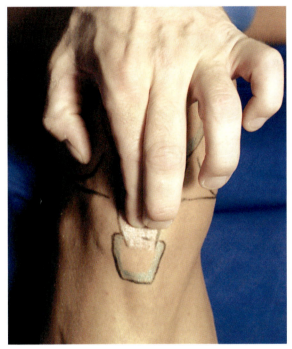

⊕ 18   Palpation am Übergang Lig. patellae – Tuberositas tibiae

■ Technik

Die Abgrenzung zwischen Lig. patellae und der Tuberositas gelingt mit der gleichen Technik wie an der Apex.
Bei Druck direkt auf das Band fühlt man eine feste Konsistenz. Führt man die Palpation nach distal fort, zeigt sich die Tuberositas durch einen deutlich harten Widerstand.

■ Tipp

Insertionstendopathien an der distalen Insertion des Bandes sind bekannt, aber eher selten vorkommend. Hin und wieder erscheint diese Region durch eine Bursitis druckschmerzhaft, wobei die Fluktuation der Flüssigkeit in der entzündeten Bursa zu spüren ist.

Therapeutische Hinweise

Die Palpationstechniken der anterioren Kniegelenkregion werden für zwei häufige therapeutische Tätigkeiten genutzt:
- Beweglichkeitsprüfung und Mobilisation des patellofemoralen Gelenkes
- Querfriktionen an Lig. patellae und Apex patellae.

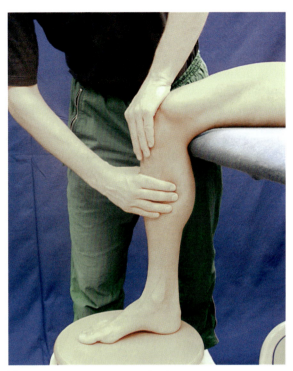

⊕ 19   Gleittechnik Patella nach inferior

■ Techniken am patellofemoralen Gelenk

Die Überprüfung bzw. Wiederherstellung der Mobilität der Patella auf ihrem femoralen Gleitlager ist in der postoperativen Behandlung des Kniegelenkes ein wichtiger Aspekt.
In einer recht frühe Phase der Nachbehandlung wird dies zunächst in einer extensionsnahen Position der Fall sein. Die Patella lässt sich so am leichtesten in alle Richtungen bewegen, da sich die umgebenden Strukturen in einem weniger gespannten Zustand befinden.
Das Ziel ist der Erhalt der Elastizität der Kapsel und vor allem des Recessus suprapatellaris. Daher ist die Mobilität der Patella nach distal die wichtigste Bewegungsrichtung, die es zu erhalten gilt.
In einem späteren Stadium der Nachbehandlung wird die Mobilität, falls notwendig, mit dehnenden Techniken wiederhergestellt. Dies macht aber nur in einer flektierten Position des Kniegelenkes an der Bewegungsgrenze Sinn. Daher wird in dieser Vorpositionierung getestet und ggf. mobilisiert (⊕ 19).

Die Techniken der Anatomie in vivo helfen, auch bei noch geschwollenem Gelenk, die Basis der Patella exakt zu lokalisieren und den Griff wirkungsvoll einzusetzen.

■ Querfriktionen des Lig. patellae

Tendopathien und Insertionstendopathien des Lig. patellae sind häufig vorkommende Weichteilläsionen.

Zur genauen Lokalisierung und Behandlung einer lädierten Stelle innerhalb dieser großen Struktur werden Cyriax'sche Querfriktionstechniken benutzt.

Ist das Ligament selbst Ziel der Technik, sollte das Gelenk so positioniert werden, dass das Band nicht unter dem Druck des querreibenden Fingers ausweicht. Daher ist eine flektierte Einstellung mit Vorspannung des Bandes zu wählen.

Zum Einsatz kommt erneut der beschwerte Zeigefinger. Über den lateral abgestützten Daumen erhält die Technik Stabilität. Die reibende Technik mit Druck erfolgt zum Körper des Therapeuten.

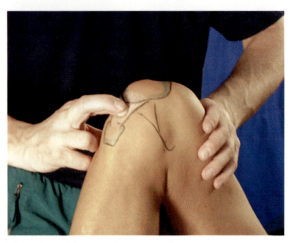

◨ 20   Querfriktionen des Lig. patellae

■ Tipp

Nutzt man diese Technik provokativ im Rahmen der Befundung muss man häufig geduldig mehrere Stellen des Bandes palpieren, um die lädierte Stelle zu finden. Als Therapeut sollte man etwas proximal des Kniegelenkes stehen, damit man die palpierende Hand nicht behindert.

■ Querfriktionen der Apex patellae

Der Übergang zwischen Ligament und Apex ist nicht einfach zu palpieren. Will man die Knochenkante erreichen, muss man zunächst das Band nach unten wegdrücken. In flektierter Gelenkstellung ist dies nur bedingt möglich.

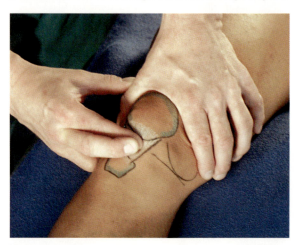

◨ 21   Querfriktionen der Apex patellae

Eine extensionsnahe Position ist daher empfehlenswert. Die querreibende Fingerbeere wird jetzt der Apex zugewandt. Unter permanentem Druck auf das Band werden mehrere Stellen der Apex und der seitlichen Patellaränder abpalpiert.

Die zweite Hand sichert proximal gegen das Ausweichen der Kniescheibe. Man kann zusätzlich noch etwas Druck auf die Basis ausüben, damit die Apex nach oben kippt und dadurch noch besser zugänglich wird.

4 Lokale Palpation medial

Kurzfassung des Palpationsganges

Nach der palpatorischen Betrachtung der Knie-Vordersei-te werden jetzt die seitlichen Regionen des Gelenkes besprochen. Auf der medialen Seite wird ein sicherer Zugang zum Gelenkspalt gesucht. Die artikulierenden Knochen werden, soweit es möglich ist, von anterior zur Rückseite des Gelenkes verfolgt.

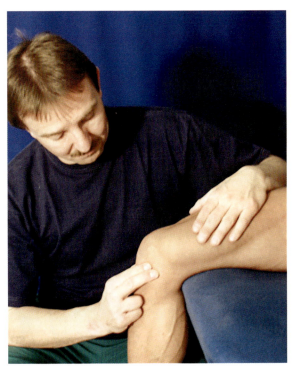

22 ASTE Palpation medial

ASTE

Als Ausgangsposition wählt man eine erhöhte Sitzpositi-on für den Probanden, z. B. am Rand einer Behandlungs-liege. Der Therapeut sitzt eher auf der lateralen Seite davor.

Der Unterschenkel sollte möglichst frei im Überhang und von einer Hand des Therapeuten in mehr oder weniger Flexion bewegbar sein. Diese ASTE gewährt einen freien Zugang zu den erreichbaren Strukturen der medialen Sei-te des Kniegelenkes.

Übersicht über die zu palpierenden Strukturen

- Begrenzungen des Gelenkspaltes
- Epicondylus medialis femoris
- Tuberculum adductorium und Sehne des M. adductor magnus
- Nervus saphenus
- Mediales Kollateralband
- Pes-anserinus-superficialis-Gruppe

Alternative Ausgangsstellungen

Die oben beschriebene ASTE dient hauptsächlich zu Übungszwecken. Im täglichen Umgang mit dem Kniege-lenk in Befundung und Behandlung ergeben sich notwen-digerweise noch mehr Zugangsmöglichkeiten und Win-kelstellungen, in welchen der Therapeut die Strukturen lokalisieren muss.

Begrenzungen des Gelenkspaltes

Der mediale Femurkondylus und das mediale Tibiapla-teau begrenzen den Gelenkspalt. Mit einiger Übung kann man die Begrenzungen des Spaltes bis weit nach postero-medial verfolgen, bis man gegen die Weichteile der Pes-anserinus-Muskeln anstößt.

Die Tibiakante wird allgemein zur Beschreibung der räumlichen Ausrichtung des Gelenkspaltes benutzt. Mit einer rechtwinkligen Palpation wird systematisch zur knöchernen Struktur vorgegangen.

Grundsätzlich befinden sich medial und lateral in Höhe des Apex patellae zwei Grübchen oder zumindest zwei Stellen, die auf Druck weich nachgeben. Sie sind die sichersten Zugänge zu den Gelenkpartnern.

Diese Zuordnung bleibt bei allen Winkelstellungen des Gelenkes konstant. Lediglich bei endgradiger Extension quillt der Hoffa'sche Fettkörper medial und lateral neben der Patellasehne hervor und erschwert diese Lokalisie-rung.

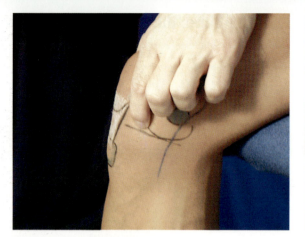

⚫ 23   Palpation der Tibiakante

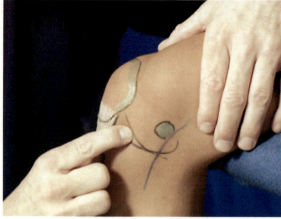

⚫ 24   Palpation medialer Femurkondylus

■ **Technik**

Tibiaplateau

Will man die tibiale Kante exakt palpieren, benutzt man die von proximal kommende Hand mit rechtwinkliger Technik. Die zweite Hand kontrolliert den Unterschenkel. Die palpierende Fingerbeere wird in das medial der Apex patellae liegende Grübchen platziert. Die Fingerspitze stößt nach distal gegen die hart antwortende Tibiakante. Von hier aus kann man mit dieser Technik das Tibiaplateau recht weit nach posterior verfolgen.

Zu erwarten ist eine eher gerade Linie, die nach posterior etwas schräg abfällt.

■ **Tipp**

Im Verlauf der Palpation nach posterior wird die tibiale Kante durch die Anwesenheit des medialen Kollateralbandes undeutlich. Sicherheit gibt eine Bestätigung der Palpation durch Bewegung des Unterschenkels.

- Eher anterior sollte hierzu eine leicht passive Extension eingebracht werden, wobei die Tibia gegen die palpierende Fingerspitze anstößt.
- Weiter nach posterior bieten sich ausgiebige Rotationen an.

■ **Technik**

Medialer Femurkondylus

Die palpierende Hand kommt jetzt von distal und wird erneut in die Vertiefung medial der Apex patellae platziert. Die Fingerspitze drückt in die Vertiefung und versucht, die obere Knochenstruktur zu erreichen. Der harte Widerstand ist die überknorpelte Gelenkfläche des Condylus medialis. Rutscht man von hier aus etwas weiter nach proximal, erreicht man eine weitere Kante, die Knorpel-Knochen-Grenze des Kondylus.

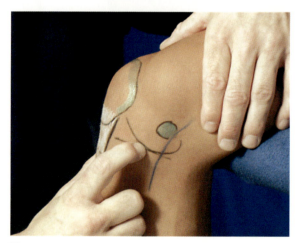

⚫ 25   Verfolgen der Kante des Femurkondylus nach posterior

Dem Femurkondylus wird von dem ersten harten Kontakt aus weiter nach posterior nachgespürt. Dabei muss die Palpation der Form des Femurkondylus folgen. Es ist eine konvex geformt Linie zu erwarten.

Wie bei dem Erspüren der tibialen Kante wird auch hier die Kante des Femurs über eine Strecke von ca. 3–4 cm sehr undeutlich. Das mediale Kollateralband stört auch hier den direkten Zugang.

■ Tipp

Manchmal erscheint es geeignet, mit dem steil aufgestellten Fingernagel zu palpieren. Die Knochenkante wird dann noch deutlicher.

Epicondylus medialis femoris

Er dient uns als Orientierung für die Darstellung des medialen Kollateralbandes.

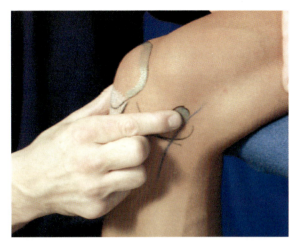

◉ 27   Palpation Epicondylus medialis

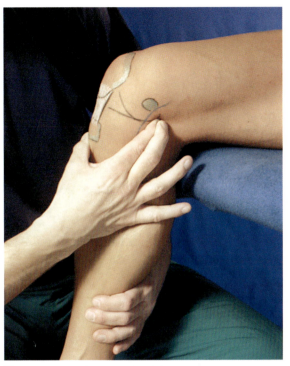

◉ 26   Palpation des Femurkondylus posterior

■ Technik

Der Epicondylus medialis ist eine sehr kräftige Erhebung und leicht aufzufinden, wenn der Therapeut die mediale Seite des distalen Oberschenkels aufsucht. Mit mehreren flach eingesetzten Fingerbeeren wird die Region mit wenig Druck palpiert. Die stärkste Erhöhung ist der mediale Epikondylus.

Weiter posterior stößt der Finger gegen einige weiche Strukturen. Es handelt sich hier um die Muskeln, die ihren Ansatz am Pes anserinus superficialis haben.

■ Tipp

Der Gelenkspalt lässt sich eine weitere Strecke nach posterior verfolgen, wenn man unter der Palpation den Unterschenkel etwas anhebt und die Oberschenkelmuskeln nach unten hängen lässt.
Posterior wird der Femurkondylus unter dem palpierenden Finger wieder deutlich erreichbar.

Tuberculum adductorium und Sehne des M. adductor magnus

Die knöcherne Region des Epicondylus medialis ist recht groß. Von proximal inseriert die Sehne eines Teiles des M. adductor magnus. Die besonders starke Erhebung dieser Insertion, direkt proximal des Epikondylus, wird in der Literatur als Tuberculum adductorium beschrieben.

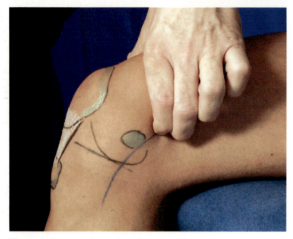

◉ **28** Palpation der Sehne des M. adductor magnus

■ Technik
Tuberculum adductorium

Zum Aufsuchen streicht man mit der flachen Hand unter mäßigem Druck auf der Oberschenkelinnenseite von der Mitte aus nach distal. Die erste knöcherne Struktur, auf die man trifft, ist das gesuchte Tuberculum. Mit lokal eingesetzter Technik kann man die Dimensionen dieser Erhebung genau erfassen.

■ Technik
Sehne des M. adductor magnus

Sie liegt direkt proximal des Tuberculums und ist bei einer queren Palpation deutlich zu ertasten.

■ Tipp

Falls die Pes-anserinus-Muskeln die Palpation erschweren, kann man sie mit Anheben des Oberschenkels nach unten hängen lassen (◉ 29).

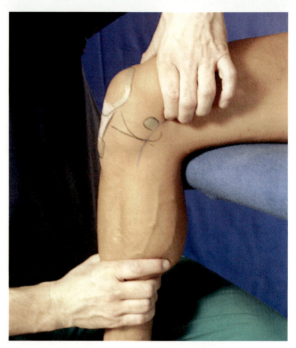

◉ **29** Palpation mit Anheben des Oberschenkels

Nervus saphenus

Die wichtigsten neuralen Strukturen passieren das Knie auf der posterioren Seite. Lediglich ein großer Ast des N. femoralis überquert das Gelenk medial: der N. saphenus. Seine Lage ist höchst variabel (mündl. Mitteilung Dos Winkel). Die abgebildete Lage ist daher nur eine beispielhafte Darstellung dieser individuellen Situation.

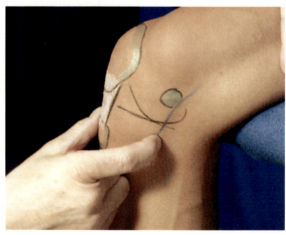

◉ **30** Palpation N. saphenus

■ Technik

Für neurale Strukturen braucht man eine ganz bestimmte Technik. Man versucht, sie quer anzuhaken und wie eine lockere Gitarrenseite zu zupfen. Mit dieser Technik versucht man zunächst, mit der flach eingesetzten und später steil aufgestellten Fingerspitze eine dünne Struktur zu finden. Die Lokalisierung ist äußerst schwierig.

Mediales Kollateralband

Während der Darstellung der knöchernen Strukturen war das Verfolgen der Kanten durch das mediale Kollateralband schwierig. Nun soll es möglichst komplett dargestellt werden. Der femorale Fixpunkt, der mediale Epikondylus, ist bereits dargestellt. Nun fehlen noch die seitlichen Begrenzungen und der tibiale Fixationsbereich.

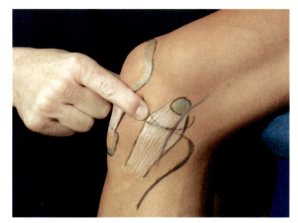

◙ 31 Palpation mediales Kollateralband, anteriore Kante

■ Technik

Die palpierende Fingerbeere wird mit deutlichem Druck in die Vertiefung medial der Apex patellae gelegt. Die Fingerspitze ist diesmal quer, im Verlauf des Gelenkspaltes ausgerichtet.

Bei der Palpation entlang der tibialen Kante wird der palpierende Finger recht bald durch eine flache, sehr feste und manchmal scharfkantige Struktur, die das Ertasten der Gelenkspaltbegrenzungen erschwert, an die Oberfläche gedrückt.

Dieser Rand ist die anteriore Kante des medialen Kollateralbandes (s. ◙ 31). Es ist im Bereich des Kniegelenkspaltes ca. 3–4 cm breit. Prinzipiell gilt: solange der Gelenkspalt nicht deutlich zu ertasten ist, verstärkt das Kollateralband die Kapsel. Bei mageren Personen kann man den oberflächlichen Anteil des Bandes als schmale, extra deutliche Struktur etwa mittelständig auf dem Band spüren.

Die Palpation hat die posteriore Begrenzung des medialen Kollateralbandes erreicht, wenn der Gelenkspalt wieder deutlicher zu spüren ist. In diesem Bereich hat das Band auch die engsten Verbindungen zum medialen Meniskus.

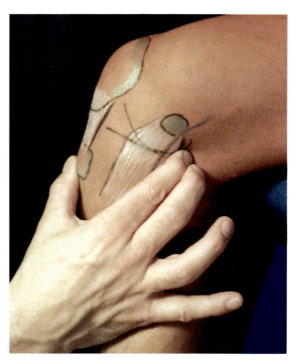

◙ 32   Palpation posteriore Grenze

■ Tipp

Die posteriore Begrenzung ist lediglich im Rückschluss aus der Tatsache zu lokalisieren, dass das Fehlen des Bandes wieder einen ungestörten Zugang zu den Gelenkpartnern gewährt. Hierzu sollte man über einen Schub am Unterschenkel den Oberschenkel etwas von der Unterlage heben, die Muskeln hängen lassen und so den Gelenkspalt spüren.

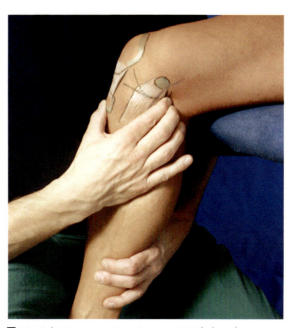

◙ 33   Palpation posteriore Grenze mit Anheben des Oberschenkels

Um die gesamte Dimension dieses Bandes zu erfassen, verbindet man die Begrenzungen in Höhe des Gelenkspaltes mit dem Epicondylus medialis. Um den weiteren Verlauf darzustellen, muss man sich vorstellen, dass das Band vom Gelenkspalt um weitere ca. 8 cm nach distal und anterior verläuft. Es geht im Bereich der medialen Tibiafläche unterhalb des Pes anserinus superficialis in das Periost über. Letzteres sind Erkenntnisse aus der Anatomie am Präparat, die hier in vivo umgesetzt werden.
Betrachtet man den gesamten, nach distal und anterior absteigenden Verlauf des Ligaments und bedenkt die Masse an Kollagen, mit der das Band die Kapsel verstärkt, so wird verständlich, dass das Band die primäre Bremse auch für die Außenrotation des Gelenkes ist.

Pes-anserinus-superficialis-Gruppe

Diejenigen Strukturen, die uns bislang in der Lokalisation der gelenknahen Strukturen behindert haben, sollen nun identifiziert werden. Es handelt sich um die Muskelgruppe, die am Pes anserinus superficialis inseriert. Im Einzelnen sind dies von anterior nach posterior :
- M. sartorius
- M. gracilis
- M. semitendinosus.

■ Technik
Insertionsbereich

Im Bereich des Pes anserinus sind die Sehnen nicht mehr voneinander zu differenzieren. Dies gelingt weder mit lokaler Palpation, noch in der Anatomie an Präparaten.
Man kann lediglich die untere Begrenzung des Insertionsbereiches darstellen.

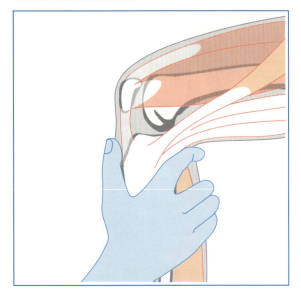

☉ 34 Darstellung des Insertionsbereiches der Pes-anserinus-superficialis-Muskeln

Die palpierende Hand liegt flächig der medialen Unterschenkelseite, der Daumen der anterioren Tibiakante auf. Streicht man nun von distal nach proximal, ertasten die Finger zunächst die eher konvexe Form des Gastroknemius, dann eine seichte Konkavität. Stoßen die Finger wieder gegen eine leichte Konvexität, so liegt hier die inferiore Pes-anserinus-Begrenzung.

■ Technik
Muskuläre Differenzierung

Die einzelnen Muskeln sind proximal des Kniegelenkes voneinander zu trennen.
Die geeignete Stelle hierfür liegt posterior des Vastus medialis. Alle Muskeln lassen sich als Gruppe mit Aktivität in Flexion, ggf. mit Innenrotation des Kniegelenkes anspannen.

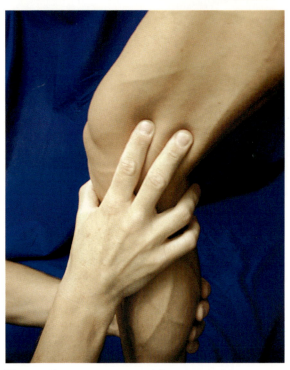

☉ 35 Differenzierung proximal des Kniegelenkes

■ Tipp

Um die einzelnen Muskeln über eine selektive Aktivität ausfindig zu machen, benutzt man ihre Funktion im zweiten Gelenk, dem Hüftgelenk.
So findet man den
- M. sartorius mit zusätzlicher Aktivität in Flexion,
- M. gracilis mit zusätzlicher Aktivität in Adduktion,
- M. semitendinosus mit zusätzlicher Aktivität in Extension des Hüftgelenkes.

Therapeutische Hinweise

Wozu braucht man die Lokalisierung des Gelenkspaltes?

Wie bereits beschrieben, wird mithilfe der Tibiakante die räumliche Ausrichtung des Gelenkspaltes festgestellt. Sie ist Orientierungsgröße für die translatorischen Techniken der Manuellen Therapie. In Bezug zur Längsachse der Tibia steht sie nicht exakt rechtwinklig, sondern fällt nach posterior um ca. 10° nach distal ab.

Bei den abgebildeten Anwendungsbeispielen handelt es sich um Gleittechniken der Tibia nach posterior, um das notwendige Gleitverhalten herzustellen, das zur Durchführung einer störungsfreien Flexion unerlässlich ist.

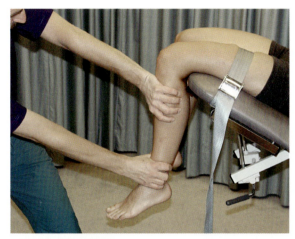

◉ 36   Gleittechnik Tibia nach posterior

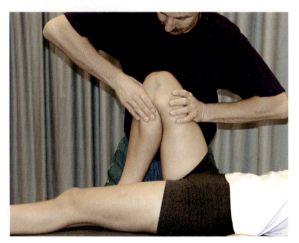

◉ 37   Gleittechnik bei endgradiger Vorpositionierung

Ob es sich nun um eine Einstellung des Gelenkes um ca. 100° Flexion oder eine endgradige Vorpositionierung handelt, in jedem Fall muss man die genaue räumliche Ausrichtung des Gelenkspaltes beachten.

Was kann man im Gelenkspalt palpatorisch erreichen?

Der mediale Meniskus bewegt sich auf dem Tibiaplateau bei Flexion nach posterior und bei Extension nach anterior. In endgradiger Extension ist das Vorderhorn im Gelenkspalt direkt neben dem Apex patellae erreichbar. Der sog. Steinmann-II–Test ist ein Provokationstest der Meniskus-Vorderhörner auf Schmerz.

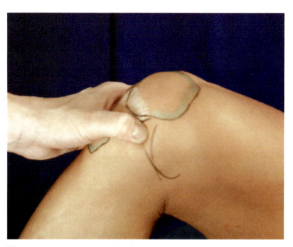

◉ 38   Palpation des Gelenkspaltes

Zur Durchführung des Tests stellt man das Kniegelenk zunächst in einer mäßigen Flexion ein und positioniert den Daumen der testenden Hand mit deutlichem Druck neben der Apex patellae in den Gelenkspalt.

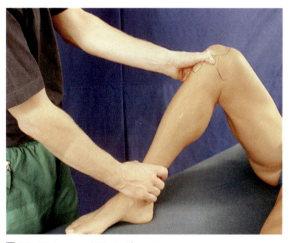

◉ 39   Steinmann-II-Test, Phase 1

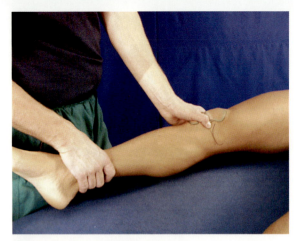

40 Steinmann-II-Test, Phase 2

Anschließend wird das Kniegelenk kontrolliert aus der Flexion in die volle Extension geführt. Der Meniskus gleitet dabei auf der Tibia nach anterior und drückt gegen den postierten Daumen im Gelenkspalt. Bei einer Läsion des Meniskusvorderhornes ist dieser Test schmerzhaft.

Sind noch weitere Strukturen im Gelenkspalt palpierbar?
Die Vertiefung neben der Apex patellae ist nicht nur Ausgangspunkt für die Lokalisation der Knochenpartner sondern auch für die Palpation des medialen Kollateralbandes. Es sind noch weitere Ligmente zu palpieren. Die sog. »Coronary-Ligaments« oder menisko-tibialen Bänder sind häufig Anlass antero-medialer Kniebeschwerden.

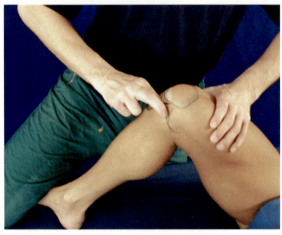

41 Querfriktionen der menisko-tibialen Bänder

Man erreicht sie mit der Querfriktionstechnik, indem man den palpierenden Zeigefinger in die bekannte Grube neben dem Apex patellae platziert und die Fingerbeere nach distal – zum Tibiaplateau – wendet. Um das mediale Tibiaplateau besser zugänglich zu machen, dreht man es mit einer Außenrotation weiter nach vorne heraus.

Die querfriktionierende Bewegung des Fingers erfolgt mit Druck (gegen die Tibia) von der medialen Seite hin zur Apex. Diese Technik lässt sich sowohl zur Schmerzprovokation einer lädierten Struktur als auch zur Therapie einsetzen.

Querfriktionen des medialen Kollateralbandes
Verletzungen des medialen Seitenbandes sind häufig. Erfahrungsgemäß befinden sich die meisten Läsionen des insgesamt 12 cm langen Bandes in Höhe des Gelenkspaltes.

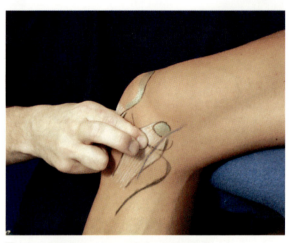

42 Querfriktion des medialen Kollateralbandes

Um die lädierte Stelle exakt zu identifizieren, benutzt man die beschriebene Technik zur Lokalisierung der vorderen Kante des Bandes. So kann man zunächst sicher sein, dass man in Höhe des Gelenkspaltes ist. Nun übt man Querfriktionen aus, die sich 5-mm-weise nach posterior über die gesamte Breite des Bandes hinweg bewegen.

Der aussagekräftige Druck wird während der queren Reibung in Richtung Patella ausgeübt.

5 Lokale Palpation lateral

Kurzfassung des Palpationsganges

Die Vorgehensweise entspricht weitestgehend derjenigen auf der medialen Seite. Zunächst wird auf der lateralen Seite ein sicherer Zugang zum Gelenkspalt gesucht. Die artikulierenden Knochen werden von anterior zur Rückseite des Gelenkes verfolgt. Strukturen, die den Gelenkspalt kreuzen, werden lokalisiert und benannt.

ASTE

Als Ausgangsposition wählt man erneut eine erhöhte Sitzposition für den Probanden, z.B. am Rand einer Behandlungsliege. Der Therapeut sitzt eher auf der medialen Seite davor.

Der Unterschenkel sollte möglichst frei im Überhang und von einer Hand des Therapeuten in mehr oder weniger Flexion bewegbar sein. Diese ASTE gewährt einen freien Zugang zu den erreichbaren Strukturen der lateralen Seite des Kniegelenkes.

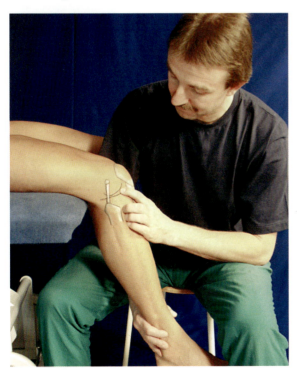

◎ 44 ASTE Palpation lateral

Übersicht über die zu palpierenden Strukturen

1. Begrenzungen des Gelenkspaltes
2. Tractus iliotibialis
3. Tuberositas von Gerdy
4. Epicondylus lateralis femoris
5. Caput fibulae
6. Laterales Kollateralband
7. M. biceps femoris
8. Nervus peronaeus communis

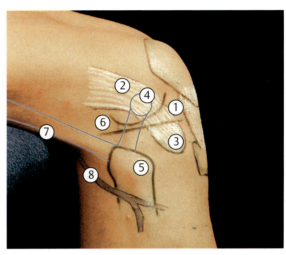

◎ 43 Strukturen der lateralen Seite des Kniegelenkes

Alternative Ausgangsstellungen

Die oben beschriebene ASTE dient hauptsächlich zu Übungszwecken. Im täglichen Umgang mit der lateralen Seite des Kniegelenkes zwingen Befund- und Behandlungstechniken oft zu anderen Winkelstellungen. Daher sollte nach dem Auffinden der beschriebenen Strukturen in der Übungs-ASTE zur Festigung der Palpationsfertigkeiten der Palpationsgang in den ASTEn der täglichen Arbeit am Patienten wiederholt werden.

Begrenzungen des Gelenkspaltes

Vorgehensweise und eingesetzte Techniken entsprechen der medialen Palpation. Erneut orientiert man sich zunächst an der Apex patellae, um den Gelenkspalt leicht zu erreichen. Er wird begrenzt vom lateralen Femurkondylus und vom lateralen Tibiaplateau.

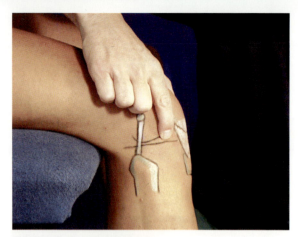

C 45 Palpation der Tibiakante

Technik
Tibiaplateau

Um die tibiale Kante exakt zu palpieren, benutzt man die von proximal kommende Hand mit rechtwinkliger Technik. Die zweite Hand kontrolliert den Unterschenkel.
Die palpierende Fingerbeere wird in das lateral der Apex patellae liegende Grübchen platziert. Die Fingerspitze stößt nach distal gegen die hart antwortende Tibiakante. Von hier aus kann man mit dieser Technik das Tibiaplateau recht weit nach posterior verfolgen. Zu erwarten ist wiederum eine eher gerade Linie, die nach posterior etwas schräg abfällt.

Tipp

Im Verlauf der Palpation nach posterior wird die tibiale Kante durch die Anwesenheit zweier Weichteilstrukturen undeutlich. Zur Sicherheit der Palpation kann man eine Bestätigung durch Bewegung des Unterschenkels erhalten. Hier bieten sich nochmals leichte passive Extension und ausgiebige Rotationen des Gelenkes an.

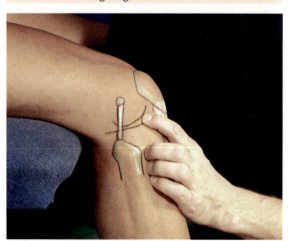

C 46 Palpation Femurkondylus anterior

Technik
Lateraler Femurkondylus

Die palpierende Hand kommt jetzt von distal und wird erneut in die Vertiefung lateral der Apex patellae platziert. Die Fingerspitze drückt in die Vertiefung und versucht, die obere Knochenstruktur zu erreichen (s. C 46). Der harte Widerstand ist die überknorpelte Gelenkfläche des Condylus lateralis. Rutscht man von hier aus etwas weiter nach proximal, erreicht man eine weitere Kante, die Knorpel-Knochen-Grenze des Kondylus.
Dem Femurkondylus wird von dem ersten harten Kontakt aus weiter nach posterior nachgespürt (C 47). Die Palpation muss der Form des Femurkondylus folgen. Es ist eine konvex geformt Linie zu erwarten.

Tipp

Bei der Erwartung einer konvexen Linie, die die Kontur des Femurkondylus markiert, sollte man von einer stärkeren Krümmung als auf der medialen Seite ausgehen.

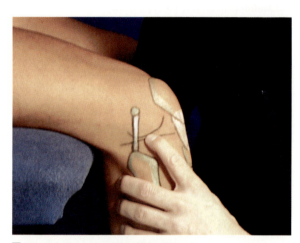

C 47 Palpation Femurkondylus lateral

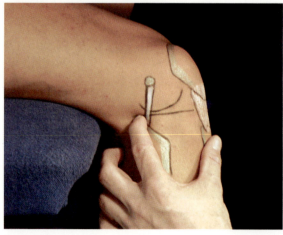

C 48 Palpation Femurkondylus posterior

Im Allgemeinen lassen sich die knöchernen Grenzen des Gelenkspaltes besser als auf der medialen Seite ertasten. Sollte die Palpation dennoch schwierig sein, kann man den steil aufgestellten Fingernagel einsetzen. Die Knochenkante wird dann noch deutlicher.

Die hinteren Anteile des Gelenkspaltes sind auf der lateralen Seite ohne besondere Behinderungen durch die Weichteile palpabel. Ein Anheben des Beines, um die Muskulatur hängen zu lassen, ist hier weniger notwendig.

Tractus iliotibialis

Der Tractus iliotibialis überquert als flache, breite und fest-elastische Struktur das Kniegelenk und inseriert direkt distal des Gelenkspaltes an einer Rauigkeit.

Insgesamt imponiert der Traktus weniger breit und fest als das mediale Kollateralband, das an vergleichbarer Stelle medial den Gelenkspalt überquert. Auch ist die vordere Kante des Traktus weniger scharfkantig als das Lig. collaterale mediale.

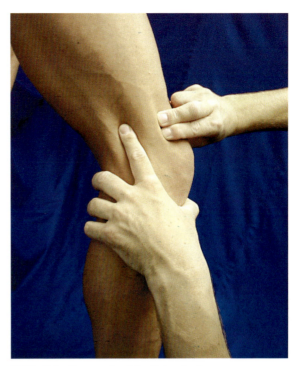

☎ 50 Palpation proximal des Kniegelenkes

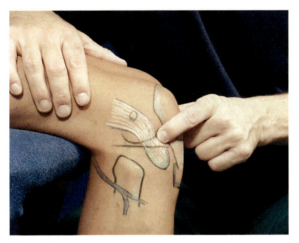

☎ 49 Palpation Tractus iliotibialis – anteriore Kante

■ Technik
in Höhe des Gelenkspaltes

Die palpierende Fingerbeere wird mit deutlichem Druck in die Vertiefung lateral der Apex patellae gelegt. Die Fingerspitze ist diesmal quer im Verlaufe des Gelenkspaltes ausgerichtet.

Bei der Palpation der femoralen und tibialen Kondyle nach lateral wird man ebenfalls nach kurzer Strecke aus dem Gelenkspalt an die Oberfläche gedrückt.

■ Technik
proximal des Kniegelenkes

Hier ist der Traktus in seiner vollen Breite ausfindig zu machen, wenn diese kollagene Struktur durch kräftige Muskelaktivität gespannt wird. Aktiviert werden M. vastus lateralis und M. tensor fasciae latae.

Der Proband muss aufgefordert werden, eine isometrische Aktivität des M. quadriceps bei leicht flektiertem Gelenk aufzubringen. Hinzu kommt eine Flexion mit Abduktion und Innenrotation des Hüftgelenkes.

Kurz proximal des Niveaus der Patellabasis kann man die Kanten des Traktus mit rechtwinkliger Palpationstechnik darstellen (☎ 50).

■ Anmerkungen

● Stellt man das Kniegelenk bei ca. 30°-40° Flexion ein, liegt der Traktus direkt über dem Epicondylus lateralis. Weniger Flexion verlagert ihn nach anterior des Epikondylus, mehr Flexion nach posterior. Hierdurch wird deutlich, dass bei jedem Schrittzyklus der Traktus über den Epikondylus rutschen muss. Gelegentlich kann dies zu Beschwerden führen.

● Ein nicht unerheblicher Anteil der Traktusfasern zieht zur lateralen Kante der Patella und inseriert hier etwas distal der Vastus-lateralis-Sehne.

Tuberositas von Gerdy

Die hauptsächliche Insertion des Traktus hat mehrere mögliche Bezeichnungen. Allgemein wird sie mit der Bezeichnung »Tuberositas von Gerdy« belegt. Andere Begriffe, die in der Literatur genannt werden, sind: Tuberositas lateralis tibiae, Tuberositas tractus iliotibialis.

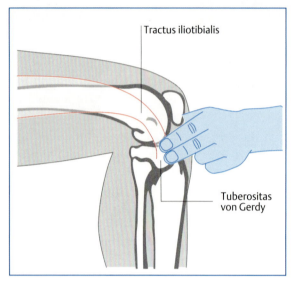

51 Palpation der Tuberositas von Gerdy

■ Technik

Diese Rauigkeit ist im Allgemeinen leicht zu lokalisieren und zu begrenzen, indem man wieder einige Fingerbeeren flach einsetzt und die antero-laterale Seite der Tibia, kurz unterhalb des Gelenkspaltes bestreicht. Palpatorisch stellt sich die Erhebung als Halbrund direkt im Anschluss an die tibiale Knochenkante dar.

Epicondylus lateralis femoris

Dieser ist weit weniger prominent und doch einfacher aufzusuchen als das mediale Pendant.

■ Technik

Man benutzt das gleiche palpatorische Vorgehen wie auf der medialen Seite: Mit mehreren flach eingesetzten Fingerbeeren wird die Region mit wenig Druck palpiert. Die stärkste Erhöhung ist der laterale Epikondylus.

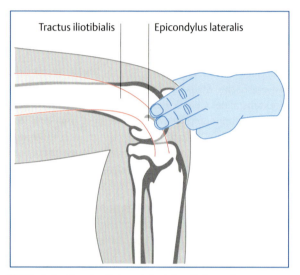

52 Palpation des Epicondylus lateralis femoris

■ Tipp

- Er dient uns als ein möglicher Orientierungspunkt zum Aufsuchen des lateralen Kollateralbandes.
- Weiterhin kann man vom Epikondylus aus die sehnige Insertion des M. popliteus erspüren. Hierzu palpiert man von der Spitze des Epikondylus ca. ½ cm nach distal und dann die gleiche Strecke nach anterior. Die Insertion der zwischen Kollateralband und Kapsel hindurchziehenden Sehne ist selten als abgrenzbare Struktur erkennbar. Daher kann man zur Bestätigung der Lokalisation vom Probanden ganz leichte rhythmische Kniebeugeaktivitäten einbringen lassen. Unter dem palpierenden Finger ist dann eine Aktivität zu spüren. Diese Lokalisierung ist allerdings als recht schwer einzustufen.

Caput fibulae

Als nächster Punkt der lateralen Palpation des Kniegelenkes wird das Caput fibulae in seinen Ausmaßen umrandet.

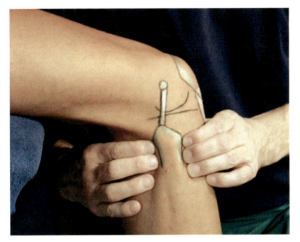

⚉ 53   Begrenzungen des Caput fibulae

▪ Technik

Das Aufsuchen am postero-lateralen Tibiaplateau erfolgt meist problemlos mit zunächst flach eingesetzten Fingerbeeren. Anschließend werden die Konturen des Fibulaköpfchens anterior, proximal und posterior dargestellt. Die hierzu genutzte Technik ist wieder die rechtwinklige Palpation.

Bei der ersten Lokalisierung des Caput fibulae wird man erstaunt sein, wie groß es ist.

Weiterhin wird deutlich, dass das Fibulaköpfchen eine Spitze hat, die individuell recht variabel ausfällt und an der sowohl das laterale Kollateralband als auch der größte Teil der Bizeps-Sehne ansetzen.

▪ Tipp

Falls Lokalisierung und detaillierte Umrandung dennoch nicht einfach sein sollten, kann man die deutlich hervorgehobene Sehne des M. biceps femoris nach distal an die Spitze des Fibulaköpfchens verfolgen.

Laterales Kollateralband

Wenn der Therapeut eine Verbindungslinie zwischen dem Epicondylus lateralis und dem Caput fibulae einzeichnet, markiert er somit den Verlauf und die Ausdehnung des lateralen Kollateralbandes.

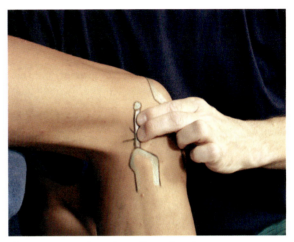

⚉ 54   Palpation laterales Kollateralband

▪ Technik

Da bei der beschriebenen Ausgangssituation der lateralen Kniegelenk-Palpation das Band relativ entspannt bleibt, ist die direkte Lokalisierung mit querer Palpation nicht so ohne weiteres möglich.

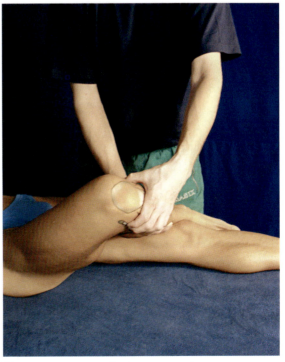

⚉ 55   Palpation mit Hilfe des »Viererzeichens«

■ Tipp

Es gibt zwei Möglichkeiten, das Band deutlicher darzustellen:

1. Zur Bestätigung der Lokalisation verlässt man die Ausgangssituation. Ein Finger bleibt auf der Region, an der das Band vermutet wird. Ein sog. »Viererzeichen« wird eingebracht. Hierzu wird das zu palpierende Bein über das andere gelegt, sodass im Hüftgelenk eine Flexion mit Abduktion und Außenrotation entsteht (siehe ☯ 55).

   Bei entspannt hängendem Knie entsteht jetzt ein Varus-Stress auf das Gelenk, der eine Spannung des Kollateralbandes hervorruft.

   Nun stellt sich das Band unter dem palpierenden Finger als kurze, kräftige und rundliche Struktur dar. Es bleibt lokalisiert, während das Bein wieder in die Ausgangsposition zurückgebracht wird.

2. Weit weniger aufwendig, die vermutete Lokalisation dieses Bandes zu bestätigen, ist das Einbringen einer kräftigen passiven Außenrotation des Gelenkes. Das Band hat einen nach posterior absteigenden Verlauf und wird hierdurch ebenfalls gespannt und lokalisierbarer.

M. biceps femoris

Der M. biceps femoris ist der einzige wirklich effektive Flexor *und* Außenrotator des Kniegelenkes.

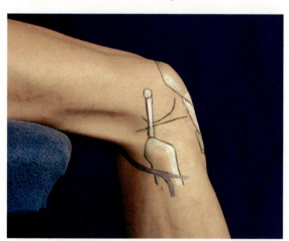

☯ 56 Anspannung des M. biceps femoris

Seine Sehne ist unter isometrischer Aktivität meist deutlich sichtbar. Er inseriert mit einigen Fasern am lateralen Meniskus, einige Fasern »umarmen« das laterale Kollateralband, während der größte Teil seiner Sehne am Caput fibulae inseriert.

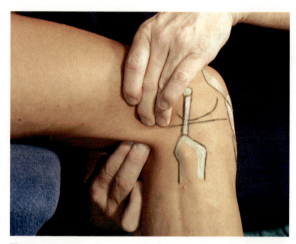

☯ 57 Muskelränder des Bizeps femoris proximal des Kniegelenkes

■ Technik

Die breite, prominente Struktur lässt sich mit rechtwinkliger Palpation an der vorderen und hinteren Seite begrenzen.

Die folgende Struktur nach anterior ist der Tractus iliotibialis, nach posterior der N. peronaeus communis.

Nervus peronaeus communis

Er gehört zu den großen peripheren Nerven, die das Kniegelenk überqueren. Wie aus der topographischen Anatomie bekannt, teilt er sich vom gemeinsamen Verlauf mit dem N. tibialis etwa eine Handbreit proximal des Gelenkes ab. Anschließend begleitet er die Sehne des M. biceps femoris und überquert die Fibula unterhalb des Caput, bevor er sich in die profunden und superfizialen Äste aufteilt.

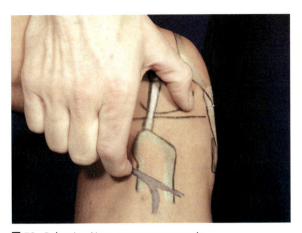

☒ **58** Palpation N. peronaeus communis

■ **Technik**

Eine steil aufgestellte Fingerspitze rutscht am Fibulaköpfchen nach distal, bis es sich nicht mehr als Verdickung darstellt und nur Weichteile zu spüren sind. Von hier aus etwas nach posterior ist der Nerv zu palpieren und wird mit einer kleinen queren Bewegung (proximal-distal) »gezupft«. Man wird erstaunt sein, wie kräftig dieser Nerv ist.

Therapeutische Hinweise

Gelenkspalt

Die Anwendung der Palpation des Gelenkspaltes findet auch lateral in der winkelgenauen Ausführung der manualtherapeutischen Gleittechniken ihre praktische Umsetzung (s. a. S. 151).

Meniscus lateralis

Der Steinmann-II-Test zur Provokation des lateralen Meniskusvorderhorns ist auch hier mit gleicher Ausführung anwendbar (s. a. S. 151).

Behandlung des lateralen Kollateralbandes

Analog zur medialen Seite sind Querfriktionen zur Bestätigung bzw. Behandlung schmerzhafter Zustände des Seitenbandes möglich.
Insgesamt gibt es drei Möglichkeiten, das Band aufzusuchen:

1. Quere Palpation im Verlauf des Gelenkspaltes,
2. von den knöchernen Fixpunkten des Bandes (Epikondylus und Caput fibulae) aus,
3. das sog. »Viererzeichen« einbringen.

Als Ausgangsstellung eignet sich erfahrungsgemäß eine Einstellung des Kniegelenkes in ca. 90° Flexion bei Rückenlage des Patienten. Mit einer leichten Außenrotation lässt sich das Band etwas stabiler unter dem friktionierenden Finger vorspannen. Andere ASTEn sind auch möglich.

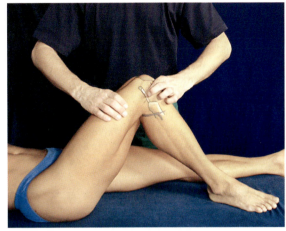

☒ **59** ASTE Querfriktion Lig. collaterale laterale

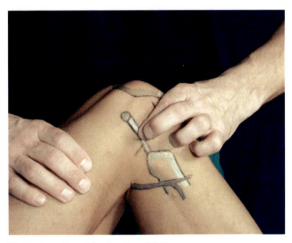

☒ **60** Detailansicht der Querfriktion

Der Therapeut steht auf der gegenüberliegenden Seite. Mit einer Hand sichert er die Gesamtposition des Beines, die andere bringt die Technik ein. Die Friktion wird mit dem beschwerten Zeigefinger durchgeführt, während sich der Daumen medial abstützt, um den Griff zu sichern.
Nach Lokalisation des Bandes werden quere Friktionen auf der Struktur eingesetzt, um die lädierte Stelle herauszufinden. Dabei wird das Band in mehreren kleinen Schritten abgesucht. Die Technik wird therapeutisch bei adäquater Dosierung mit schmerzlinderndem Ziel angewandt.

Traktus-Friktionssyndrom

Gründe für laterale Schmerzen der Knieregion sind zahlreich. Nur zu häufig werden Beschwerden dem femorotibialen Gelenk, dem »eigentlichen Kniegelenk« zugeordnet und behandelt. Daher sollen zwei pathologische Möglichkeiten aufgezeigt werden, die wirklich nichts mit dem Gelenk als solches zu tun haben. Anatomie in vivo ist hier unabdingbare Voraussetzung, diese Beschwerden zu erkennen und zu benennen.

Bei Sportlern mit extrem häufigen Flexions-Extensions-Zyklen im Bewegungsablauf kann ein sog. »Runners knee« oder Traktus-Friktionssyndrom auftreten. Dies wird durch das wiederholte Reiben des Traktus über den Epicondylus lateralis während Beugung und Streckung verursacht. Meist spielen noch zusätzliche pathogene Faktoren, wie beispielsweise eine varische Abweichung der Gelenkstatik, eine weitere Rolle.

Die Nutzbarkeit der Anatomie in vivo zeigt sich in der Möglichkeit, eine Reizung des Traktus bzw. der Bursa zwischen Traktus und Epikondylus zu bestätigen. Die Feststellung, dass es sich hier um eine (eher einfach zu behandelnde) periartikuläre Problematik handelt, stellt wichtige Weichen für die weitere Befundung und Behandlung des betroffenen Knies dar.

Arthritis des tibiofibularen Gelenkes

Bei einem weiteren Beschwerdebild mit Schmerzen auf der antero-lateralen Seite der Knieregion handelt es sich um eine Arthritis des Gelenkes zwischen Caput fibulae und Tibia. Auch hier ist die Tatsache, dass es sich nicht um das Kniegelenk handelt, sehr wichtig.

Das tibiofibulare Gelenk gehört funktionell zum Bewegungskomplex der wichtigen Gelenke am Fuß (oberes und unteres Sprunggelenk etc.). Vor allem bei Flexions-Extensions-Bewegungen des Fußes wird die Fibula mitbewegt. Und dies natürlich auch proximal. Eine ligamentäre Sprunggelenkverletzung im Sinne eines »Umknicktraumas« zieht häufig die Fibula in eine veränderte Position im tibiofibularen Gelenk. Diese Fehlstellung äußert sich über einen längeren Zeitraum im Sinne einer kapsulären Reizung mit antero-lateralen Schmerzen, die ohne Kenntnis dieser Zusammenhänge schwer einzuordnen sind.

Allein die lokale Palpation an der anterioren Gelenkseite bzw. ein gut durchgeführter Gelenkspieltest am tibiofibularen Gelenk können diese Beschwerden bestätigen.

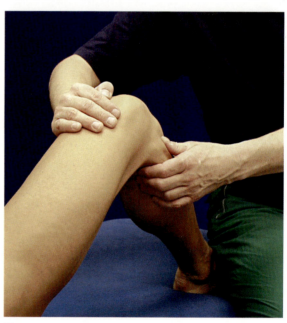

⊙ 61 Gelenkspieltest tibio-fibular

6 Lokale Palpation posterior

Kurzfassung des Palpationsganges

Auf der Rückseite des Kniegelenkes prägt die Kniekehle (Fossa poplitea) das Bild der topographischen Anatomie und das palpatorische Vorgehen. Sie stellt eine rautenförmige Vertiefung zwischen muskulären Begrenzungen dar.

Das Ziel der Anatomie in vivo ist es, die Begrenzungen der Kniekehle sowie deren Inhalt zugänglich zu machen.

ASTE

Um sich in der Fossa poplitea zu orientieren, ist es ratsam, die Weichteilstrukturen (Muskulatur und Nerven) deutlich auf Spannung zu bringen, damit ihre Konturen deutlich werden.

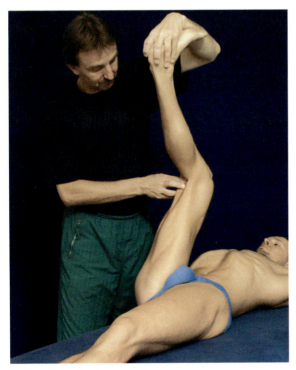

📷 **62** ASTE Palpation posterior

Übersicht über die zu palpierenden Strukturen

- Neurale Strukturen in der Kniekehle
- M. biceps femoris
- Gruppe der Pes-anserinus-Muskeln

Der Proband befindet sich dabei in Rückenlage. Der Therapeut stellt das Bein in eine Position, die derjenigen beim Lasèque-Test oder Straight-leg-raise-Test stark ähnelt, wobei die Reihenfolge der Einstellungen etwas abweicht.

Zur Übung wird also folgende Kombination empfohlen: ausgiebige Flexion des Hüftgelenkes mit ca. 30° Flexion im Kniegelenk und Dorsalflexion im oberen Sprunggelenk.

Der Vorteil dieser ASTE ist die freie Aufsicht auf die Kniekehle, der freie palpatorische Zugang mit einer Hand sowie vorgespannte Weichteilstrukturen.

Die Einstellung des Beines wird mit einer Hand des Therapeuten gesichert. Es sollte bei der Grifftechnik möglich sein, noch zusätzlich eine Extension des Fußes einzubringen, um weitere muskuläre und neurale Strukturen auf Spannung zu bringen. Die zweite Hand ist frei für das gezielte Aufsuchen der jeweiligen Struktur.

Alternative Ausgangsstellungen

Diese ASTE ist für den Patienten nicht gerade bequem und wird nur zu Übungszwecken empfohlen. Der Palpationsgang sollte daher nach sicherem Auffinden der beschriebenen Strukturen in anderen und entlasteten ASTEn geübt werden. Die Bestätigung aufgefundener muskulärer Strukturen kann dann über selektives Anspannen erfolgen.

Neurale Strukturen in der Kniekehle

In der Kniekehle verlaufen folgende neurale und vaskuläre Strukturen:
- Nervus tibialis
- Nervus peronaeus communis
- Arteria und Vena poplitea

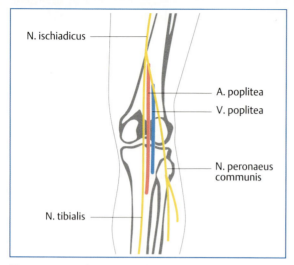

☎ 63 Topographie Nerv- und Gefäßbündel posterior

N. ischiadicus

A. poplitea
V. poplitea

N. peronaeus
communis

N. tibialis

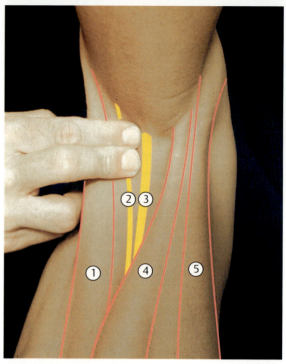

☎ 64 Palpation des N. tibialis
1 M. biceps femoris
2 N. peronaeus communis
3 N. tibialis
4 M. semitendinosus
5 M. gracilis

Wenn man in der beschriebenen Ausgangsposition noch zusätzlich eine besonders deutliche Extension des Fußes einbringt, lassen sich die neuralen Strukturen in der Fossa poplitea gut darstellen. Durch endgradige Flexion der Hüfte und mäßiger Flexion im Kniegelenk ist die Elastizität dieser peripheren Nerven bereits völlig aufgehoben. Die Vorpositionierung des Fußes führt zu einer maximalen Spannung.

■ Technik
Nervus tibialis

Etwa eine Handbreit proximal des Kniegelenkes teilt sich der N. ischiadicus in seine beiden Anteile auf. Direkt in der Kniekehlenmitte zeigt sich der N. tibialis. Der direkte Druck auf den gespannten Nerv vermittelt ein sehr festes elastisches Gefühl. Die zu erwartende Größe dieser Struktur kann man mit bleistiftstark bis kleinfingerdick umschreiben.

■ Tipp

Falls die Einstellung des Beines nicht ausreichen sollte, den Nerv so zu spannen, dass er als feste Struktur erkennbar ist, kann man noch zusätzlich eine Adduktion mit Innenrotation im Hüftgelenk einbringen. Dies erhöht die Spannung des Nervs.

■ Technik
Nervus peronaeus communis

Der N. peronaeus communis verläuft nach dem Abzweig vom N. tibialis nach lateral und begleitet die Bizeps-Sehne zum Caput fibulae. Distal vom Fibulakopf kreuzt er nach antero-lateral und zweigt sich anschließend weiter auf.

In Höhe der Bizeps-Sehne liegt der Nerv ca. 1 cm breit nach medial versetzt. Man kann ihn aufgrund der Spannung durch Palpation von der Sehne deutlich unterscheiden.

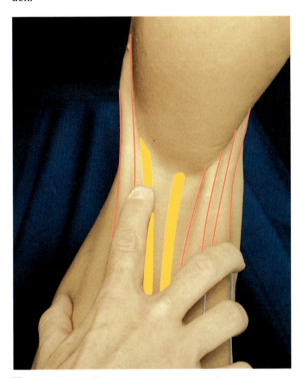

☉ 65 Palpation des N. peronaeus communis

■ Tipp

Wenn der Nerv nicht ausreichend vorgespannt ist, um ihn als feste Struktur wahrzunehmen, kann man zusätzlich mit veränderten Einstellungen des Fußes arbeiten, um die Spannung zu erhöhen. Hier bietet sich Adduktion mit Supination an. Flexion des Fußes erhöht die Spannung theoretisch auch, ist hier aber nicht so geeignet, da der benachbarte Gastroknemiuskopf entspannt wird und die Abgrenzung des Nervs von seiner Umgebung erschwert.

M. biceps femoris

Die Sehne des Bizeps ist die laterale Begrenzung der Fossa poplitea. In der ASTE ist die Sehne so gespannt und prominent, dass sie nicht zu verfehlen ist. Die Palpation der Sehne führt nach distal wiederum zum Caput fibulae. Nach proximal zeigt das Verschwinden der deutlichen Kontur der Sehne den Beginn des Muskelbauches vom Caput breve.

Gruppe der Pes-anserinus-Muskeln

Die Differenzierung der Muskulatur, die die Kniekehle medial begrenzt, ist schon deutlich anspruchsvoller.

■ Technik
M. semitendinosus

Aus dieser Gruppe ist die Sehne des M. semitendinosus am meisten prominent. Man kann sie leicht von der Kniekehlenmitte aus mit den Fingerkuppen anhaken. Die Sehne lässt sich noch etwas nach distal verfolgen. Auf der Knieinnenseite verlieren sich ihre Konturen in der kollagenen Platte des Pes anserinus superficialis.

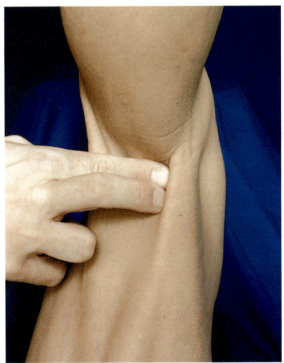

☉ 66 Palpation der Sehne des M. semitendinosus

■ Tipp

Sollte die Sehne bei schwierigen Gewebsbedingungen nicht exakt lokalisierbar sein, kann man zur Bestätigung der Lokalisation den Probanden auffordern, etwas Aktivität in Richtung Extension des Hüftgelenkes aufzubringen. Die Sehne wird dann deutlicher hervorgehoben.

■ Technik
  M. gracilis

Direkt medial von der Semitendinosus-Sehne, durch eine kleine Lücke getrennt, kann man die Sehne des M. gracilis palpieren. Dies gelingt insbesondere dann, wenn der Proband im Hüftgelenk adduziert.

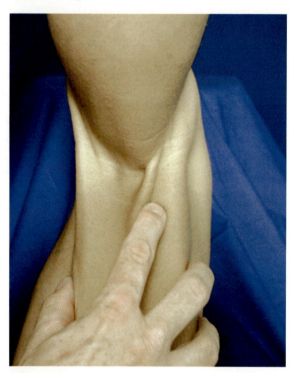

◉ 67 Differenzierung zwischen M. semitendinosus und M. gracilis

■ Technik
  M. sartorius

Wiederum weiter nach medial, ebenfalls nach einer kleinen Muskellücke findet der palpierende Finger die eher flache Struktur des M. sartorius.
Die genaue Abgrenzung gegenüber dem Grazilis erfolgt durch einen Widerstand in Flexion des Hüftgelenkes. Hierdurch entspannt sich der Grazilis wieder, bzw. der Sartorius stellt sich besser dar (ohne ◉).

Therapeutische Hinweise

■ Cave Fossa poplitea ■

● Die Kenntnis über die einfache Erreichbarkeit so empfindlicher Strukturen, wie der peripheren Nerven in der Kniekehle bzw. der benachbarten Gefäße, sollte jeden Therapeuten davor bewahren, einen übermäßigen Druck in der Kniekehle auszuüben. Gefährdet wird diese Region durch Anwendungen wie Unterwasser-Druckstrahlmassage und lokale Friktionstechniken, z.B. auf den M. popliteus bzw. im Rahmen von Mobilisationstechniken mit gelenknahem Druck auf die Wade.

● Querfriktionen der Bizeps-Sehne oder des Muskel-Sehnen-Überganges sollten genau platziert werden. Hier ist die Differenzierung zum N. peronaeus communis sehr wichtig. Sichere Kenntnisse der Anatomie in vivo bieten hierfür die nötige Grundlage.

7 Übungsteil

Wenn Sie das Kapitel durchgearbeitet haben, fällt Ihnen die Beantwortung folgender Fragen leicht:

■ An welcher Stelle erreicht man das Vorderhorn des medialen Meniskus?

■ Wie kann man zwischen dem Lig. patellae und der Tuberositas palpatorisch unterscheiden?

■ Zählen Sie die Charakteristika des medialen Kollateralbandes auf.

■ Welche Struktur befindet sich in der Kniekehle, etwa einen Finger breit neben der Bizepssehne?

■ Welche knöchernen Referenzpunkte markieren die Insertionen des Außenbandes?

■ Welche Position bringt man ein, um das Außenband deutlicher darzustellen?

■ Die Kniekehle (Fossa poplitea) erhält durch ihre Begrenzungen eine Rautenform. Welche Muskeln begrenzen sie?

■ Wie kann man die Lage des Fibulaköpfchens beschreiben?

■ Eine besonders deutliche Verstärkung des Epicondylus medialis wird noch einmal eigenständig bezeichnet. Wie heißt sie?

■ Woran erkennt der Therapeut eine leichte kapsuläre Reizung des Kniegelenkes?

■ Zeichnen Sie alle Ihnen bekannten Strukturen der lateralen Knieseite ein:

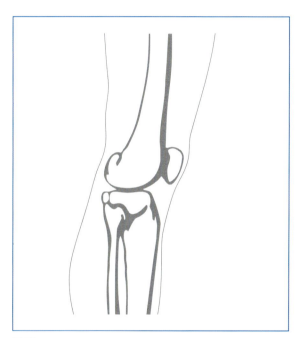

☞ 68

Fuß

1 Einleitung

Bedeutung des Fußes aus biomechanischen und funktionellen Gesichtspunkten

Funktionelle Aufgaben

- **Übertragen des Körpergewichtes auf die Unterlage.**
  In der sog. Standphase des Schrittzyklus oder auch im bipodalen Stand leitet die Konstruktion des Fußes federnd und stoßdämpfend die Körperlast an die Unterlage weiter.
- **Stoßdämpfung**
  Dies ist ein Grundprinzip, das sich über die gesamte untere Extremität und die Wirbelsäule erstreckt. Am Fuß wird es realisiert durch:
  - eine mehrfach gekammerte Fußsohle,
  - eine Knochenkonstruktion, die mehr an eine federnde Platte als an ein starres Gewölbe erinnert,
  - ein erstaunliches Maß an Mobilität innerhalb der tarsalen Gelenke.
- **Fortbewegung**
  Der Schrittzyklus ist wohl das komplizierteste Bewegungsmuster des Bewegungsapparates, gefolgt von der vollen Armhebung. Die Rolle des Fußes innerhalb der unteren Extremität ist die Kontaktaufnahme, die Gewichtsübernahme, die bewegliche Anpassung an unebene Unterlagen, das Anbieten einer sicheren Unterstützungsfläche und Propulsion.
- **Sensorik**
  Neben thermischen Rezeptoren sind viele Mechanorezeptoren in den Gelenken, Bändern und der Fußsohle integriert. Ihre Informationen tragen zur Koordination des Stehens und Gehens sowie zum Aufbauen des Gleichgewichtes bei.

Besonderheiten der knöchernen Konstruktionen

- Im Vergleich zum Bau des Handskelettes fallen die Fußwurzelknochen durch eine deutliche Zunahme an Knochenmasse und Abnahme an Mobilität zu ihrer Umgebung auf.
- Ausprägung der Längs- und Quergewölbe
  Das mediale Gewölbe ist höher als das laterale.
  Der Kalkaneus hat sich entwicklungsgeschichtlich auf-
gerichtet und den Talus mit in eine vertikale Position genommen. Hierdurch entstanden die Längsgewölbe, die nicht starr sondern sehr elastisch die Körperlast auf die Unterlage abgeben. Die Längsgewölbe werden durch plantare Faszien und Ligamente sowie die kurzen Fußmuskeln im Sinne einer Zuggurtung gesichert.
- Im Bereich des Metatarsus fällt die entwicklungsgeschichtliche Wiederangliederung des ersten Strahles mit der Großzehe an die restlichen Mittelfußknochen auf. Mit dieser Entwicklung ging ein enormer Verlust an Greiffähigkeiten gegenüber einem Primatenfuß zu Gunsten verbesserter Stütz- und Abrollfähigkeiten einher.
- Die nahezu rechtwinklige Abwinkelung des Fußskelettes gegenüber der Beinachse wird als Doppelwinkelhebel-Konstruktion bezeichnet. Dies ermöglicht die Fortbewegung als Sohlengänger und bietet große Hebel für die vom Unterschenkel her angreifenden langen Muskeln.

Biomechanische Besonderheiten

Eine der herausragenden biomechanischen Besonderheiten des Fußes ist die Ausbildung eines kinematischen Komplexes, bestehend aus oberem Sprunggelenk (OSG), unterem Sprunggelenk (USG) und den proximalen Tarsalgelenken (PTG). Man muss diesen Gelenkkomplex unbedingt funktionell als Einheit betrachten. Gerade bei Bewegungen in der geschlossenen Kette agieren die gelenkigen Anteile immer zusammen.

Die proximalen Tarsalgelenke spielen im biomechanischen Verbund mit OSG und USG eine entscheidende Rolle für die Mobilität und Flexibilität des Fußes. Störungen innerhalb der Gelenkkette – auch als Chopart'sche Gelenklinie bekannt – sind ausschließlich durch Gelenkspieltests der jeweiligen Gelenkverbindungen festzustellen.

Zwei Bewegungszusammenhänge sind biomechanisch besonders hervorzuheben: Eversion und Inversion.
Eversion ist die Bewegungskombination, die vor allem in der mittleren Standphase entsteht und als hauptsächliche Stoßdämpfungsphase betrachtet wird. Sie besteht aus einer

- Extension im OSG
- Valgus im USG
- Extension mit Abduktion und Pronation in den PTGen.

Die **Inversion** (Flexion mit Adduktion und Supination sowie Varus) entsteht vor allem bei einer Flexion des freihängenden Fußes. In belasteter Situation kommt sie nur im Rückfuß vor. Bei der Fersenlösung beginnt der Kalkaneus zwar eine varische Einleitung der Bewegung, die Bewegung läuft aber nicht inversorisch auf den ganzen Fuß weiter, da der mediale Fußrand durch die Aktivität des M. peronaeus longus auf der Unterlage gehalten wird. Somit läuft die Abrolllinie des Fußes auch nicht über die Kleinzehe, sondern nach medial zur Großzehe.

Die einzelnen Anteile beeinflussen sich gegenseitig und sind auch bei Störungen der Mobilität immer als Ganzes zu betrachten, zu befunden und ggf. zu behandeln. Nicht selten sind Hypo- und Hypermobilitäten in direkter Nachbarschaft beheimatet. Bei Störungen der Beweglichkeit sind daher alle Gelenke selektiv zu überprüfen. Zur Lokalisation der jeweiligen gelenkigen Verbindungen ist allerdings die genaue Kenntnis der Lage der Gelenkspalte notwendig.

Häufige Beschwerdebilder des Fußes

Jede Störung der Sensibilität, der Mobilität und der muskulären Ansteuerung des Fußes hat Einfluss auf höhere Abschnitte der unteren Extremität oder sogar auf das Becken und die Wirbelsäule. Daher sind den Beschwerden des Fußes immer besondere Aufmerksamkeit zu schenken.

Arthritiden: Sie sind vor allem traumatischer und rheumatischer Genese. Traumatische Arthritiden entstehen meist durch die so häufigen »Umknicktraumata«. Das Lig. talo-fibulare anterius, das die Kapsel des OSG anterolateral verstärkt, gehört wohl zu den am häufigsten verletzten Strukturen des Bewegungsapparates.

Bewegungseinschränkungen: Die Hypomobilitäten am OSG, meist infolge von Ruhigstellungen oder Arthritiden, sind sehr bekannt. Hier ist es wichtig, funktionell zu denken und immer auch die anderen Anteile des kinematischen Komplexes in die Betrachtung einzubeziehen.
Eine weitere häufige Lokalisation von Bewegungseinschränkungen und ggf. Deformitäten findet man am Großzehengrundgelenk im Sinne eines Hallux rigidus oder Hallux valgus. Diese Störungen der Mobilität führen zu einer Veränderung des gesamten Abrollverhaltens innerhalb des Schrittzyklus.

Hypermobilitäten und Instabilitäten: Bandinstabilitäten am OSG sind bekannt. Die anterioren Bänder des OSG haben die wichtige Aufgabe, die Tibia bei belasteter Situation auf dem Talus zu halten. Bei ausgiebigen Laxitäten

ist das nicht mehr gewährleistet, sodass die Tibia dezentriert auf dem Talus steht. Bei belasteten Bewegungen in Extension kann die gestörte Arthrokinematik des OSG eine Bewegungseinschränkung des Gelenkes vortäuschen.
In den anderen Anteilen des kinematischen Komplexes zwischen OSG, USG und PTG können sich noch weitere Hypermobilitäten verstecken. Bandlaxitäten der medialen tarsalen Gelenke (Talus – Os naviculare bzw. Os naviculare – Os cuneiforme I etc.) stoppen die Bewegungen des Fußes in der Landungsphase zu spät und bewirken eine Hyperpronation des Fußes in der mittleren Standphase.

Weichteilaffektionen: Neben den ligamentären Verletzungen sind es vor allem Sehnenscheidenentzündungen der extrinsischen (langen) Muskulatur des Fußes, die schmerzhaft in Erscheinung treten. Dies kann an den Umlenkungen der langen Sehnen an jeder Fußseite der Fall sein:
- lateral – Mm. peronaei,
- anterior – Fuß-/Zehenextensoren,
- medial – tiefe Fuß-/Zehenflexoren im sog. Tarsaltunnel.

Die Achillessehne kann sowohl als Tendinitis oder als Tendosynovitis in Erscheinung treten (**Achillodynien**).
Insertionstendopathien werden medial und lateral am Fußskelett gesehen: Basis Metatarsale V – M. peronaeus brevis, Tuberositas ossis naviculare – M. tibialis posterior.

Lokale plantare Schmerzen werden häufig zum Beschwerdebild des sog. »Fersensporns« zusammengefasst. Hier handelt es sich um Ansatzbeschwerden der Fascia plantaris oder der kurzen plantaren Muskeln.

Kompressionen oder Überdehnungen neuraler Strukturen sind am Fuß ebenfalls möglich. Zwei periphere Nerven betrifft dies am häufigsten:
- N. tibialis im sog. Tarsaltunnel (hinter dem medialen Malleolus).
  Raumenge im Tarsaltunnel, der auch von den Sehnen der Mm. flexor hallucis longus, flexor digitorum longus und tibialis posterior als Passage genutzt wird, komprimiert hier primär die neurale Struktur. Nach Durchtritt durch den Tunnel teilt sich der N. tibialis in zwei plantare Nerven auf.
- Ramus intermedius des N. peronaeus superficialis. Dieser Nervenast liegt sehr oberflächlich antero-lateral am Unterschenkel und Fuß. Eine mögliche Verletzung kann durch eine Überdehnung bei einem »Umknicktrauma«, durch eine Überdehnung während einer offenen Bandrekonstruktion nach einem Um-

knicktrauma oder durch Irritation durch lokale Quer-friktionen der OSG-Bänder entstehen.

Auf eine neurale Irritation weisen stets die gleichen Erkennungsmerkmale hin: brennende Schmerzen und Sensibilitätsstörungen im Versorgungsgebiet des Nervs. Abgesehen von diesen neural bedingten Beschwerden, sind die Schmerzangaben der Patienten in der Regel sehr genau. Eine Schmerzfortleitung, also ein Wahrnehmen der Beschwerden an einer anderen Stelle als der Lokalisation der Ursache ist nicht zu erwarten. Wenn ein Patient auf eine schmerzhafte Stelle zeigt, ist diese Angabe beim weiteren Vorgehen unbedingt zu berücksichtigen. Diese Schmerzlokalisation muss dann mit den Ergebnissen einer Befunderhebung und der lokalen Anatomie in Einklang gebracht werden, um die lädierte Struktur sicher zu identifizieren.

Notwendige topographische und morphologische Vorkenntnisse

Für den Palpationsgang am Fuß sollte man fundierte Kenntnisse in der topographischen Anatomie haben.
Die knöcherne Gesamtkonstruktion des Fußes, dessen Abschnitte, Gelenklinien, die Namen der einzelnen Fußwurzelknochen und deren bewegliche Verbindungen sollten bekannt sein (◙ 1).
Relevante Weichteile sind

● muskulär: die Sehnen und Sehnenscheiden der langen Fußmuskeln, vor allem deren Passage am OSG und ihre Insertionen (◙ 2, ◙ 3 und ◙ 4),
● ligamentär: Bandapparat des OSG (◙ 5 und ◙ 6),
● neural: N. tibialis, Nn. peronaei profundus und superficialis (◙ 18, ◙ 54 und ◙ 56).

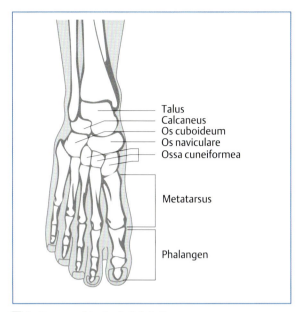

◧ 1 Topographie des Fußskeletts

Talus
Calcaneus
Os cuboideum
Os naviculare
Ossa cuneiformea

Metatarsus

Phalangen

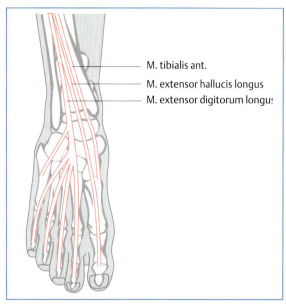

◧ 4 Wichtige Muskeln – Ansicht von dorsal

M. tibialis ant.
M. extensor hallucis longus
M. extensor digitorum longus

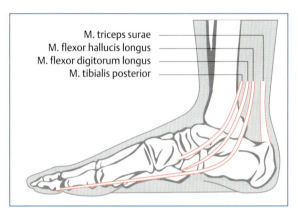

◧ 2 Wichtige Muskeln – Ansicht von medial

M. triceps surae
M. flexor hallucis longus
M. flexor digitorum longus
M. tibialis posterior

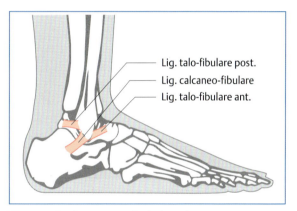

◧ 5 Bänder der Sprunggelenke lateral

Lig. talo-fibulare post.
Lig. calcaneo-fibulare
Lig. talo-fibulare ant.

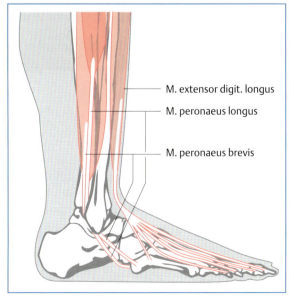

◧ 3 Wichtige Muskeln – Ansicht von lateral

M. extensor digit. longus
M. peronaeus longus
M. peronaeus brevis

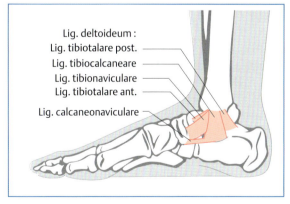

◧ 6 Wichtige Bänder der Sprunggelenke medial

Lig. deltoideum :
Lig. tibiotalare post.
Lig. tibiocalcaneare
Lig. tibionaviculare
Lig. tibiotalare ant.
Lig. calcaneonaviculare

2 Palpation des medialen Fußrandes

Kurzfassung des Palpationsganges

Zunächst werden alle relevanten Strukturen im Bereich des oberen Sprunggelenkes (OSG) aufgesucht. Hier interessieren sowohl die knöcherneren Referenzpunkte als auch klinisch wichtige Weichteilstrukturen.

Daraufhin werden alle Gelenkspalte der medialen Seite bis hin zum Großzehengrundgelenk ertastet.

Übersicht über die zu palpierenden Strukturen

- Medialer Malleolus
- Sustentaculum tali
- Collum tali
- Processus posterior tali (Tuberculum mediale)
- Sehne des M. tibialis posterior
- Tuberositas ossis navicularis
- Lage der Bandstrukturen der medialen Seite
- Sehne des M. flexor digitorum longus
- Sehne des M. flexor hallucis longus
- Arteria tibialis und Nervus tibialis
- Sehne des M. tibialis anterior
- Gelenkspalte des medialen Fußrandes

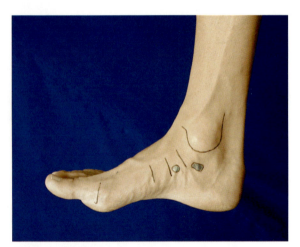

🔳 7 Einige Strukturen medial angezeichnet

ASTE

Der Proband sitzt erhöht, beispielsweise am Rand einer Therapiebank. Der Therapeut sitzt auf einem Hocker an der lateralen Fußseite. Er lagert den distalen Unterschenkel auf seinem Oberschenkel, sodass der Fuß kontrolliert freihängen kann.

Diese ASTE ist für die Palpationsübung nicht zwingend. Es können auch andere Lagerungen des Patienten gewählt werden. Die beschriebene ASTE ernöglicht dem Patienten eine dauerhafte Position, dem Therapeuten den bestmöglichen Zugang mit beiden Händen am frei beweglichen Fuß.

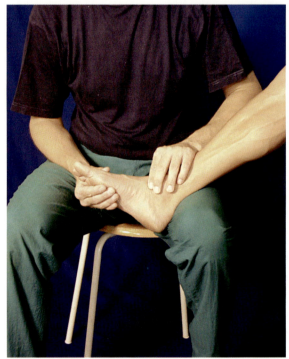

🔳 8 ASTE Palpation medial

Medialer Malleolus

Die Palpation beginnt mit dem Umranden des medialen Malleolus. Zum Aufsuchen knöcherner Randstrukturen wird die rechtwinklige Palpationstechnik eingesetzt.

■ Technik

Die hintere und plantare Begrenzung des medialen Malleolus sollte eher mit dem von posterior kommenden Zeigefinger, die vordere Begrenzung und der Übergang zum

Gelenkspalt des oberen Sprunggelenkes mit dem von anterior kommenden Zeigefinger palpiert werden.

Die Begrenzungen sind allgemein gut zu erreichen. Es gibt nur eine Sehne, die ein Teilstück der Kante überquert und die Palpation etwas stören könnte. Der Übergang der vorderen Kante zum OSG-Gelenkspalt ist nicht einfach, da einige Sehnen den Zugang behindern.

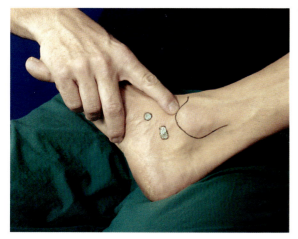

◉ **9** Umrandung des medialen Malleolus

Nach Umranden des Innenknöchels kann man feststellen, wo dieser am weitesten nach posterior, plantar bzw. anterior herausragt.

Die Stelle, die am weitesten nach

● anterior herausragt, wird später als vordere Spitze des Malleolus
● plantar herausragt, wird später als untere Spitze des Malleolus
● posterior herausragt, wird später als hintere Spitze des Malleolus bezeichnet.

■ Tipp

Man sollte vermeiden, die Weichteile der medialen Seite zu stark vorzuspannen. Das verhindert den freien Zugang zur Knochenkante des Innenknöchels. Durch eine Kontrolle des Fußes in mittlerer Gelenkposition gelingt dies durch die von vorne kommende Hand am besten.

Sustentaculum tali

Die nächste Struktur befindet sich ca. 1 cm direkt plantar der unteren Malleolusspitze: das Sustentaculum tali. Es handelt sich um einen knöchernen Vorsprung des Kalkaneus nach medial. Das Sustentaculum tali ist aus Sicht der topographischen und funktionellen Anatomie recht interessant:

● Es trägt medial den Talus wie ein balkonartiger Vorsprung.
● Hier endet der Canalis tarsi, der beide Kammern des unteren Sprunggelenkes trennt.
● Es wird von der Sehne des M. flexor hallucis longus unterquert. Die Sehne bewirkt bei flexorischer Aktivität ein Hochhalten des Fußes medial und somit die Sicherung der aufrechten Kalkaneusposition.
● Zwei Ligamente inserieren am Sustentaculum tali: ein Teil vom Deltaband und das sog. »Pfannenband«.
● Der Talus ist zwischen Sustentaculum tali und Malleolus auf der medialen Seite mittelbar zu ertasten.

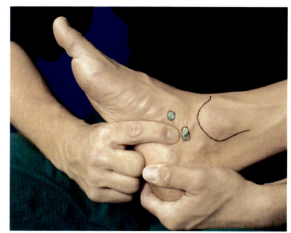

◉ **10** Palpation Sustentaculum tali

■ Technik

Das Sustentaculum tali ist von plantar her eindeutig darzustellen. Der Übergang zum Talus ist sehr schwer feststellbar.

Die plantare Begrenzung erreicht man, indem man durch die Weichteile von der Fußsohle her in Richtung Malleolus tastet. Die erste ossäre Struktur mit entsprechend hartem Widerstand ist das Sustentaculum tali.

Zum Auffinden der dorsalen Begrenzung legt man einen Finger mit wenig Druck zwischen die untere Knöchelspitze und das Sustentaculum tali (also auf den darunterliegenden Talus) und kippt den Kalkaneus mit kleinen Bewegungen nach medial (Varus) bzw. lateral (Valgus). Dabei stellt man eine Struktur fest, die sich bewegt (Sustentaculum tali), sowie eine Struktur, die unbewegt bleibt (Talus).

Bei genauer Palpation und »mageren Füßen« ist der palpierende Finger in der Lage, ein leichtes Klaffen zwischen dem oberen Rand des Sustentaculum tali und dem Talus festzustellen.

Die spürbaren Veränderungen bei Valgus und Varus sind wechselnde Spannung und Entspannung der darüber liegenden Weichteile (Retinacula und Deltaband).
Weiterhin wird die hintere und vordere Begrenzung des Sustentaculum tali dargestellt. Insgesamt erscheint diese Struktur etwa 1 cm breit und ca. 2 cm lang.

Collum tali

Von der vorderen bzw. hinteren Spitze des Innenknöchels aus können weitere Anteile des Talus erreicht werden.

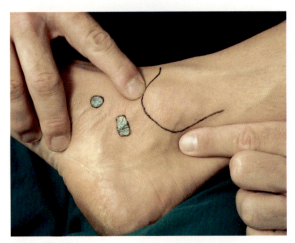

◉ 11   Palpation Collum und Proc. posterior tali

■ Technik

Orientiert man sich von der vorderen Spitze aus weiter anterior, erreicht man sofort das Collum tali.
Während Plantarflexion wird es unter dem palpierenden Finger deutlicher, bei Dorsalextension taucht es weg.
Hier inseriert der vorderste Anteil des Deltabandes: das Lig. tibiotalare anterius.

Processus posterior tali (Tuberculum mediale)

Ein weiterer knöcherner Referenzpunkt findet sich posterior des Innenknöchels.

■ Technik

Der palpierende Finger bewegt sich von der hinteren Spitze des medialen Malleolus mit mäßigem Druck schrittweise nach posterior und etwas plantar. Recht leicht findet man eine weitere knöcherne Struktur, das Tuberculum mediale des hinteren Talusfortsatzes. Hier inseriert das hintere tibiotalare Band – ein weiterer Anteil des Deltabandes.

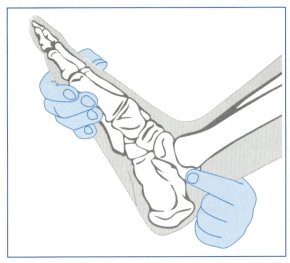

◉ 12   Palpation Proc. posterior tali

■ Tipp

Zur eindeutigen Darstellung benutzet man die Bestätigung durch Bewegung. Die freie Hand bringt abwechselnd Dorsalextension bzw. Plantarflexion des Fußes ein.
Bei Dorsalextension drückt sich der Proc. posterior des Talus vermehrt gegen den palpierenden Finger, bei Plantarflexion taucht er weg. Dies resultiert aus dem Rollgleitverhalten des Talus während der Bewegung und der damit verbundenen räumlichen Lageveränderung.

Sehne des M. tibialis posterior

Sie ist die prominenteste Sehne auf der medialen Seite und gehört zu denjenigen, die vom Retinaculum flexorum an das Fuß- bzw. Unterschenkelskelett fixiert werden. Die Besonderheit in ihrem Verlauf liegt in der Lage auf dem Malleolus medialis, knapp unterhalb der Beuge-/Streckachse des oberen Sprunggelenkes.

Man benutzt diese Sehne als Leitstruktur zum letzten wichtigen knöchernen Referenzpunkt auf der medialen Fußseite, dem Os naviculare.

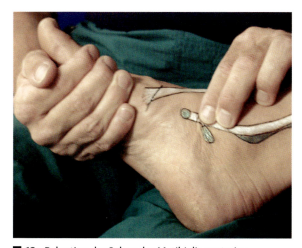

◉ 13   Palpation der Sehne des M. tibialis posterior

■ Technik

Theoretisch lässt sich die Sehne mit flächiger und querer Palpation auf dem Malleolus finden. Häufig ist dies dennoch recht schwierig.

Durch isometrische oder rhythmische Aktivität des Muskels in Richtung Inversion des Fußes (Plantarflexion mit Adduktion und Supination) macht man sie für die Palpation deutlicher. Sie ist dadurch in ihrem gesamten Verlauf vom distalen Unterschenkel bis zu ihrer hauptsächlichen Insertion zu verfolgen.

Tuberositas ossis navicularis

■ Technik

Verfolgt man die Sehne des M. tibialis posterior konsequent nach distal, erreicht man eine knöcherne Erhebung, die Tuberositas ossis navicularis. Zur exakten Lokalisierung sollte man die Aktivität des Muskels und damit die Spannung der Sehne wegnehmen lassen. Die Tuberositas stellt sich als deutliche und rundliche Erhebung dar. Sie antwortet auf Druck mit hartem Widerstand, während die Sehne noch etwas elastisch reagiert.

Lage der Bandstrukturen der medialen Seite

Die Anteile des Deltabandes und das sog. »Pfannenband« sind die wesentlichen Ligamente der medialen Fußseite, die erreichbar sind.

Durch die Lokalisation der knöchernen Referenzpunkte in unmittelbarer Nähe des Innenknöchels sind alle Bezugspunkte, um eine Vorstellung über die Lage des Deltabandes aufzubauen, bekannt.

Das Deltaband lässt sich in der pathologischen Anatomie in mehrere Anteile unterteilen. Diese Bezeichnungen der Ligamente orientiert sich an den knöchernen Fixpunkten. Es handelt sich – in der Lage von anterior nach posterior – um das:

- Lig. tibiotalare anterius
  medialer Malleolus – Collum tali
- Lig. tibionaviculare
  medialer Malleolus – Tuberositas ossis navicularis
- Lig. tibiocalcaneare
  medialer Malleolus – Sustentaculum tali
- Lig. tibiotalare posterius
  medialer Malleolus – Proc. posterior tali.

■ Technik
Deltaband

Die Ligamente sind palpatorisch nicht zu lokalisieren. Es liegen zu viele andere Weichteile darüber, um sie direkt zu erreichen (Retinaculum flexorum und verschiedene Sehnen).

Lediglich ihre Ausdehnung ist durch Verbindung der jeweiligen knöchernen Fixpunkte auf der Haut darstellbar.

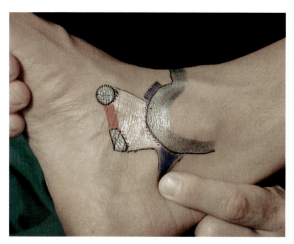

◉ 14   Darstellung des Verlaufs des Lig. tibiotalare posterius

Der Vorteil dieses Vorgehens ist immerhin das Herstellen einer räumlichen Dimension und das Verständnis für die unterschiedlichen Spannungsverhältnisse in verschiedenen Gelenkpositionen.

So versteht man beispielsweise die zunehmende Spannung des Lig. tibiotalare posterius bei zunehmender Dorsalextension des Fußes. Das Tub. mediale des Proc. posterior tali projiziert sich nach hinten und entfernt sich vom Innenknöchel. Dadurch strafft sich das Band und unterstützt den Zusammenhalt der Gelenkpartner des oberen Sprunggelenkes.

Zur weiteren Übung

Folgende Bewegungen spannen die jeweiligen Bandstrukturen des Deltabandes:

- Lig. tibiotalare anterius
  Plantarflexion mit Abduktion und Pronation
- Lig. tibionaviculare
  Plantarflexion mit Abduktion und Pronation
- Lig. tibiocalcaneare
  Valgus (Kippen des Kalkaneus nach lateral)
- Lig. tibiotalare posterius
  Dorsalextension (mit Abduktion und Pronation)

■ Technik
Pfannenband

Das Lig. calcaneonaviculare (Pfannenband) unterquert das Caput tali zwischen dem Sustentaculum tali und der Tubersositas ossis navicularis. Es ist als kräftige rundliche Struktur tastbar und konvergiert mit der Sehne des M. tibialis posterior zur Tuberositas.

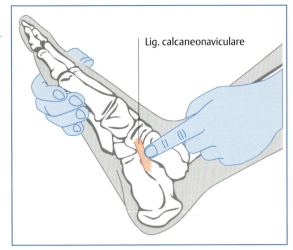

Lig. calcaneonaviculare

◉ 15   Palpation des Pfannenbandes

Die Abgrenzung zum umliegenden Gewebe ist durch Bewegung des Vorfußes zu bestätigen. Bei fixiertem Kalkaneus und einer Adduktion innerhalb des Fußes entspannt es sich, während es sich bei einer Abduktion deutlich strafft.

Sehne des M. flexor digitorum longus

Dies ist die zweite Sehne, die mit ihrer Sehnenscheide den sog. Tarsaltunnel passiert. Sie ist wie die nachfolgend beschriebene Sehne nur proximal von Talus und Kalkaneus zu spüren.

■ Technik

Man sucht zunächst die Sehne des M. tibialis posterior auf und verfolgt diese nach proximal, bis etwa 2–3 Fingerbreiten oberhalb des Malleolus.

Von der Sehne aus palpiert man nach posterior in Richtung Achillessehne. Die nächste wulstige Erhebung ist die Sehne des M. flexor digitorum longus.

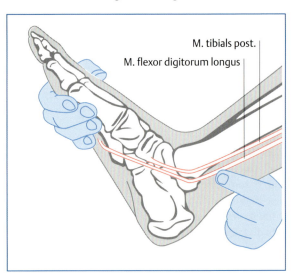

M. tibials post.

M. flexor digitorum longus

◉ 16   Palpation der Sehne des M. flexor digitorum longus

■ Tipp

Da dieser Bereich häufig durch Fettgewebe ausgefüllt ist, ist die Wahrscheinlichkeit, dass man die Sehne allein durch quere Palpation lokalisiert, recht gering. Daher benutzt man zur Bestätigung der richtigen Lokalisation eine aktive und rhythmisch eingebrachte Zehenbeugung. Jetzt ist die zu- und abnehmende Spannung der Sehne eindeutig zu spüren.

Sehne des M. flexor hallucis longus

Mit der gleichen Vorgehensweise wird die nächste Sehne mit ihrer Sehnenscheide ertastet. Sie liegt direkt posterior der oben beschriebenen Sehnen und ist die dritte, die vom Retinaculum flexorum am Skelett des Unterschenkels und Fußes fixiert wird.

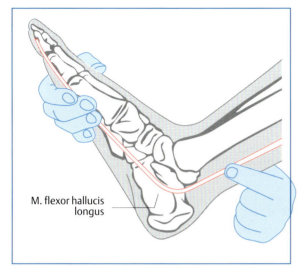

⊡ 17 Palpation der Sehne des M. flexor hallucis longus

■ Technik

Von der Sehne des M. flexor digitorum longus aus orientiert sich die Palpation erneut etwas weiter nach posterior auf die Achillessehne zu. Als letzte feste und elastische Struktur vor der Achillessehne ist die Sehne des M. flexor hallucis longus zu spüren. Die Bestätigung der Lokalisation erfolgt mit rhythmischer Aktivität, hier mit Beugung der Großzehe.

Zwischen dem medialen und lateralen Tuberculum des hinteren Talusfortsatzes verläuft die Sehne, in einer eigenen Rinne liegend, weiter fußsohlenwärts. Man kann diese daher bis direkt proximal des Tub. mediale quer palpierend verfolgen.

Arteria tibialis posterior und Nervus tibialis

Neben den drei beschriebenen Sehnen bzw. Sehnenscheiden verlaufen noch drei weitere Strukturen unter dem Retinaculum flexorum:

- Vena tibialis
- Arteria tibialis posterior
- Nervus tibialis.

Hiervon ist die Arterie sicher und der Nerv etwas schwieriger palpabel.

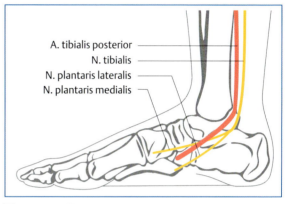

⊡ 18 Darstellung von Arteria und Nervus tibialis

■ Technik
Arterie

Zunächst wird der Proc. posterior tali aufgesucht. Von hier aus orientiert man sich etwas nach proximal und legt hier eine Fingerbeere flach und mit wenig Druck auf.

Nach kurzer Zeit stellt sich die Pulsation der Arterie ein. Man kann sie noch eine kurze Strecke nach proximal verfolgen.

■ Technik
Nerv

Direkt posterior der Arterie liegt der Nervus tibialis, der sich nach Durchtritt durch den Tarsaltunnel in zwei weitere Äste aufteilt, die Nn. plantares. Zur Darstellung des Nervs wird die spitze Palpation quer zur Struktur eingesetzt mit dem Versuch, diese wie eine Gitarrenseite anzuhaken. Bei exakter Lokalisation rollt der Nerv unter dem palpierenden Finger weg.

Die Vene ist palpatorisch nicht genau zu identifizieren.

Sehne des M. tibialis anterior

Der Palpationsgang verlässt die Region um den medialen Malleolus und wendet sich den weiteren Strukturen der medialen Fußseite zu. Eine weitere Weichteilstruktur hilft, Gelenkspalte zu lokalisieren – die Sehne des M. tibialis anterior.

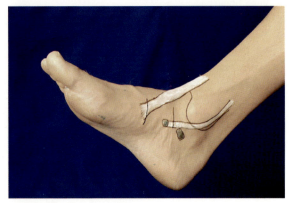

● **19** Darstellung der Sehnen von Mm. tibialis ant. und post.

■ Technik

Die breite Sehne des M. tibialis anterior lässt sich durch Muskelaktivität in Extension mit Adduktion und Supination gut darstellen. Problemlos sind ihre Ränder zu markieren und nach distal zum medialen Fußrand zu verfolgen. Hier verbreitert sie sich und entzieht sich der weiteren Palpation. An dieser Stelle befindet sich der Gelenkspalt zwischen dem Cuneiforme mediale und der Basis des Metatarsale I (MT I).

Gelenkspalte des medialen Fußrandes

Folgende Gelenkspalte werden aufgesucht:
● Talus – Os naviculare
   Teil der Chopart'schen Gelenklinie

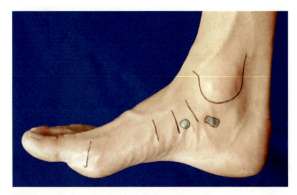

● **20** Gelenkspalte des medialen Fußrandes

● Os naviculare – Os cuneiforme mediale
● Os cuneiforme mediale – Basis MT I
   Teil der Lisfranc'schen Gelenklinie
● Caput MT I – Basis Grundphalanx I
   Großzehengrundgelenk

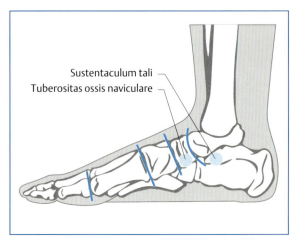

Sustentaculum tali
Tuberositas ossis naviculare

● **21** Lage der medialen Gelenkspalte

■ Technik
Gelenkspalt Talus – Os naviculare

Lässt man beide prominenten Sehnen der medialen Fußseite – Mm. tibialis anterior et posterior – durch eine Anspannung in Adduktion und Supination darstellen (s. ● 19), so wird meistens eine Grube am medialen Fußrand sichtbar, die von ihrer Lage und Form entfernt an die Tabatière anatomique der Hand erinnert.

In dieser Grube befindet sich der Gelenkspalt der Art. talonavicularis. Der Verlauf des Gelenkspalts an der medialen Fußseite ist nicht rechtwinklig zum Fußrand, sondern fällt schräg nach plantar-posterior etwas ab.

Dieser Gelenkspalt ist der mediale Anteil der Chopart'schen Gelenklinie oder der Gelenkreihe der sog. proximalen Tarsalgelenke.

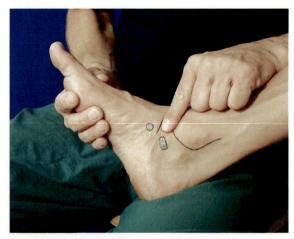

● **22** Palpation talo-navicularer Gelenkspalt

■ Tipp

Eine weitere und sichere Möglichkeit den Gelenkspalt zu finden, ist der Weg über die Lokalisierung der Insertion des M. tibialis post., die Tuberositas ossis navicularis. Der Gelenkspalt liegt direkt proximal der Tuberositas.

Wenn man Bewegungen einbringt, um die Lokalisation zu bestätigen, kann man ein recht großes Bewegungsausmaß erwarten. Unter der Bewegung stößt das Navikulare gegen den tastenden Finger.

Das Os naviculare ist nicht nur medial zu erreichen. Man sollte stets vor Augen haben, dass es genauso breit ist wie der Talus. Siehe hierzu auch das Kapitel der Palpation dorsal (S. 192).

Die Ausdehnung der weiteren Fußwurzelknochen nach dorsal ist weder palpatorisch noch mit Gelenkspieltests genau abgrenzbar. Die Abgrenzung zur Fußsohle hin ist allerdings einfach: Der palpierende Finger verlässt den harten Widerstand der Tarsalia und erreicht weiche und elastische Konsistenz.

■ Technik

Gelenkspalt Os naviculare – Os cuneiforme mediale

Direkt distal der Tuberositas ossis navicularis fällt der palpierende Finger in eine leichte Einziehung, die von der Form her an das vordere »V« des ACG erinnert. Diese Einkerbung markiert den Gelenkspalt zwischen dem Os naviculare und dem anschließenden Os cuneiforme mediale.

■ Technik

Gelenkspalt Os cuneiforme mediale – Basis Metatarsale I

Dieser Gelenkspalt ist palpatorisch sehr schwer erreichbar.

Zum einen ist der Gelenkspalt nicht groß, zum anderen gibt es hier kaum Bewegung, die man zur genaueren Lokalisierung benutzen könnte, eine typische Eigenschaft der Gelenke der Lisfranc'schen Linie.

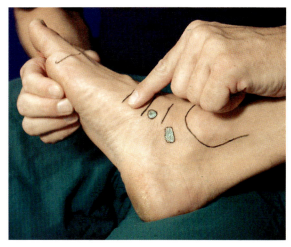

� **23** Palpation Gelenkspalt Os cuneiforme I und MT I

■ Tipp

Das Cuneiforme mediale ist auf der Fußinnenseite etwa genauso breit wie das Os naviculare.

In Höhe des Gelenkspaltes verbreitert sich die Sehne des M. tibialis anterior. So kann der Muskel als Leitstruktur zu diesem Gelenkspalt genutzt werden.

■ Technik

Gelenkspalt des Großzehengrundgelenkes

Zunächst muss das distal ausgeprägte Caput MT I aufgesucht werden. Es erscheint am distalen Ende der MT I groß und konvex. Der Gelenkspalt des Großzehengrundgelenkes liegt distal davon. Dies wird daher so deutlich hervorgehoben, da viele »Palpationsneulinge« den Gelenkspalt proximal suchen.

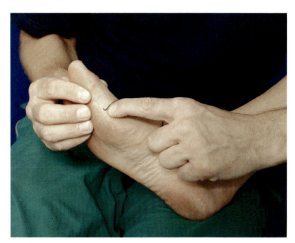

� **24** Palpation Gelenkspalt Großzehengrundgelenk

Bestätigung der Gelenkspalte durch Bewegung

Nachfolgend wird die optimale Technik zur Bestätigung der Lokalisation der Gelenkspalte durch Bewegung beschrieben.

Ausgenommen im talonavikularen Gelenk sind nur kleine Bewegungen möglich, durch die man die Gelenkspalte der medialen Fußseite spüren kann. Daher muss diese Technik dreierlei leisten:

- flächige aber deutliche Fixation der proximalen Knochen, damit diese sich nicht mitbewegen (von proximal kommende Hand),
- Spüren der Bewegung im Gelenkspalt (von proximal kommende Hand),
- Einbringen der kleinen Bewegung (von distal kommende Hand).

Palpiert wird immer mit dem Zeigefinger oder Mittelfinger der proximalen Hand. Die restlichen Finger und der Hypothenar halten die Knochen proximal des Gelenkspaltes flächig entgegen, damit die kleine Bewegung, die man einbringen kann, nicht nach proximal weiterläuft. Die distale Hand bringt die Bewegung so ein, dass der distal liegende Knochen mit seiner Kante gegen den palpierenden Finger anstößt. Meist ist die Bewegung eine Adduktion oder eine Extension.

Bestätigung der Gelenkspalte durch Orientierung

Wenn man den Abstand zwischen der Malleolusspitze und dem Großzehengrundgelenkspalt als Bemessungsgrundlage nimmt, so liegt der Gelenkspalt zwischen Cuneiforme mediale und Basis MT I etwa auf der Hälfte dieser Strecke.

Die proximale Hälfte kann man dritteln:

- das erste Drittel = von Malleolus bis talonavicularer Gelenkspalt
- das zweite Drittel = von talonavicularer Gelenkspalt bis Gelenkspalt Navikulare – Os cuneiforme I
- das dritte Drittel = von Gelenkspalt Navikulare
  - Os cuneiforme I bis Gelenkspalt
  - Os cuneiforme MT I

So kann man mit dem Markieren zweier knöcherner Strukturen zu einer schnellen und recht sicheren Lokalisierung gelangen.

Therapeutische Hinweise

Querfriktionen

Grundsätzlich lassen sich alle erreichbaren Weichteilstrukturen (hier: Sehnen und Ligamente) mit lokalen und queren Friktionstechniken behandeln. Diese Querfriktionen können wiederum zur Bestätigung eines Befundes provokativ eingesetzt werden. Sie dienen aber auch der Therapie, z. B. bei Tendopathien, Insertionstendopathien und Tendovaginitiden. Häufig ähneln die Grifftechniken zur Lokalisierung der Struktur im Rahmen der Anatomie in vivo den therapeutisch eingesetzten Techniken.

■ Technik
Querfriktionen bei Sehnenscheidenaffektion des M. tibialis posterior

Tendopathien bzw. Reizungen der Sehnenscheide oder der Insertion des M. tibialis posterior gehören zu den häufigeren Weichteilläsionen auf der medialen Fußseite.

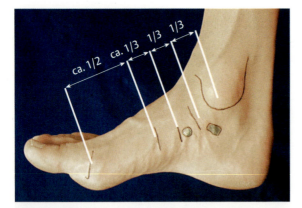

◯ 25 Darstellung der Abstände der medialen Gelenkspalte

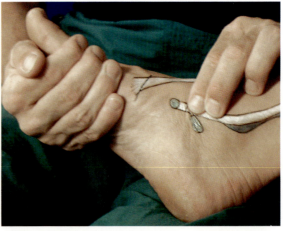

◯ 26 Querfriktion M. tibialis posterior – Technik an der Sehne

- Zunächst wird die Sehne mit der zuvor beschriebenen Technik aufgesucht.
- Die Querfriktion wird unter schmerzfreier Vorspannung der Sehne durchgeführt. Daher wird der Fuß in eine Position, bestehend aus Abduktion mit Pronation und ggf. etwas Extension, eingestellt.
  Diese Vorspannung stabilisiert die Struktur während der Technik. Sie rollt damit nicht unter dem friktionierenden Finger hin und her.
- Die von proximal kommende Hand palpiert die Sehne mit ihrer Scheide über die gesamte erreichbare Strecke. An der Stelle mit der deutlichsten Schmerzangabe durch den Patienten wird die quere Friktionstechnik eingesetzt.

■ Technik
Querfriktionen bei Insertionstendopathie des M. tibialis posterior

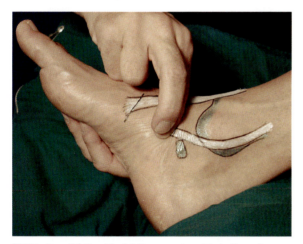

◎ 27 Querfriktion M. tibialis posterior – Technik an der Insertion

- Zunächst wird die Tuberositas ossis navicularis mit der zuvor beschriebenen Technik aufgesucht. Die Tuberositas stellt zwar nicht den ganzen Insertionsbereich der Sehne dar, doch ist sie die klinisch interessanteste Stelle.
- Um die Insertion gut erreichen zu können, muss die Sehne vom friktionierenden Finger weggedrückt werden können. Die hierzu notwendige Entspannung der Sehne erreicht man durch eine Einstellung des Fußes in Adduktion mit Supination und ggf. etwas Flexion.
- Die Technik ist eine Bewegung des Fingers unter Druck von plantar nach dorsal. Sie sollte mit der von distal kommenden Hand ausgeübt werden, damit die Fingerbeere des Zeigefingers deutlichen Kontakt mit der Tuberositas aufnehmen kann.

Gelenkspezifische Techniken

Die proximalen Tarsalgelenke spielen im biomechanischen Verbund mit OSG und USG eine entscheidende Rolle für die Mobilität und Flexibilität des Fußes. Störungen innerhalb der Gelenkkette der Chopart'schen Linie sind ausschließlich durch Gelenkspieltests der jeweiligen Gelenkverbindungen festzustellen. Daher spielt das Wissen über die genaue Lage und Ausrichtung der Gelenkspalte eine entscheidende Rolle.

■ Technik
Talonavikulares Gelenk

Auf der medialen Seite ist es die Art. talonavicularis, die es zu untersuchen und ggf. zu mobilisieren gilt.
Bei diesen Techniken kommt es darauf an, die Fußwurzelknochen möglichst gelenknah zu greifen und sie exakt parallel des Gelenkspaltes zu bewegen.

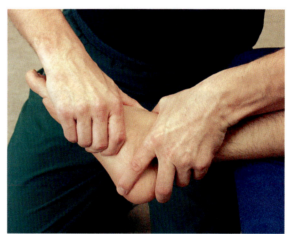

◎ 28 Gleittechnik talonavikular

Das bewegte Os naviculare lässt sich gegenüber dem Talus nach plantar bzw. dorsal verschieben. Im Unterschied zu den anderen Gelenkspalten, die man am medialen Fußskelett erreichen kann, ist die lokale Bewegungsmöglichkeit recht groß.

Sonstige Anwendungsbeispiele

Die Qualität der Pulsation der A. tibialis posterior gibt Aufschluss über die Durchblutungs- und Versorgungssituation von Fuß und Zehen. Diese Information ist für die Beurteilung von peripheren arteriellen Verschlusserkrankungen wichtig.

3 Palpation des lateralen Fußrandes

Kurzfassung des Palpationsganges

Zunächst werden alle relevaten ossären Erhebungen aufgesucht und dargestellt. Anschließend werden die großen Sehnen mit ihren Schutzhüllen ermittelt. Die wichtigen Gelenkspalten werden lokalisiert und eine Vorstellung über die Lage der Bandstrukturen des OSG vermittelt.

ASTE

Der Therapeut setzt sich an die mediale Seite des Fußes und legt den Unterschenkel des Probanden auf seinem Oberschenkel ab. Dies gewährt einen sehr variablen Zugang zu den Strukturen bei einem gut bewegbaren Fuß.

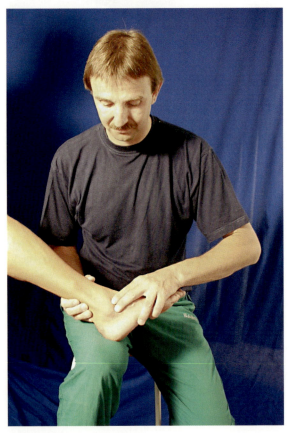

☻ 30   ASTE Palpation lateral

Übersicht über die zu palpierenden Strukturen

- Malleolus lateralis
- Trochlea peronaealis
- Basis Metatarsale V
- Mm. peronaeus longus und brevis
- Articulatio calcaneocuboidea
- Gelenkspalte Metatarsale IV/V zum Kuboid
- Dimensionen des Os cuboideum
- Lage der lateralen Bandstrukturen
- Lig. talofibulare anterius

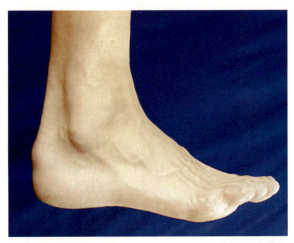

☻ 29   Laterale Fußseite – Aufsicht

Malleolus lateralis

Die Palpation beginnt analog zur medialen Seite mit der Umrandung des Malleolus.

■ Technik

Die von distal kommende Hand benutzt eine rechtwinklige Palpation, um die Kanten des Außenknöchels darzustellen. Dies gelingt recht einfach, da der Malleolus insgesamt sehr prominent ist.

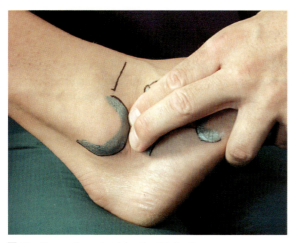

◉ 31 Umrandung des lateralen Malleolus

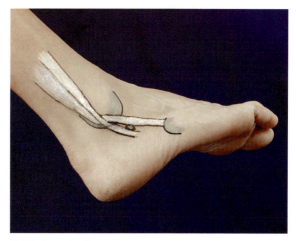

◉ 33 Lage der Peronaeen

■ Tipp

Verfolgt man die Kante nach anterior, ist auch der Übergang zur vorderen Tibiakante darstellbar. Dies ist der
Gelenkspalt des oberen Sprunggelenkes. Direkt distal
davon befinden sich Collum und Caput tali.
Bei den Abgrenzungen des Malleolus spricht man hier
auch von einer vorderen bzw. unteren Spitze.

■ Technik

Plantar und ein wenig zehenwärts von der unteren Spitze
des Malleolus ist ein kleiner knöcherner Punkt spürbar,
der individuell sehr unterschiedlich stark ausgeprägt ist.
Zur eindeutigen Darstellung muss der Fuß völlig entspannt sein, sonst stören die kräftigen Peronaeus-Sehnen.

Trochlea peronaealis

Als Trochlea peronaealis wird eine kleine tropfenförmige
Erhebung auf der Außenseite des Kalkaneus bezeichnet.
An diesem Punkt trennen sich die bislang parallel verlau-
fenden Sehnen der Mm. peronaei ab.

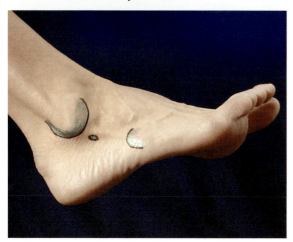

◉ 32 Lager der wichtigsten ossären Referenzpunkte der
lateralen Fußseite

Basis Metatarsale V

Die Verstärkung des proximalen Endes der 5. Metatarsale
ist am lateralen Fußrand recht einfach spüren. Hierzu gibt
es zwei Möglichkeiten:

■ Technik
1. Möglichkeit

Mit 2–3 Fingerkuppen rutscht man seitlich von der Ferse
in Richtung Kleinzehe. Die erste wirklich deutliche knöcherne Erhebung ist die Basis MT V, die auch als Tuberositas bezeichnet wird.

■ Technik
2. Möglichkeit

Der Proband wird aufgefordert, den Fuß nach »unten-
außen«, also in Richtung Flexion mit Abduktion und Pronation, anzuspannen. Dies stellt die Mm. peronaei dar.
Eine Sehne lässt sich bis zur Basis MT V verfolgen.

■ Tipp

Eine weitere Sehne inseriert an dieser Basis. Es ist die Sehne des variabel angelegten M. peronaeus tertius. Dieser ist, fälschlicherweise als solcher bezeichnet, eben kein dritter Peronäus, sondern eine Abspaltung des M. extensor digitorum longus.

Mm. peronaeus longus und brevis

Die beiden Mm. peronaei gehören zur Gruppe der Flexoren des Fußes. Daher hinterqueren sie die Beuge-/Streckachse des OSG, indem sie hinter dem Malleolus lateralis verlaufend das Fußskelett erreichen.

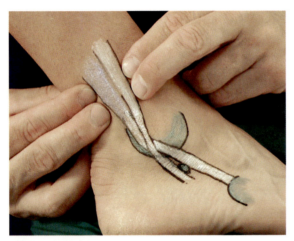

◉ **34** Lage beider Peronaeus-Sehnen am distalen Unterschenkel

■ Technik am Unterschenkel

Beide haben ihr Ursprungsgebiet lateral an der Fibula. Daher verläuft die Sehne des Longus eine gewisse Strecke auf dem Muskelbauch des Brevis. Direkt proximal des Malleolus liegen die Sehnen also übereinander. Diejenige, die palpatorisch dort erreichbar ist, ist die Longus-Sehne. Der Brevis liegt deutlich schlechter erreichbar »versteckt« darunter.
Die Abgrenzung zur Fibula bzw. zum Begleitgewebe der Achillessehne erfolgt mit rhythmischer Aktivität der Mm. peronaei.

■ Technik am Malleolus

Beide Sehnen verlaufen übereinander liegend in einem eigenen Sulcus hinter dem Außenknöchel. Hier sind sie mit Retinacula festgemacht. Die Sehnenscheide vom Bre-

vis kann sogar mit der Kapsel des OSG kommunizieren. Rupturen der Kapsel verursachen daher häufiger Einblutungen in die Sehnenscheide. Luxationen aus dieser stabilisierten Position innerhalb der Führungsrinne entstehen traumatisch. Die Tendenz dazu kann aber auch angeboren sein. Die Longus-Sehne kann man hier nur palpieren, wenn man sich von posterior dem Malleolus nähert.

■ Technik am lateralen Fußrand

Beide Sehnen werden gemeinsam zur Trochlea peronealis geführt. Hier taucht die Brevis-Sehne unter der Longus-Sehne hervor.
An der Trochlea teilt sich der gemeinsame Verlauf. Die Longus-Sehne verläuft am lateralen Fußrand zum Os cuboideum und taucht nach plantar und medial ab. Sie wird somit in ihrem Verlauf zum dritten Mal umgelenkt. Im Allgemeinen ist sie am lateralen Fußrand nur äußerst schwer palpabel und von der Brevis-Sehne differenzierbar.

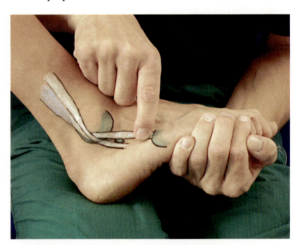

◉ **35** Palpation der Peronaeus-brevis-Sehne

Die Brevis-Sehne lässt sich bis zur Insertion noch gut verfolgen. Sollte man sie zwischen der Trochlea und der Basis MT V nicht sehen oder quer palpieren können, fordert man den Probanden zur entsprechenden Aktivität auf, zur Flexion mit Abduktion und Pronation des Fußes.

Art. calcaneocuboidea

Die Palpation verlässt zunächst die Region um den Malleolus und wendet sich der Lokalisation weiterer Fußwurzelknochen und deren gelenkigen Verbindung zu. Hier geht es vor allem um die Darstellung des Os cuboideum und dessen Kontakte.

Zuvor noch ein paar Merksätze zu dieser Region:
- Etwa ⅔ der Länge des Kalkaneus liegt posterior und nur ⅓ anterior des Außenknöchels.
- Die Ausdehnung des Os cuboideum am Fußrand ist sehr gering (ca. eine Fingerbreite).
- Alle Sehnen der Fußextensoren liegen auf dem Talus.

Der interessanteste Gelenkspalt am lateralen Fußrand ist zweifelsohne derjenige der Art. calcaneocuboidea (C-C-Gelenkspalt). Dieser Gelenkspalt stellt den äußeren Anteil der Chopart'schen Gelenklinie dar. Es gibt zwei Möglichkeiten, diesen Gelenkspalt aufzusuchen.

■ **Technik**
1. Möglichkeit

Die erste Möglichkeit orientiert sich an der oberen Kante des Kalkaneus. Man findet sie, wenn man den Fuß zunächst in leichte Inversion (Flexion mit Adduktion und

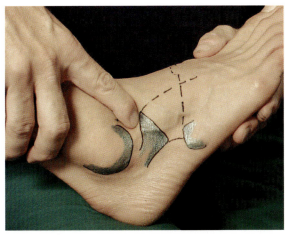

◙ **36** Palpation der Kalkaneusspitze

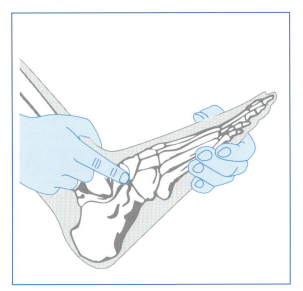

◙ **37** Darstellung der Palpationstechnik

Supination) führt. Hierauf palpiert man anterior des Außenknöchels nach plantar. Eine scharfe Kante stellt sich dar, die man konsequent nach medial verfolgen muss, bis das Caput tali die Palpation stoppt (◙ 36).
An dieser Stelle ist im Übrigen auch der Zugang zum Sinus bzw. Canalis tarsi.
Von dieser Kalkaneusspitze aus fällt man eine Linie rechtwinklig zum Fußaußenrand. Im gesamten Verlauf dieser Linie liegt der Gelenkspalt des C-C-Gelenkes.

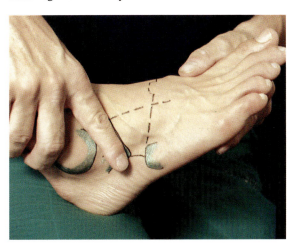

◙ **38** Lokalisation des C-C-Gelenkspalts

■ **Tipp**

Die Lokalisation bestätigt man durch eine leichte Bewegung. Proximal wird der Kalkaneus mit dem palpierenden Finger stabilisiert. Die distale Hand bringt eine kleine Bewegung in Abduktion mit Pronation ein. Jetzt stößt das Os cuboideum gegen den spürenden Finger.

■ **Technik**
2. Möglichkeit

Die zweite Möglichkeit ist besonders bei sehr beweglichen Füßen gut einsetzbar. Das distale Ende des Kalkaneus ist besonders wuchtig, da hier die kurzen Zehenstrecker fleischig inserieren. Die Form dieser knöchernen Auftreibung mit den hinführenden Rändern des Fersenbeines erinnert an den Trichter einer Trompete. Gerade dieses Ende tritt bei beweglichen Füßen und einer ausgiebigen Inversionsposition deutlich hervor. Man kann es jetzt sehr einfach von distal palpieren und den Gelenkspalt lokalisieren. Die Trompete stellt sich hier als deutliche und harte Kante dar.

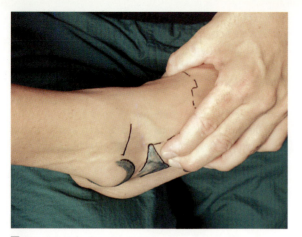

○ 39   C-C-Gelenkspalt – 2. Variante

■ Technik

Der Ausgangspunkt zur Lokalisation der gesuchten Gelenke ist die Basis der MT V, die man von proximal her anhakt. Von hier aus zieht man eine Linie nach medial zur Basis MT I. Die Lokalisation ist im Kapitel »Spezielle Palpation medial« beschrieben (s. S. 179). Es ergibt sich eine Orientierung, die recht genau die Lage der Lisfranc'schen Gelenklinie widerspiegelt.

Entlang dieser Linie befinden sich grob die Gelenke zwischen dem Kuboid und den Basen der 4. und 5. Metatarsale.

Die Bestätigung der richtigen Lokalisation erhält man, wenn der Fuß zurück in Nullposition oder weiter in Eversion (Extension mit Abduktion und Pronation) gebracht wird. Hier verschwindet die erspürte Stufe, da sich das Kuboid nach dorsal schiebt.

Gelenkspalte Metatarsale IV/V zum Kuboid

Die Gelenke zu den Basen der IV. bzw. V. Metatarsalia gehören zur Lisfranc'schen Gelenklinie. Diese Gelenke haben nur sehr wenig Mobilität. Die stabilsten Verbindungen sind zentral auf dem Fußrücken zu finden:
● Os cuneiforme intermedium – Basis MT II
● Os cuneiforme laterale – Basis MT III
Die Beweglicheren sind randständig.

Dimensionen des Os cuboideum

Das Kuboid artikuliert mit folgenden Knochen:
● Kalkaneus – nach proximal.
  Dieses Gelenk wurde bereits lokalisiert.
● Metatarsalia IV und V – nach distal.
  Diese Gelenke sind Teil der Lisfranc'schen Linie und auch bereits bekannt.
● Os naviculare und Os cuneiforme laterale – nach medial.

Zu diesen Fußwurzelknochen gibt es ein echtes und planes Gelenk. Funktionell stellt es einen wichtigen Teil der proximalen Tarsalgelenke dar und spielt im kinematischen Komplex dieser Region eine wichtige Rolle. Auf der Suche nach einer sehr lokalen Bewegungseinschränkung sollte es nicht vegessen werden. Zur Darstellung dieses Gelenkspaltes benötigt man eine Hilfslinie, da man den Gelenkspalt palpierend nicht eindeutig darstellen kann.

Hilfestellung kommt aus der topographischen Anatomie, die besagt, dass diese Gelenklinie recht genau in Verlängerung des Raumes zwischen Metatarsale III und IV liegt. Rutscht man in diesem Zwischenraum nach proximal auf den Fußrücken, so zeigt diese Verlängerungslinie die Lage des Gelenkspaltes an. Plantar ist es übrigens der Zwischenraum zwischen dem II. und III. Mittelfußknochen, der hierzu maßgeblich ist.
Der Gelenkspalt zwischen dem Kuboid und seinen medial gelegenen Gelenkpartnern verläuft daher von plantar-medial nach dorsal-lateral. Anders formuliert: Er verläuft rechtwinklig zur Ebene des Fußrückens.

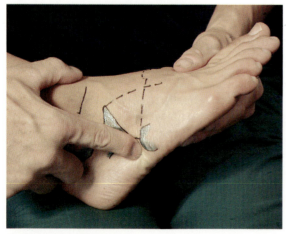

○ 40   Palpation Basis MT V

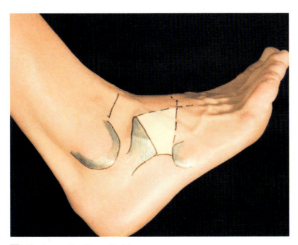

◎ 41 Lage des Os cuboideum

So ergeben sich nach Palpation und Nutzen von Hilfslinien einige Erkenntnisse über das Os cuboideum:
- Es hat sicher keine »Würfelform«.
- Der Gelenkspalt des C-C-Gelenkes ist nahezu so breit wie die Gelenkspalte zu MT IV und V.
- Lateral ist es sehr schmal, ca. einen Finger breit.
- Auf dem Kuboid liegen die Muskelbäuche der kurzen Zehenextensoren. Die Ursprünge liegen noch auf dem Kalkaneus. Die Muskelbäuche lassen sich durch kräftige Zehenextension darstellen.

Lage der lateralen Bandstrukturen

Die Bänder der Außenseite der Sprunggelenke ähneln in Lage und Verlauf denjenigen der medialen Seite. Es gibt natürlich einige Unterschiede:
- Der Bandapparat ist lateral weniger stark ausgeprägt.
- Es gibt kein Band, das vom Malleolus aus die Chopart'sche Linie überquert.
- Bestimmte Bandanteile sind sehr gut zu erreichen.

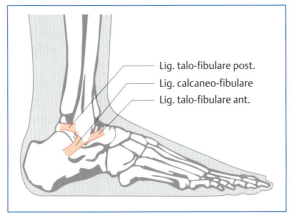

Lig. talo-fibulare post.
Lig. calcaneo-fibulare
Lig. talo-fibulare ant.

◎ 42 Lateraler Bandapparat

Die **Ligg. talo-fibularia anterius und posterius** gehören zum Steuerungs- und Sicherungsmechanismus des OSG. Das **posteriore Band** kann man nicht erreichen, da die Peronäussehnen mit ihren Retinacula darüber liegen. Zudem ist das entsprechende Tuberculum des hinteren Talusfortsatzes unerreichbar in der Tiefe gelegen.

Hingegen sind die fibulare und die talare Insertion sowie der Verlauf des **Lig. talo-fibulare anterius** gut erreichbar. Da dies wohl die meist traumatisierte Struktur des menschlichen Bewegungsaparates sein dürfte, sind viele Ärzte und Therapeuten an der exakten Lokalisation interessiert. Es erstreckt sich zwischen der vorderen Spitze des Außenknöchels und dem Talushals. Die Länge des Bandes wird in der Anatomie mit ca. 1 cm angegeben. Bei einer 90°-Abwinkelung des Fußaußenrandes zum Unterschenkel liegt es parallel zum lateralen Fußrand.

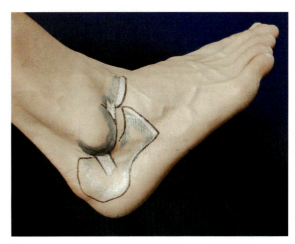

◎ 43 Lage der Ligg. talo-fibulare anterius und calcaneofibulare

Das dritte Band, das **Lig. calcaneo-fibulare** ersteckt sich zwischen der unteren Fibulaspitze und dem Kalkaneus, und zwar um ca. 30° nach posterior-plantar absteigend. Auch dieses Band ist in seinem Verlauf schwer erreichbar. Lediglich die fibulare Fixation ist in einer Inversionsstellung des Fußes erreichbar, da dann die Peronäussehnen die Insertionsstelle freigeben.

Lig. talofibulare anterius

Das Band lässt sich an drei verschiedenen Stellen erreichen:

- Insertion an der vorderen Malleolusspitze
- Insertion am Talushals
- Verlauf zwischen beiden Fixpunkten.

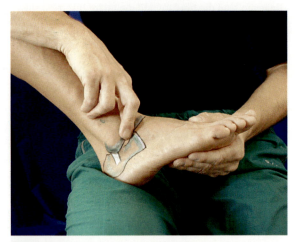

◉ 44 ASTE Palpation des Lig. talofibulare anterius

Für alle drei Lokalisierungen wird die von proximal kommende Hand benutzt. Der Unterarm lehnt sich dabei am Unterschenkel des Patienten an. Die distale Hand positioniert den Fuß.

■ Technik
Malleolusinsertion

Da eine knöcherne Insertion gesucht wird, soll das Band entspannt werden, damit es den Zugang zum Malleolus nicht behindert. Dies gelingt durch eine Einstellung des Fußes in einer leichten Eversionsposition.
Die palpierende Fingerbeere wird mit dem Mittelfinger beschwert und direkt gegen den Malleolus gestellt. Dabei wird der Unterarm deutlich proniert.

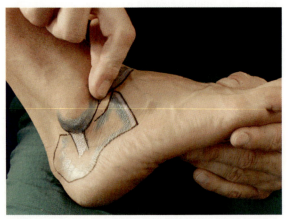

◉ 45

Die palpierende Bewegung geht mit Druck von plantar nach dorsal und mit reduziertem Druck zurück.

■ Technik
Mittlerer Verlauf

Die Technik entspricht der vorangegangenen Beschreibung mit einigen Modifikationen:

- Der Unterarm wird weniger proniert.
- Die Fingerbeere wird zwischen beiden knöchernen Fixpunkten platziert.
- Die distale Hand führt den Fuß in eine Inversionsposition. Dies strafft das Band und stabilisiert es unter dem palpierenden Finger. Bei Patienten nach einem Varus-Inversions-Trauma und Verletzung der Struktur ist darauf zu achten, dass die Einstellung des Fußes schmerzfrei geschieht.

■ Technik
Talusinsertion

Die Ausführung zeichnet sich aus durch:

- Fußposition in leichter Eversion, um das Band zu entspannen,
- Einstellung des Armes in leichter Supination
- Kontakt der Zeigefingerbeere mit dem Talushals.

Therapeutische Hinweise

Auch am lateralen Fußrand gibt es einige Anwendungsbeispiele für die genaue Anatomie in vivo. Hierunter befinden sich Behandlungstechniken für Bandstrukturen, Sehnenscheiden, Insertionen und gelenkspezifische Techniken der Manuellen Therapie.

■ Technik
Querfriktion am Lig. talofibulare anterius

Die Anwendung therapeutisch orientierter Querfriktionen wird wie die oben beschriebene Palpation ausgeführt und muss nicht weiter erläutert werden. Lediglich Intensität und Dauer werden mit therapeutischer Zielsetzung angepasst.

■ Technik
Querfriktion Sehne mit Sehnenscheide des M. peronaeus brevis

Die Technik ähnelt der Lokalisierung der Sehne zwischen Trochlea peronaealis und der Insertion. Die Sehne sollte zur Stabilisation etwas vorgespannt werden. Daher wird der Fuß in Adduktion mit Supination und ggf. etwas Extension vorpositioniert.

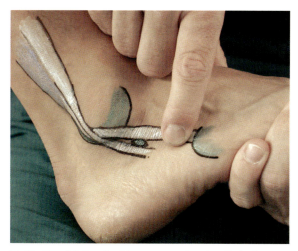

46 Querfriktion des M. peronaeus brevis – Technik an der Sehne

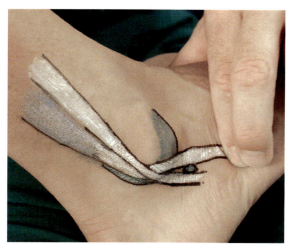

48 Technik an der Insertion – alternative Ansicht

Mit dem beschwerten oder unbeschwerten Zeigefinger wird die Struktur quer palpiert und behandelt, wobei der therapeutisch wirksame Druck bei der Bewegung von plantar nach dorsal eingebracht wird.

■ Technik

Querfriktion Insertion des M. peronaeus brevis

Nun kommt es darauf an, dass die Brevis-Sehne entspannt ist und den vollen Zugang zur Basis MT V nicht stört. Die proximale Hand führt den Fuß daher in eine Position mit Abduktion und Pronation. Der palpierende Finger kommt nun von der distalen Hand, die den Griff mit dem Daumen medial stabilisiert.

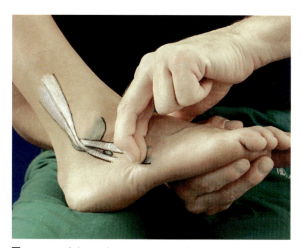

47 Querfriktion des M. peronaeus brevis – Technik an der Insertion

Die genaue Lage der Brevis-Insertion ist nicht seitlich an der Basis, sondern an ihrem proximalen Ende. Die distale Hand wird daher proniert eingestellt, damit die beschwerte Zeigefingerbeere direkt von proximal gegen die Insertion platziert wird. Die therapeutisch wirkungsvolle Bewegung wird mit Druck von plantar nach dorsal geführt.

■ Gelenkspieltests der proximalen Tarsalgelenke

Medial gehört das talonavikulare Gelenk zu diesem Gelenkkomplex, weiterhin die Gelenke des Os cuboideum zum Kalkaneus bzw. zum Navikulare und Cuneiforme laterale. Es ist entscheidend zu wissen, dass ein bewegtes Kuboid sich immer in beiden Gelenken gleichzeitig bewegt und nur der fixierte Gelenkpartner entscheidet, welches Gelenk geprüft wird und welches sich mitbewegen darf.

Voraussetzung für eine gelungene Durchführung von gelenkspezifischen Techniken innerhalb des Tarsus sind daher:

● genaue Kenntnisse über die Lage der jeweiligen Fußwurzelknochen,
● genaue Kenntnisse über die Lage und Ausrichtung der Gelenkspalte,
● Erfahrung und Information über auszuübende Intensität und Geschwindigkeit.

■ Gelenkspieltest
Art. calcaneocuboidea

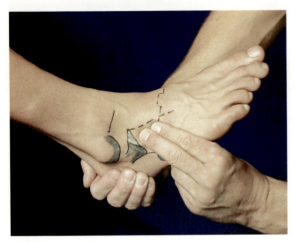

☎ 49   Gelenkspieltest »C-C-Gelenk«

Mit der von medial kommenden Hand werden die Ferse in ihrer Position und der Fuß insgesamt in einer neutralen Haltung stabilisiert.

Die von lateral kommende Hand umgreift das Kuboid plantar und dorsal sehr lokal. Sie bewegt das Kuboid parallel der Gelenkspalte nach dorso-lateral bzw. plantar-medial.

Gelenkspieltest
Kuboid gegenüber Navikulare und Cuneiforme laterale

Die Position der Finger auf dem Kuboid bleibt exakt die gleiche. Die fixierende Hand wechselt nun vom Kalkaneus zum Navikulare und dem lateralen Keilbein, die sich medial auf gleicher Höhe mit dem Kuboid befinden.
Wieder wird das Kuboid in gleicher Weise bewegt. Der Kalkaneus darf jetzt etwas den Bewegungen folgen.

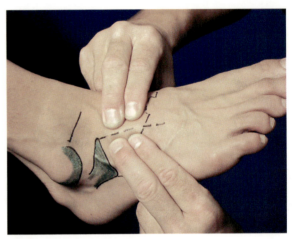

☎ 50   Gelenkspieltest im »Zwischengelenk«

4 Palpation des Fußrückens

Kurzfassung des Palpationsganges

Die Lokalisation des Talus, als Gelenkpartner sowohl des oberen Sprunggelenks als auch innerhalb der proximalen Tarsalgelenke, ist ein zentrales Anliegen der dorsalen Palpation.

Am Fußrücken findet man auch Zugang zu vaskulären und neuralen Strukturen, die innerhalb der Befundung und Therapie eine Rolle spielen können.

ASTE

Es kann eine Ausgangsstellung gewählt werden, wie sie zur Palpation am medialen bzw. lateralen Fußrand beschrieben wurde. Wichtig ist der ungehinderte Zugang zum Fußrücken und eine gute Beweglichkeit des Fußes.

Gelenkspalt oberes Sprunggelenk

Bereits bei der Umrandung der Malleoli von medial und lateral ist der Zugang zum Gelenkspalt gelungen. Die genaue Lokalisierung wird durch die kräftigen Extensorensehnen deutlich erschwert. Für bestimmte gelenkspezifische Techniken ist die genaue Lokalisation allerdings sehr wichtig.

Übersicht über die zu palpierenden Strukturen

- Gelenkspalt oberes Sprunggelenk
- Collum und Caput tali
- Gefäße am Fußrücken
- Nervenstrukturen dorsal

■ Technik

Ähnlich dem Vorgehen beim radiokarpalen Gelenk wird der Gelenkspalt durch Entspannung der darüber liegenden Weichteile zugänglich. Dies wird durch eine leichte, passiv eingestellte Extension des Fußes erreicht.

Der palpierende Zeigefinger kann den Einstieg vom medialen oder lateralen Malleolus wählen, um die vordere Tibiakante in voller Ausdehnung darzustellen.

Direkt distal davon befindet sich der Talus.

Collum und Caput tali

■ Technik
Aufsuchen von lateral

Im Abschnitt der Palpation der lateralen Fußseite wurde bereits beschrieben, wie man über das Ertasten der Kalkaneuskante direkt von lateral gegen den Talus anstößt. An dieser Stelle befindet sich auch der Sinus tarsi.

Hiermit ist die Ausdehnung des Talus nach lateral verdeutlicht.

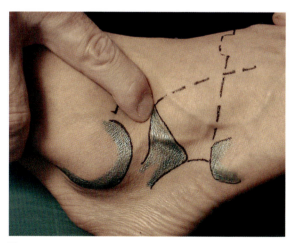

◎ 52 Anhaken des Talus von lateral

Welcher Anteil des Talus auf diese Weise erreicht wird (Collum oder Caput tali), hängt von der Flexions-/Extensionseinstellung des oberen Sprunggelenks ab.

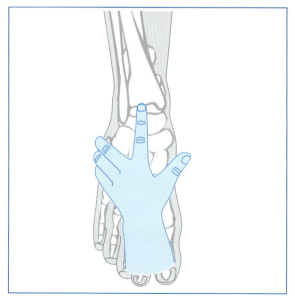

◎ 51 Zugang zum Gelenkspalt OSG

Bei Flexionsposition des Fußes ist es eher das Collum, bei Extensionseinstellung eher das Caput tali. Das hängt mit den Rollgleiteigenschaften der Gelenkpartner des oberen Sprunggelenks zusammen.

■ Technik
Aufsuchen von medial

Der Talus ist medial an mehreren Stellen erreichbar:
- Tuberculum mediale des Processus posterior tali
- zwischen Malleolus medialis und Sustentaculum tali
- zwischen Malleolus medialis und Tuberositas ossis navicularis.

Das Finden dieser knöchernen Referenzpunkte wurde bereits im Abschnitt »Palpation des medialen Fußrandes« ausführlich beschrieben.

■ Technik
Talus dorsal

Um sich die Ausdehnung auf der dorsalen Seite zu verdeutlichen, sollten zwei wichtige Stellen miteinander verbunden werden:
Das Erreichen des Talus von lateral (s. ◐ 52) und medial, zwischen Malleolus und Tuberositas ossis navicularis (s. S. 174). Beide Punkte kann man mit zwei Fingern anhaken. Die dazwischen liegende Strecke verdeutlicht die Breite des Talus (Collum und Caput tali).

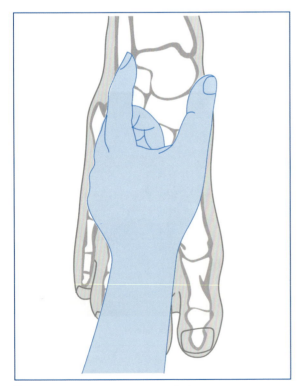

◐ 53   Wahrnehmen der ganzen Talusbreite

Jetzt kann man den zuvor angebrachten Merksatz überprüfen: Alle Streckersehnen des Fuß- und Zehenskeletts liegen über dem Talus, während sie das obere Sprunggelenk überqueren. Keine Sehne liegt dorsal des Kalkaneus, sodass die Breite des Talus anhand der gut sichtbaren Sehnen erkennbar ist.

■ Tipp

Das Os naviculare ist genauso breit wie der Talus und liegt direkt distal davon.

Gefäße am Fußrücken

■ Technik
Arteria tibialis anterior

Der Einstieg zur Lokalisierung gelingt im Bereich des oberen Sprunggelenkes recht sicher. Die A. tibialis anterior liegt nach Netter direkt lateral der Sehne des M. extensor hallucis longus. Winkel gibt ihre Lage als sehr variabel an und empfiehlt etwas Geduld und ein eher geringes Maß an Druck, um das Gefäß zu lokalisieren.

Daher wird zunächst die Sehne des langen Großzehenstrecke mit isometrischer Aktiviät dargestellt. Eine Fingerbeere wird daraufhin flächig mit geringem Druck einmal
- lateral zwischen die Sehnen des langen Großzehen- und des langen Zehenstreckers bzw.
- medial zwischen die Sehnen des langen Großzehenstreckers und des M. tibialis anterior aufgelegt, bis die Pulsation deutlich wird.

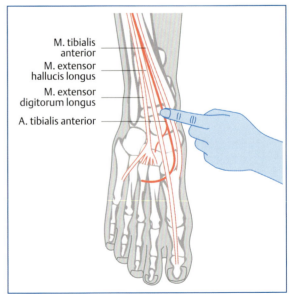

M. tibialis anterior

M. extensor hallucis longus

M. extensor digitorum longus

A. tibialis anterior

◐ 54   Palpation der Arteria tibialis anterior

Einmal gefunden, kann man ihre Pulsation ein gutes Stück noch am Unterschenkel nach proximal verfolgen.

■ Technik
Arteria dorsalis pedis

Nach distal (immer noch parallel der Sehne des M. extensor hallucis longus) ist sie bis in den Mittelfußbereich spürbar. Als A. dorsalis pedis tritt sie dann distal zwischen den Metatarsalia I und II an die Oberfläche. Sie ist an entsprechender Stelle wieder mit einer sehr lokalen und flächigen Palpation zu spüren.

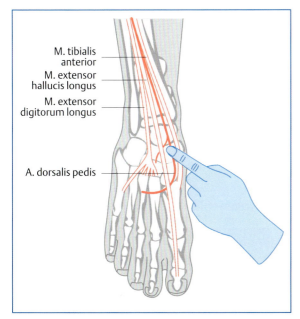

● 55   Palpation der Arteria dorsalis pedis

Nervenstrukturen dorsal

Das obere Sprunggelenk wird von beiden Ästen des N. peronaeus überquert. Sie verlaufen in unterschiedlichen Schichten und haben lediglich sensorische Qualitäten.

■ Technik
Nervus peronaeus profundus

Die A. tibialis anterior wird in ihrem gesamten Verlauf vom N. peronaeus profundus begleitet. Er taucht am distalen Unterschenkel aus der Streckerloge auf. Proximal ist der Nerv mit einiger Mühe etwas oberhalb des Gelenkspaltes des oberen Sprunggelenkes zu erreichen. Er stellt sich unter der spitzen Palpation in der Tiefe als rollende Struktur dar, welche nicht pulsiert und keine Regung bei Muskelaktivität zeigt.

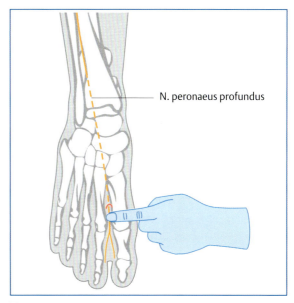

● 56   Palpation des N. peronaeus profundus

Der Nerv taucht dann wieder unter die Faszie des Fußrückens ab und ist der exakten Lokalisation unter den verschiedenen Sehnen nicht zugänglich. Deutlicher palpabel wird er dann wieder am distalen Metatarsus neben der A. dorsalis pedis.

■ Technik
Nervus peronaeus superficialis

Am Dorsum des Fußes sind zwei neurale Strukturen zu lokalisieren, welche oberflächlich liegen und nicht von den Retinacula überspannt werden. Sie sind daher leichter zu finden und teils als feiner weißlich erscheinender Strich sichtbar.
Beide gehören zum N. peronaeus superficialis:
● N. cutaneus dorsalis medialis
● N. cutaneus dorsalis intermedius.

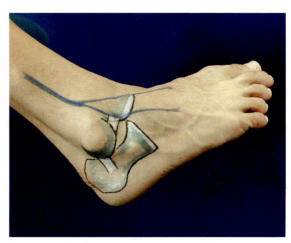

● 57   Lage der Äste des N. peronaeus superficialis

Wird der Fuß passiv in eine ausgiebige Inversion gebracht, werden diese Äste in ihrer vollen Länge dem Auge und der Palpation zugänglich. Man kann sie teilweise bis zum Caput MT IV verfolgen.

Die adäquate Technik ist eine spitze und quere Palpation, wobei man erneut versucht, diese Strukturen wie eine »Gitarrensaite anzuhaken«.

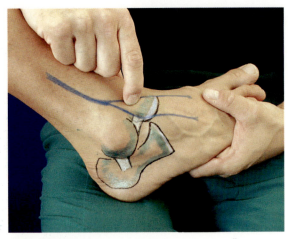

◉ 58　Palpation der N. peronaeus superficialis – Äste

Unter Umständen kann man am distalen Unterschenkel die Aufspaltung des N. peronaeus superficialis in seine beide Rami durch Palpation lokalisieren.

Therapeutische Hinweise

■ Gelenkspezifische Techniken am oberen Sprunggelenk

Verschiedene Techniken aus der Manuellen Therapie greifen auf die Kenntnisse der lokalen Anatomie zurück. Hier geht weniger darum, Tibia und Fibula fassen zu können, sondern um die Kunst, den Talus gelenknah zu erreichen. Häufig ist zu beobachten, dass nicht nur dieser sondern auch distal gelegene Tarsalia fixiert werden. Das hat zur Folge, dass mehr Gelenke in die Bewegung einbezogen werden und die Technik nicht ausschließlich das obere Sprunggelenk erreicht.

■ Beispiel – Gleittechnik »Talus posterior«

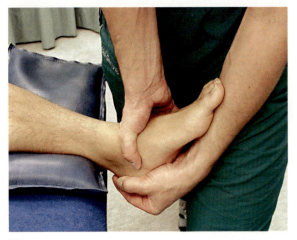

◉ 59

Diese Technik ist geeignet, um die Extensionsfähigkeit des oberen Sprunggelenkes zu verbessern. Die genaue Platzierung der mobilisierenden Hand auf dem Talus garantiert den Behandlungserfolg.

■ Beispiel – Gleittechnik »Tibia posterior«

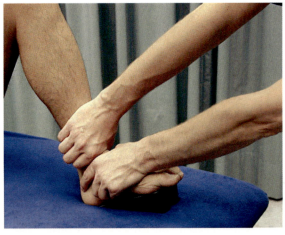

◉ 60

Diese Technik, zum Test oder zur Verbesserung der Flexionsfähigkeit im oberen Sprunggelenk, steht und fällt mit der genauen Stabilisation des Talus, während der Unterschenkel bewegt wird. Ein häufiger Fehler in der Durchführung ist die Platzierung der fixierenden Hand weit weg vom Talus.

■ Mobilitätstest im unteren Sprunggelenk

Eine weitere Möglichkeit, die Anwendbarkeit lokaler topographischer Kenntnisse zu verdeutlichen, bietet der Test auf Beweglichkeit des unteren Sprunggelenkes.

Das untere Sprunggelenk ist bekanntenmaßen äußerst komplex gebaut und zudem wichtig innerhalb der funktionellen Abläufe der belasteten Fußbewegungen. Die Überprüfung der Bewegungsfähigkeit in Richtung

● Varus – Kippen des Fersenbeines nach medial bzw.

● Valgus – Kippen des Fersenbeines nach lateral

ist recht schwierig und erfordert sehr viel Tastempfinden seitens des Untersuchers.

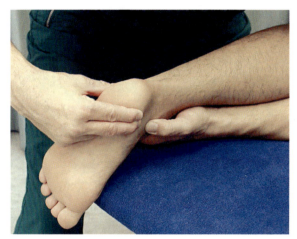

☎ 61   Test der Mobilität im USG

Die Bewegungen zum Varus oder Valgus, die man ohne Schwierigkeit mit dem Kalkaneus durchführen kann, sind sehr gering und haben eine sehr schnelle Mitbewegung des Talus in der Malleolengabel zur Folge. Die Palpation dieser Mitbewegung ist das Zeichen dafür, dass die Bewegung im unteren Sprunggelenk beendet ist.

Somit bringt eine Hand die Kippbewegungen am Tuber calcanei ein und die zweite palpiert den Talus medial und lateral zum Feststellen der Talusmitbewegung.

Hierzu muss man allerdings wissen, an welchen Stellen der Talus seitlich erreichbar ist. Aus den vorangegangenen Palpationsgängen medial bzw. lateral wurde deutlich, dass der Talus

● medial zwischen Malleolus medialis und Sustentaculum tali und

● lateral direkt vor dem lateralen Malleolus

erreicht werden kann.

■ Test der arteriellen Durchblutung

Die Palpation der Arterien am Sprunggelenk und Fußrücken dienen der direkten Beurteilung der arteriellen Versorgung des Fußes. Das Aufsuchen der Fußpulse gehört daher zum Handwerk von Ärzten und Therapeuten.

■ Querfriktionen von neuralen Strukturen

Das sollte man tunlichst unterlassen. Am Fußrücken gibt es allerdings eine Situation, die zur unabsichtlichen Irritation einer neuralen Struktur führen kann.

Der N. peronaeus superficialis kann mit einem seiner Äste (N. cutaneus doralis intermedius) direkt über dem Lig. talofibulare anterius verlaufen.

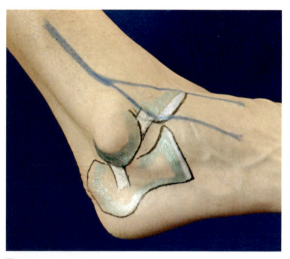

☎ 62   Neurale Strukturen dorsal

Dieses Band gehört zu den am häufigsten verletzten des Bewegungsapparates und muss daher recht oft operativ versorgt oder mit lokalen Friktionen behandelt werden.

Die Lage des Nervenastes über dem Band kann dazu führen, dass er unter Umständen in die operative Naht einbezogen und dadurch irritiert wird. Im Rahmen der Behandlung des Bandes mit lokalen Querfriktionen kann der Therapeut diese neurale Struktur irritieren. In beiden Fällen zeigt sich eine Irritation mit Missempfindungen, Schmerzen und ggf. auch mit Hyperästhesie.

5 Palpation des posterioren Fußes

Kurzfassung des Palpationsganges

Die rückwärtige Palpation dient ausschließlich der genauen Darstellung der Achillessehne und ihrer Insertion.

Palpationstechniken und therapeutische Umsetzung (ansonsten im eigenen Kapitel »Therapeutische Hinweise« besprochen) gehen ineinander über.

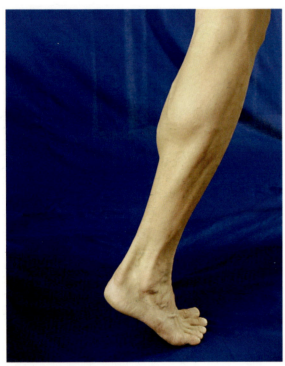

◉ **63** M. triceps surae und Achillessehne

ASTE

Als geeignete Lagerung des Patienten empfiehlt sich die Bauchlage, wobei der Fuß im Überhang liegt. So hat man einen guten Zugang zur Achillessehne und der Fuß ist frei beweglich.

Der Therapeut sitzt im Allgemeinen in Verlängerung des Beines.

Übersicht über die zu palpierenden Strukturen

- Begrenzungen der Achillessehne
- Insertion des M. triceps surae
- Palpation auf der Sehne

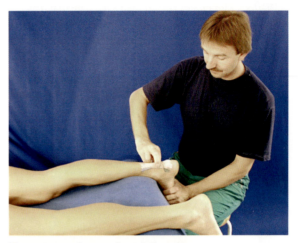

◉ **64** ASTE Palpation der Achillessehne

Begrenzungen der Achillessehne

Die kollagenen Anteile des M. triceps surae bündeln sich in der Achillessehne, der Tendo calcanei. Die Köpfe des M.

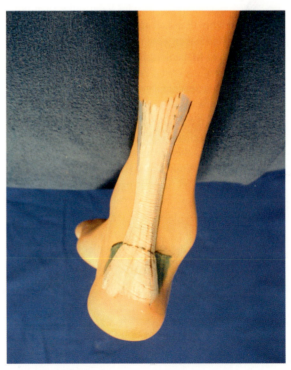

◉ **65** Darstellung der Achillessehne

gastrocnemius bilden zunächst eine Sehnenplatte, in welche der M. soleus von anterior einstrahlt. Weiter kaudal verjüngen sich die Fasern zu einer frei laufenden Sehne, die am Tuber calcanei inseriert.

Die knöcherne Anheftung ist aber keineswegs punktuell. Die Sehne verbreitert sich auf die gesamte Breite des Fersenbeins und ist am Präparat bis zur plantaren Seite des Kalkaneus sichtbar.

Der klinisch wichtigste Abschnitt der Sehne liegt zwischen der Sehnenplatte und der proximalen Grenze des Kalkaneus.

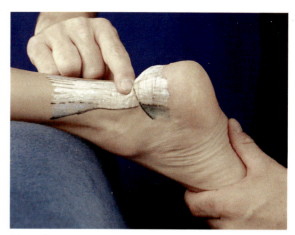

◙ **67** Übergang Sehne – Insertion

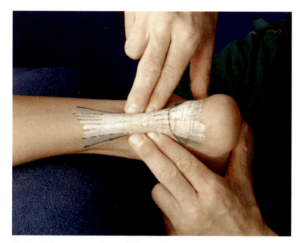

◙ **66** Abgrenzen der Achillessehne

■ **Technik**
Seitliche Begrenzungen

Vom Tuber calcanei ausgehend, palpiert man nach proximal und versucht, die seitlichen Grenzen der Sehne zu markieren. Diese Grenzen verfolgt man nach proximal, bis die sich verbreiternde Sehne keinen deutlichen Rand mehr bietet. Hier beginnt der Sehnenspiegel mit dem darunter liegenden M. soleus.

Insertion des M. triceps surae

Der Beginn der Insertionsfläche des Triceps surae, die proximale Grenze des Tuber calcanei, lässt sich deutlich darstellen.

■ **Technik**

Der Fuß wird passiv in eine deutliche Flexionsposition eingestellt. Durch die Annäherung des Triceps surae lässt die Spannung der Achillessehne nach.

Dies wird nun mit einem deutlichen Druck von proximal nach distal palpiert. Der Übergang von Sehne zum Tuber stellt sich durch einen plötzlichen Wechsel zwischen fest-elastischem zu deutlich hartem Widerstand dar. Hier beginnt das Insertionsfeld der Sehne. An dieser Stelle befindet sich sowohl subkutan als auch unterhalb der Sehne eine Bursa (Bursa subcutanea calcanea und Bursa tendinis calcanei). Bei entzündlichem Zustand lassen sich durch diesen lokalen Druck Schmerzen provozieren.

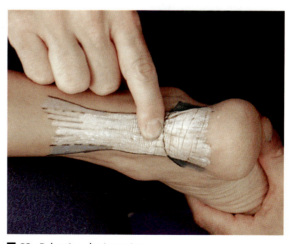

◙ **68** Palpation der Insertion

■ **Tipp**

Auch in gespanntem Zustand der Wadenmuskulatur lässt sich der Übergang zwischen Sehne und Fersenbein feststellen. Der Druck, der vom palpierenden Finger erbracht werden muss, ist aber deutlich größer.

Palpation auf der Sehne

Nach Eingrenzung des klinisch wichtigen Feldes, in welchem sich Tendopathien, Bursitiden und Insertionstendopathien finden lassen, wird die Sehne selbst palpiert. Ziel ist die Lokalisierung schmerzhafter Stellen innerhalb der Sehne, die man z. B. mit verschiedenen Verfahren der Physikalischen Therapie behandeln kann. Um diese Stellen zu finden, benutzt man die Technik der Querfriktion in unterschiedlichen Varianten.

■ Technik
1. Möglichkeit

Diese Palpationstechnik benutzt den Pinzettengriff, den gleichzeitigen Einsatz von Daumen- und Zeigefingerbeere.

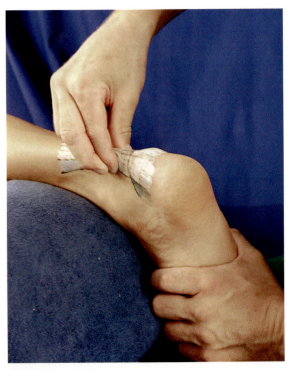

☎ 69　Bilaterale Querfriktion

Sie eignet sich besonders zur Lokalisierung und Behandlung randständiger Affektionen der Sehne.
Ablauf der Technik
- Durch eine passive Extension wird die Sehne vorgespannt.
- Die Finger werden drucklos nach anterior (räumlich gesehen nach unten) geführt.
- Daumen und Zeigefinger kneifen zu.
- Mit diesem Druck werden sie nach posterior (räumlich nach oben) gezogen. Dies ist die diagnostisch bzw. therapeutisch wirksame Komponente der Technik.

■ Tipp

In keiner Phase der Technik darf über die Haut gerieben werden. Reibungen der Haut haben mit großer Wahrscheinlichkeit Blasenbildungen zur Folge.
Wird diese Technik diagnostisch benutzt, um die meist betroffene Stelle herauszufinden, wird die Sehne zentimeterweise abpalpiert.

■ Technik
2. Möglichkeit

Hier wird nur der Zeigefinger zur Durchführung eingesetzt.
Erneut sitzt hierzu der Therapeut in Verlängerung des Unterschenkels. Die Sehne wird erneut durch Einstellung des Fußes in eine maximale Extension vorgespannt. Diese Vorspannung ist wichtig, damit die Technik auf einer stabilen Sehne ausgeführt werden kann. Bei entspannter Sehne rutscht der palpierende Finger ständig herunter.
Die palpierende Hand wird von der Seite an die Sehne herangeführt.

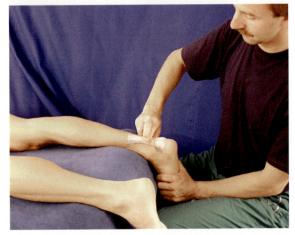

☎ 70　ASTE Querfriktion posterior

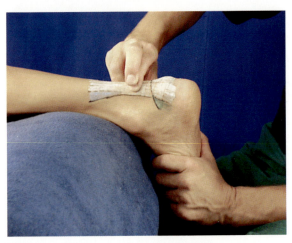

☎ 71　Querfriktion posterior – Detailansicht

Der beschwerte Zeigefinger wird auf die Sehne gelegt, der Daumen stützt sich seitlich auf dem Malleolus ab und stabilisiert somit den Griff.

Bei dem abgebildeten Beispiel wird der Zeigefinger ohne Druck, aber mit Hautkontakt nach medial und mit Druck gegen die Sehne nach lateral geführt.

Analog zur 1. Technik wird diese Methode sowohl zu diagnostischen als auch zu therapeutischen Zwecken eingesetzt.

Mit dieser Technik kann die gesamte Sehne auf die schmerzhafteste Stelle hin palpiert werden. Erfahrungsgemäß ist dies ca. 2 cm proximal der Kante des Tuber calcanei.

6 Übungsteil

Wenn Sie das Kapitel durchgearbeitet haben, fällt Ihnen die Beantwortung folgender Fragen leicht:

- Wo kann man den Kalkaneus medial erreichen? Welche Bänder halten sich an ihm fest?

- Der hintere Teil des Talus (Processus posterior tali) bildet eine Rinne. Welche Sehne verläuft hier?

- Welcher wichtige knöcherne Referenzpunkt wird durch die Insertion des M. tibialis posterior markiert?

- Wie ist die Ausrichtung des Gelenkspaltes zwischen Talus und Os naviculare?

- Wie viel Gelenkspalte kann man auf der medialen Seite auffinden?

- Wo befindet sich der Canalis tarsi bzw. der sog. »Tarsaltunnel«?

- Welche ligamentäre Verstärkungen der OSG-Kapsel steuern die Biomechanik in Flexion und Extension?

- In welcher Fußposition kann man leicht den Gelenkspalt zwischen Kalkaneus und Os cuboideum finden?

- An welchen Stellen kann man neurale Strukturen bzw. Arterien am Fuß palpieren?

Literaturliste/Quellenangaben

1. Winkel D. et al., Nicht operative Orthopädie und Manualtherapie, Teil 1: Anatomie in vivo, Urban & Fischer Verlag
2. Kapandji I.A., Funktionelle Anatomie der Gelenke, 3. A. Hippokrates-Verlag 2001
3. Hoppenfeld St., Klinische Untersuchung der Wirbelsäule und der Extremitäten, Gustav Fischer Verlag
4. Hochschild J., Strukturen und Funktionen begreifen, Funktionelle Anatomie – Therapierelevante Details, Band 1 und 2, Georg Thieme Verlag
5. Netter F. H., Farbatlanten der Medizin, Band 7: Bewegungsapparat I, Georg Thieme Verlag
6. Dvorák J. und V., Manuelle Medizin, Diagnostik, Georg Thieme Verlag
7. Zahnd F., und Mühlemann D., Oberflächen- und Röntgenanatomie, Palpation und Weichteiltechniken, Georg Thieme Verlag
8. Chaitow L., Palpationstechniken und Diagnostik, Urban & Fischer Verlag
9. Tixa S., Atlas der Palpationsanatomie, Hippokrates-Verlag 2002
10. Valerius u.a., Das Muskelbuch, Hippokrates-Verlag 2002
11. Persönliche Informationen der IAOM Lehrgruppe Dos Winkel
12. Persönliche Informationen der MT-Lehrgruppe H.S. Reichel, VPT Akademie Fellbach
13. Persönliche Informationen von Prof. A. Vleeming, Spine & Joint Center der Erasmus Universiteit Rotterdam

Sachverzeichnis